Tobias Röske & Timo Striffler

Die Fettverlust Formel

Abnehmen mit System:
Erfolgreich trotz Alltagsstress für
Familien- und Karrieremenschen

ForwardVerlag

ForwardVerlag

Die Fettverlust Formel

Abnehmen mit System: Erfolgreich trotz Alltagsstress für Familien- und Karrieremenschen

Imprint der Verlagsgruppe StudyHelp GmbH, Paderborn
www.forwardverlag.de

1. Auflage

Autoren: Tobias Röske & Timo Striffler

Kontakt: info@forwardverlag.de
Umschlaggestaltung: @magier
Druck: mediaprint solutions GmbH

Disclaimer / Haftungsausschluss

Das Werk inklusive aller Inhalte wurde unter größter Sorgfalt erarbeitet. Der Verlag übernimmt jedoch keine Gewähr für die Aktualität, Korrektheit, Vollständigkeit und Qualität der bereitgestellten Informationen. Druckfehler und Falschinformationen können nicht vollständig ausgeschlossen werden.

ISBN 978-3-98755-125-3

KAPITELÜBERSICHT

Einleitung

Niemals haben wir uns vor einigen Jahren überhaupt zu erträumen gewagt, mal unser eigenes Werk in den Händen zu halten. Aber so ist es! Dieses Buch ist kein Werk eines Ghostwriters oder einer Marketingagentur – es ist unser eigenes, das wir mit viel Herzblut geschrieben haben. So einige Wochenenden haben wir damit verbracht, unsere Wörter und Buchstaben in den Laptop und am Ende aufs Papier zu bringen. In diesem Buch haben wir all unser Wissen und unsere Erfahrung aus über einem Jahrzehnt in der Arbeit mit Kunden zusammengetragen, denen es vorher ähnlich ging wie dir.

Wir sind unfassbar stolz darauf, dir mit diesem Buch eine klare, praxisnahe Anleitung zu geben, die dich in deinem stressigen Alltag unterstützt – ohne komplizierte Diäten oder unrealistische Fitnesskonzepte. Kein theoretisches Blabla, sondern die Essenz dessen, was wirklich funktioniert.

Dabei hätten wir noch unendlich viel mehr schreiben können. Es gibt so viele effiziente Hebel, mit denen du Körperfett verlieren, Muskulatur aufbauen und energiegeladener durchs Leben gehen kannst. Doch wir haben uns bewusst auf das Wesentliche konzentriert: die effektivsten Strategien, die du einfach umsetzen kannst. Denn am Ende zählt nicht, was auf dem Papier steht, sondern was du wirklich in dein Leben integrierst.

Wie du mit diesem Buch arbeitest

- Das Buch ist in drei Kategorien gegliedert:

    1. Training
    2. Ernährung
    3. Mindset/Gewohnheiten.

  Sie greifen ineinander und helfen dir, dein Ziel nachhaltig zu erreichen.

- Du wirst in diesem Buch einige QR-Codes und Verweise finden, die dir zusätzliche Inhalte und weiterführende Unterstützung bieten.
- Lies jedes Kapitel in Ruhe und mache dir Notizen, die für dich relevant sind.
- Integriere eine Formel nach der anderen in dein Leben – statt alles auf einmal umzukrempeln. Lass dir dabei Zeit!

Dieses Buch soll deine Stütze im Fitness-Dschungel sein. Keine Ablenkungen, keine Mythen – nur klare, umsetzbare Lösungen.

Packen wir's an!

TEIL I:

MINDSET/ GEWOHNHEITEN

FORMEL 1

DER PERFEKTE ZEITPUNKT ZU STARTEN IST JETZT

IN DIESEM KAPITEL LERNST DU VON TIMO,

warum das Warten auf den perfekten Moment dich nur ausbremst. Du erfährst, wie du Aufschieben und Perfektionismus überwindest und durch kleine, machbare Schritte ins Handeln kommst. Am Ende weißt du, warum **jetzt** immer der beste Zeitpunkt ist – und wie du endlich loslegst.

> **„Der beste Zeitpunkt, um einen Baum zu pflanzen, war vor 20 Jahren. Der zweitbeste Zeitpunkt ist jetzt."**
>
> – Chinesisches Sprichwort

Dieses alte chinesische Sprichwort passt perfekt zu einem der größten Hindernisse, mit denen Menschen zu kämpfen haben, wenn sie ihre Gesundheit, Fitness und ihr Wohlbefinden verbessern wollen: dem Aufschieben oder auch Prokrastinieren.

Wahrscheinlich kennst du es von dir selbst – die Idee, erst ab morgen mit dem Abnehmen zu beginnen, das Fitnessstudio erst nächste Woche aufzusuchen oder erst dann durchzustarten, wenn weniger Stress herrscht. Du meinst, dass es aktuell nicht so gut passt, weil noch einige Projekte auf der Agenda stehen, weil noch dieser und jener Geburtstag auf dich zukommt und du fühlst dich einfach noch nicht bereit. Erwischt?

Genau dieses Warten auf den perfekten Moment führt dazu, dass du nie wirklich startest. Dass es den perfekten Moment gibt, ist eine Illusion, die unserem zwanghaften Sicherheitsbedürfnis geschuldet ist. Dem Bedürfnis, die Zukunft kontrollieren zu wollen. Doch du hast bestimmt auch in anderen Bereichen oder bei anderen Vorhaben bereits festgestellt, dass es nie so richtig perfekt passt, eine Sache endlich anzugehen. Weil du die Zukunft einfach nicht kontrollieren kannst und IMMER etwas dazwischen kommen kann, wenn du deine Einstellung nicht änderst.

> **„Die Gesundheit ist nicht alles, aber ohne Gesundheit ist alles nichts!“**
>
> – Arthur Schopenhauer

Auch wenn dir die Wichtigkeit deiner eigenen Gesundheit durchaus bewusst ist, woran liegt es, dass dieses Thema immer aufgeschoben wird? Hier möchte ich tiefer einsteigen, denn nur was wir verstehen, können wir auch verbessern.

Die Psychologie des Aufschiebens – Warum wir Gesundheit und Fitness auf später verschieben

Das Phänomen des Aufschiebens, auch bekannt als Prokrastination, ist ein komplexes Zusammenspiel von psychologischen Faktoren, das oft von Selbstzweifeln, Angst vor Versagen, Überforderung und dem Drang nach Perfektionismus geleitet wird. Dr. Piers Steel, Psychologe und führender Experte auf dem Gebiet der Prokrastination, beschreibt in seinem Buch *The*

Procrastination Equation, dass etwa 95 Prozent der Menschen regelmäßig Aufgaben aufschieben.[1] Das ist eine erschreckend hohe Quote, oder? Und wenn du mal ehrlich zu dir selbst bist: Wie sieht es bei dir aktuell aus?

Aber warum ist die Quote überhaupt so hoch? Ein wichtiger Grund ist die menschliche Vorliebe, kurzfristige Annehmlichkeiten über langfristige Ziele zu stellen. Es ist bequemer, heute auf der Couch zu bleiben, als sich zu einem anstrengenden Training aufzuraffen – selbst wenn wir wissen, dass Bewegung langfristig gesünder für uns wäre.

So ist es auch in vielen anderen Bereichen, nicht nur in Bezug auf deine körperliche Fitness. Dreh den Spieß aber doch einfach mal um: Wie oft ist es schon vorgekommen, dass du etwas durchgezogen und es im Nachgang bereut hast, weil es ein großer Fehler war und du daraus nicht einmal etwas für die Zukunft lernen konntest? Jeder Situation und jedem vermeintlichen Fehler kannst du mit Sicherheit etwas Positives abverlangen. Lege das Buch jetzt kurz weg, gehe in dich und denke über deine Vergangenheit nach. Du wirst feststellen, dass ich recht habe.

Ich möchte dir eine Situation aus meinem Leben beschreiben: Ich habe im Jahr 2012 mein Abitur und meine Ausbildung bei der Polizei absolviert. Anschließend habe ich knapp zehn Jahre als Polizeibeamter gearbeitet. Oft kamen mir Gedanken, ob diese Zeit nicht „verschwendet“ war. Da ich generell dazu neige, jeder Situation etwas Positives abzugewinnen, habe ich schließlich festgestellt, wie wertvoll diese Erfahrungen waren.

Wenn ich nicht diesen Weg gegangen wäre, würde ich meine Frau nicht kennen, wäre ich Tobias nie begegnet und hätte auch nicht meine Leidenschaft zum Beruf gemacht. Absolut ALLES, was geschieht, führt zu dem, was und wer wir jetzt sind, auch wenn man es im jeweiligen Moment nicht immer erkennt und sich fragt: „Wofür soll das jetzt bitte gut gewesen sein?“

Kurz bevor ich meine Kündigung bei der Polizei eingereicht habe, dachte ich mir immer wieder: „Timo, das kannst du doch nicht machen. Du benötigst doch mindestens Umsatz XY im Coaching, bevor du kündigen kannst. Was ist, wenn du es im Nachgang bereust? Was sagen meine Familie und mein Umfeld dazu? Ist wirklich jetzt der richtige Zeitpunkt dafür?" Ich habe mir so viele Szenarien ausgemalt, die mich beinahe davon abgehalten hätten, den Schritt der Kündigung zu gehen. Und jetzt kommt es: Keine Einzige dieser Ausreden oder Bedenken hat sich bewahrheitet oder als negativ herausgestellt. Weil wir die Zukunft nicht kontrollieren können! Diese Einsicht gibt mir persönlich viel Gelassenheit.

Mit dieser Einstellung möchte ich dir Mut machen, auch mal Dinge einfach durchzuziehen und nicht auf den perfekten Moment zu warten! Mir ist es selbst nicht immer leicht gefallen und tut es jetzt teilweise immer noch nicht, aber die Gewissheit, aus allem eine Lehre zu ziehen, macht es mir persönlich schon wesentlich leichter, Dinge anzupacken. Was gibt es noch für Stolpersteine, die uns davon abhalten, Dinge sofort umzusetzen und alles auf die lange Bank zu schieben? Warum fällt es so schwer, **jetzt** etwas für die eigene Gesundheit zu tun?

Perfektionismus ist der Tod des Aktionismus

Viele Menschen, die sich Ziele für ihre Gesundheit oder Fitness setzen, werden von Perfektionismus getrieben. Dieser Perfektionismus äußert sich oft in dem Glauben, dass sie eine neue Diät, ein Fitnessprogramm oder einen gesünderen Lebensstil perfekt umsetzen müssen, um überhaupt zu starten.

Diese Denkweise führt zu einer „Alles-oder-Nichts"-Haltung. Entweder wir machen alles richtig – oder wir machen gar nichts. Perfektionismus ist einer der größten Feinde des Fortschritts. Er fördert nicht nur das Aufschieben, sondern erhöht auch die Wahrscheinlichkeit, dass Menschen beim kleinsten Rückschlag aufgeben.

Vielleicht kennst du es von anderen Projekten von dir, dass dir dein Perfektionismus im Weg stand. Mit diesem Perfektionismus erhoffen wir uns, alles richtigzumachen und die Zukunft kontrollieren zu können. Das ist unser instinktives Sicherheitsbedürfnis. Doch das wird uns nie gelingen. Uns werden wieder und wieder Stolpersteine in den Weg gelegt werden.

Immer wieder höre ich von anderen Unternehmern bzw. generell viel beschäftigten Menschen, dass „jetzt nicht der richtige Zeitpunkt" wäre, um ein neues Projekt zu starten und man sich am liebsten drei Monate Urlaub nehmen würde, um endlich damit anzufangen. Vielleicht kennst du das auch von dir: „Im neuen Jahr fange ich an, mich um meine Ernährung zu kümmern" oder „Wenn ich dieses Projekt abgeschlossen habe, dann werde ich regelmäßig ins Fitnessstudio gehen." Doch mal Hand aufs Herz: Bist du dir sicher, dass **dann** wirklich alles einfacher und besser ist? Ich bin mir sicher, dass dann die nächsten Herausforderungen vor der Türe stehen.

Also begib dich auf die Reise, etwas zu verändern, ohne direkt perfekt starten zu wollen. Herausforderungen und Probleme werden immer auftreten. Die meisten davon können wir uns vorher ohnehin nicht ausmalen und die, über die wir uns den Kopf zerbrechen, treten meist nicht ein. Also: let's go!

Deine Angst zu scheitern, steht dir im Weg

Ein weiterer Aspekt, der eng mit dem Aufschieben zusammenhängt, ist die Angst, zu scheitern. Du steckst dir das Ziel abzunehmen und fitter zu werden und schon kommen direkt alle Hürden und Herausforderungen in den Kopf, die scheinbar nicht zu meistern sind: „Ich muss mich um meine Familie kümmern, aber wenn ich Sport mache, bleibt keine Zeit zu kochen" oder „Ich habe lange Arbeitstage, ich weiß gar nicht, wann ich noch ins Fitnessstudio gehen soll" oder „Ich weiß gar nicht, wo ich anfangen soll…". Die Angst zu scheitern, hält dich davon ab, überhaupt zu starten.

Menschen mit einer hohen Versagensangst neigen eher dazu, sich selbst zu sabotieren, indem sie ihre Ziele immer weiter in die Zukunft verschieben. Es ist einfacher, nicht zu starten, als das Risiko einzugehen, später enttäuscht zu werden. Das ist eine sehr kritische Eigenschaft. Ich möchte dich hier auf keinen Fall angreifen, sondern dazu animieren, dich selbst zu hinterfragen.

Wenn du Stück für Stück die Fähigkeit entwickelst, diese Versagensangst abzulegen bzw. anders zu framen, wird dir nicht nur das Abnehmen leichter fallen. Du wirst generell bessere Entscheidungen in deinem Leben treffen und endlich nicht mehr alles in die Zukunft schieben. Statt dir vor einer Entscheidung den Kopf darüber zu zerbrechen, was alles Schlimmes passieren kann oder was du verpassen wirst, stelle dir eher die folgende wichtige Fragen: „Werde ich mit dieser Entscheidung größer oder kleiner? Werde ich wachsen, oder hält mich diese Entscheidung zurück?“

Klingt schon ganz anders, oder? Wichtig ist auch, dass du für dich dein Sicherheitsbedürfnis klar definierst und überlegst, was Sicherheit letztendlich für dich bedeutet.

Ein kleines Beispiel von mir: Der Wert von Sicherheit wurde mir bereits seit Kindestagen eingebläut. Wie du schon gelesen hast, war ich knapp zehn Jahre im Polizeidienst tätig und auf Lebzeit verbeamtet. Im Beamtentum besteht eine gewisse Sicherheit, zumindest finanziell. Deshalb erschien mir dieser Beruf auch plausibel und so wurde es mir von meinen Eltern ebenfalls gespiegelt.

Im beruflichen Alltag bekam „Sicherheit“ für mich jedoch eine völlig neue Bedeutung. Ich fragte mich plötzlich: „Ist es wirklich sicher, wenn ich mich in Situationen begebe, in denen ich nicht weiß, wie mein Gegenüber auf mich reagiert? Wenn er oder sie plötzlich ein Messer zieht oder eine andere Waffe auf mich richtet? Wenn ich mich beleidigen lassen muss?“ Das sind alles Situationen, die mir wirklich passiert sind, und da muss ich sagen, dass mir das die finanzielle Sicherheit nicht mehr wert war. So hat sich der Begriff „Sicherheit" für mich völlig gewandelt.

Durch diese Erfahrungen und dadurch, dass ich mich vor jeder Entscheidung frage, durch welche Option ich wachsen werde, wurde ich wesentlich risikobereiter bzw. weitete meine „Sicherheitszone" aus. Das wünsche ich mir auch für dich! Entscheidend ist, dass du dir selbst die richtigen Fragen stellst und für dich definierst, was dir wirklich wichtig ist und nicht, was dir die Gesellschaft oder dein Umfeld vorgeben.

Diese Angst zu scheitern gilt es abzulegen, egal ob es um deine Gesundheit oder sonstige Projekte in deinem Leben geht. Ein Satz, den ich mir eingeprägt habe, ist, dass ich nur gescheitert bin, wenn ich aufgegeben habe, und solange ich das nicht tue, bin ich auch nicht gescheitert.

Die Macht der kurzfristigen Belohnungen

Das menschliche Gehirn ist darauf programmiert, auf kurzfristige Belohnungen stärker zu reagieren als auf langfristige Ziele. Dies erklärt, warum es so verlockend ist, eine Tafel Schokolade zu essen, obwohl wir wissen, dass wir eigentlich abnehmen möchten, aber es ist auch ein großes Problem! Eine Studie aus dem Jahr 2013 im *Journal of Experimental Psychology* zeigt, dass wir oft impulsive Entscheidungen treffen, die uns kurzfristige Befriedigung verschaffen, anstatt langfristig klug zu handeln.[2] Dies macht es schwierig, gesunde Gewohnheiten wie regelmäßiges Training oder eine ausgewogene Ernährung durchzuhalten – vor allem, wenn wir denken, dass wir später, unter besseren Umständen, mit mehr Energie und Motivation starten können.

Wir sind darauf gepolt, sofort eine Belohnung haben zu wollen. Jetzt etwas zu tun, was sich erst später auszahlt, ist lange nicht so attraktiv. Vor allem in stressigen Situationen möchte dein Belohnungssystem befriedigt werden und da kommt der Schokoriegel natürlich wie gerufen. Jedes Mal, wenn du diesen kurzfristigen Belohnungen nachgibst, wird das Hormon Dopamin ausgeschüttet. Zwar gibt Dopamin uns ein gutes Gefühl, allerdings kann es auch akutes Suchtverhalten auslösen. Deswegen streben wir immer mehr nach diesen kurzfristigen Belohnungen und es wird immer schwerer, diesen zu widerstehen.

Es ist also wichtig, die richtigen Strategien zu haben, wie du dein Verlangen nach diesen kurzfristigen Belohnungen unterbrechen bzw. Stück für Stück minimieren kannst. Der Rückschluss: Verzichte nicht direkt auf alles, sondern arbeite dich in kleinen Schritten voran und erlaube dir, gelegentlich kleinen Versuchungen nachzugeben.

Plane außerdem eine klare Reflexionszeit ein. Wenn du merkst, dass du dich auf den Weg zur Süßigkeitenschublade machst, halte noch einmal kurz inne und frage dich, ob du das jetzt unbedingt benötigst. Nimm dir noch einmal kurz Zeit, bevor du die Entscheidung triffst, dir etwas Süßes in den Mund zu schieben.

Setze dir langfristige Ziele und visualisiere diese. Das ist einer der ersten Schritte, die wir mit unseren Kunden angehen. Wir definieren Ziele und überlegen gemeinsam, was diese Ziele für die jeweilige Person bedeuten. Einige unserer Kunden drucken sich ihre Ziele anschließend aus und hängen sie beispielsweise an den Kühlschrank, sodass sie immer sichtbar sind. Jedes Mal, wenn sie jetzt eine kurzfristige Belohnung in Erwägung ziehen, stellen sie sich die Frage, ob sie diese Entscheidung ihrem Ziel näher bringt oder sie eher von der Zielerreichung abhält.

Außerdem ist es essenziell, dich selbst in Achtsamkeit zu üben. Damit meine ich, dass du deinen eigenen Impuls klar wahrnimmst und ihn hinterfragst, statt gedankenlos Süßigkeiten oder Snacks in dich hineinzuschieben. Mehr zum Thema Achtsamkeit in Bezug auf Ess-Impulse, und wie du diese erlangen kannst, findest du in der folgenden Infobox.

Wenn du das nächste Mal einer kurzfristigen Belohnung nachjagst, gehe folgende Schritte gedanklich durch:

1. **Den Impuls erkennen:** Impulsive Entscheidungen laufen reflexartig ab. Achtsamkeit schult dich darin, innezuhalten und zu bemerken, dass ein Impuls aufkommt.
   Beispiel: Du stehst an der Kasse und fühlst dich plötzlich stark angezogen von den Süßigkeiten im Regal. Statt direkt zuzugreifen, erkennst du: „Ah, das ist ein Impuls."
2. **Akzeptieren statt Bekämpfen:** Achtsamkeit bedeutet, den Impuls nicht zu unterdrücken oder sofort loswerden zu wollen. Stattdessen beobachtest du ihn und akzeptierst, dass er da ist.
   Beispiel: „Ich habe gerade Lust auf diese Schokolade. Das ist okay, aber ich muss nicht sofort danach handeln."
3. **Gefühle und Gedanken reflektieren:** Frage dich, was diesen Impuls ausgelöst hat. Bist du gestresst, gelangweilt oder suchst du nach einer schnellen Belohnung? Oft hilft diese Reflexion, den Impuls zu entmachten.
   Beispiel: „Ich habe heute wenig gegessen und bin müde. Deshalb will ich etwas Süßes, um Energie zu bekommen."
4. **Den Moment verlängern:** Nutze einfache Techniken, um die Zeit zwischen Impuls und Entscheidung zu verlängern. Schon ein paar Sekunden des Innehaltens können helfen:

   - Atme tief ein und aus.
   - Zähle langsam bis zehn.
   - Benutze ein Achtsamkeits-Mantra wie: „Ich kann abwarten."

5. **Bewusst entscheiden:** Nach dieser Pause kannst du dich aktiv fragen: „Was ist die beste Entscheidung für mich?"
   Beispiel: „Ich benötige keine Schokolade. Ich gönne mir später eine gesündere Alternative."

Wie trainiert man Achtsamkeit gezielt, um Impulse besser zu kontrollieren?

1. **Meditation:** Tägliche Meditationsübungen, auch nur für fünf bis zehn Minuten, trainieren den Geist, Gedanken und Gefühle zu beobachten, ohne sich in ihnen zu verlieren. Fokusbereiche können das Atmen, körperliche Empfindungen oder Umgebungsgeräusche sein.
2. **Bodyscan:** Diese Übung hilft dir, in deinen Körper hineinzuhorchen und Stress oder emotionale Auslöser wahrzunehmen, die oft hinter impulsiven Handlungen stecken.
3. **Achtsamkeitsprotokoll:** Notiere dir, wann du impulsiv gehandelt hast, was der Auslöser war und wie du dich dabei gefühlt hast. Schon das bewusste Reflektieren über vergangene Entscheidungen stärkt dein Bewusstsein.
4. **Achtsames Essen oder Einkaufen:** Praktische Übungen wie langsam zu essen, jeden Bissen bewusst zu schmecken, oder eine vorbereitete Einkaufsliste mitzunehmen, fördern die Selbstkontrolle.

Kleine Schritte für große Fortschritte

Der beste Weg, Prokrastination zu überwinden und mit Gesundheits- und Fitnesszielen anzufangen, besteht darin, kleine, erreichbare Schritte zu machen. James Clear, Autor des Buches *Atomic Habits*, beschreibt, wie kleine Veränderungen langfristig enorme Wirkungen entfalten können. Wenn du mit zehn Minuten Bewegung am Tag startest, setzt du eine Dynamik in Gang, die es dir erleichtert, später größere Veränderungen vorzunehmen. Dieses Konzept basiert auf der sogenannten „Zwei-Minuten-Regel“: Jede Aktivität, die weniger als zwei Minuten dauert, ist es wert, sofort gemacht zu werden, um den Einstieg zu erleichtern.[3]

Wenn du also das nächste Mal vor der Entscheidung stehst, eine Runde joggen zu gehen, gib dir die Erlaubnis, nach zwei Minuten wieder aufzuhören, aber fange damit an. Wenn du nach diesen zwei Minuten merkst, dass du so gar nicht reinkommst, dann drehe um und lass es bleiben. Ich garantiere dir aber, dass du es länger durchziehen wirst.

Aus meiner Erfahrung packen die meisten Menschen auch die Brechstange aus und meinen, direkt fünf Sporteinheiten pro Woche machen zu müssen. Wenn du vorher kaum Sport gemacht hast, gebe ich dir Brief und Siegel, dass du nach kurzer Zeit wieder abbrechen wirst. Starte also mit kleinen, umsetzbaren Schritten.

Momentum aufbauen und den Einstieg meistern

Wenn du einmal angefangen hast, eine neue Gewohnheit zu etablieren – sei es, gesünder zu essen, regelmäßig Sport zu treiben oder Stress abzubauen – ist es oft einfacher, dranzubleiben. Das Phänomen des „Zeigarnik-Effekts", das von der sowjetischen Psychologin Bluma Zeigarnik entdeckt wurde, besagt, dass begonnene Aufgaben unser Gehirn stärker beschäftigen als abgeschlossene Aufgaben.[4] Dies bedeutet, dass bereits der Start dazu beiträgt, Motivation und Energie für die Fortsetzung zu erzeugen.

Mein persönliches Beispiel an dieser Stelle ist das Schreiben dieses Buches. Der Einstieg ist mir bisweilen sehr schwergefallen, und ich war offen gestanden, nicht immer zu 100 Prozent motiviert (das wäre ohnehin eine Illusion). Doch ich kann sagen, dass jedes Mal, wenn ich begonnen habe zu schreiben, mindestens zehn neue Seiten entstanden sind und es hat sich immer mehr nach **wollen**, als nach **müssen** angefühlt.

Bezogen auf deinen Sport: Ziehst du deine Sportkleidung an und gehst nur fünf Minuten spazieren, erzeugst du oft eine Sogwirkung, die dich dazu bringt, länger aktiv zu bleiben. Die Hemmschwelle, den ersten Schritt zu machen, wird durch kleine, machbare Handlungen deutlich gesenkt. Also lege den ersten Schritt fest und du wirst merken, wie dir alles andere einfacher fallen wird.

Wir stellen mit unseren Kunden auch immer wieder fest, dass generell Menschen, die sich dazu entschließen, sofort zu handeln – sei es mit einer kleinen Veränderung in ihrer Ernährung oder einem kurzen Training – langfristig erfolgreicher sind als diejenigen, die auf den „richtigen" Moment warten. Dieser aktive Start hilft dabei, mentale Barrieren abzubauen und das eigene Selbstbewusstsein zu stärken. Denn jeder kleine Erfolg steigert das Gefühl von Kontrolle und Selbstwirksamkeit.

Das Warten auf den perfekten Moment für Fitness, Abnehmen oder einen gesünderen Lebensstil hält uns oft davon ab, unsere Ziele zu erreichen. Die Psychologie des Aufschiebens zeigt uns, dass der beste Weg, Prokrastination zu überwinden, darin besteht, sofort zu starten – egal, wie klein die Schritte sind. Die Wissenschaft unterstützt diesen Ansatz, denn jede kleine Veränderung zählt und schafft Momentum für langfristigen Erfolg. Beginne heute, auch wenn es nur eine kleine Veränderung ist.

Vielleicht bedeutet das für dich, ein Glas Wasser mehr pro Tag zu trinken, dich fünf Minuten zu bewegen oder eine Mahlzeit bewusster zu gestalten. Diese kleinen Aktivitäten sind keine Nebensächlichkeiten – sie sind der Beginn eines gesünderen, stärkeren und glücklicheren Lebens. Dein zukünftiges Ich wird dir dafür danken, dass du nicht länger gewartet, sondern einfach losgelegt hast.

Die Vorstellung, erst eines unbestimmten Tages in der Zukunft zu beginnen, wirkt verlockend, weil sie uns erlaubt, unsere heutige Komfortzone zu bewahren. Doch jedes Zögern verschiebt deine Ziele weiter nach hinten. Der einzige Moment, in dem du tatsächlich handeln und etwas beeinflussen kannst, ist **jetzt**.

ZUSAMMENFASSUNG

Praktische Tipps für den Einstieg in ein gesünderes Leben

- **Realistische und kleine Gesundheitsziele setzen:** Beginne mit kleinen Schritten, wie täglich zehn Minuten spazieren zu gehen oder eine gesunde Mahlzeit pro Tag zu planen. Wissenschaftlich belegt ist, dass solche kleinen Ziele oft nachhaltiger sind als große, drastische Veränderungen.
- **Ernährungsbarrieren schrittweise überwinden:** Falls dich Heißhungerattacken oder mangelnde Zeit davon abhalten, dich gesünder zu ernähren, setze auf kleine Anpassungen. Tausche etwa zuckerhaltige Getränke gegen Wasser oder iss täglich einen Apfel.
- **Die „Zwei-Minuten-Regel" anwenden:** Falls dir der Gedanke an ein einstündiges Training zu viel erscheint, beginne mit einer Aktivität, die nur zwei Minuten dauert. Ein kurzer Spaziergang oder das Dehnen zu Hause können der erste Schritt sein, um größere Ziele zu erreichen.
- **Positives Feedback nutzen:** Belohne dich für kleine Erfolge, wie das Durchziehen einer Woche mit mehr Bewegung oder das Erreichen eines kleinen Gewichtsverlustes. Positive Verstärkung[5] erhöht die Wahrscheinlichkeit, dass neue Gewohnheiten beibehalten werden.

[5] **Positive Verstärkung** ist die Hinzufügung einer Belohnung nach einem gewünschten Verhalten, mit dem Ziel, die Wahrscheinlichkeit zu erhöhen, dass das Verhalten erneut auftritt.

FORMEL 2

WENN DU DICH AUF DEINE MOTIVATION VERLÄSST, BIST DU VERLASSEN

IN DIESEM KAPITEL LERNST DU VON TIMO,

was der Unterschied zwischen Motivation und Disziplin ist und warum du dich nicht alleine auf deine Motivation verlassen solltest. Außerdem bekommst du in diesem Kapitel viele praktische Tipps an die Hand, wie du kurzfristig für mehr Motivation und langfristig für mehr Disziplin sorgst, um deine gesundheitlichen Ziele zu erreichen.

Motivation beschreibt die Kräfte, die das Verhalten einer Person in Bewegung setzen und aufrechterhalten. Es handelt sich dabei um den **Prozess, der eine Person dazu bringt, bestimmte Ziele anzustreben**, Bedürfnisse zu befriedigen und auf Veränderungen zu reagieren. Motivation kann durch intrinsische Faktoren (z. B. persönliche Werte oder Spaß an der Tätigkeit) oder extrinsische Faktoren (z. B. Belohnungen oder äußere Anreize) gesteuert werden.[6]

Disziplin bezeichnet die **Fähigkeit, konsequent auf ein Ziel oder eine Aufgabe hinzuarbeiten**, auch wenn Herausforderungen, Ablenkungen oder Widerstände auftreten. Es bedeutet, Impulse zu kontrollieren und das langfristige Ziel über kurzfristige Versuchungen oder Bequemlichkeiten zu stellen. Disziplin ist eng mit Selbstkontrolle und Zielorientierung verbunden und wird oft als erlernte Fähigkeit betrachtet.[7]

Hier wird deutlich, was der Unterschied zwischen Motivation und Disziplin ist. Spätestens jetzt ist auch klar, warum es so wichtig ist, sich nicht tagtäglich auf seine Motivation zu verlassen, sondern Disziplin zu entwickeln. Es werden immer wieder Situationen auftreten, in denen du nicht motiviert bist. Deine Disziplin ist dein Backup.

Wir halten immer nach dem nächsten Motivationsschub Ausschau, damit wir unsere Vorhaben in die Tat umsetzen. Das gilt für sämtliche Bereiche des Lebens. Sei es der Antrieb, ins Fitnessstudio zu gehen, den Wocheneinkauf zu erledigen, oder das nächste Projekt zu erledigen, um in der Arbeit oder im Business voranzukommen.

Jetzt mal ehrlich: Wie oft warst du schon vergeblich auf der Suche nach Motivation, konntest sie aber einfach nicht finden? Alles andere wurde interessanter und du hast dich von deinem News-Feed auf den gängigen Social-Media-Plattformen ablenken lassen. „Ach, das kann ich auch morgen noch erledigen." Wieder einmal hat dich deine Motivation im Stich gelassen und du hast dich anderen Dingen gewidmet, die scheinbar mehr Freude bereiten, aber nicht unbedingt wichtig sind.

Ein konkretes Beispiel: Du nimmst dir vor, heute Abend nach der Arbeit ins Fitnessstudio zu gehen. Sportsachen sind schon gepackt und liegen im Auto bereit. Du hast allerdings einen anstrengenden Arbeitstag hinter dir, viele Dinge erledigt und fühlst dich aktuell eher nach der Couch als nach Sport. Also denkst du: „Ach, ich kann auch morgen ins Fitnessstudio gehen“, und dann heißt es: ab nach Hause. Und wieder einmal war auf deine Motivation kein Verlass.

Ich gehe aktuell viermal pro Woche ins Fitnessstudio und habe noch ein bis zwei Cardioeinheiten Outdoor oder in der Schwimmhalle eingeplant. Jetzt denkst du dir vielleicht, dass mir jede Einheit super viel Spaß bereitet und es daher total einfach für mich ist, jede Einheit durchzuziehen.

Falsch gedacht! Einfach durchzuziehen ist es im Endeffekt schon, aber nur weil ich mich nicht auf meine Motivation verlasse. Und das ist der Unterschied. Ich bin ehrlich zu dir: Ich gehe auch nicht freudestrahlend in jede Einheit. Es gibt Einheiten, die nicht nach meinen Vorstellungen laufen. Manchmal ist mein Kopf so voll, dass ich am liebsten nach Hause gehen und mich auf die Couch legen würde. In solchen Momenten fällt es mir teilweise extrem schwer, durchzuziehen und es kommen oft Gedanken daran auf, den kurzfristig einfacheren Weg zu gehen.

Die Betonung liegt auf kurzfristig: Langfristig gesehen weiß ich genau, dass es wesentlich einfacher ist, mich jetzt um meinen Körper und meine Gesundheit zu kümmern, als später unter sämtlichen Beschwerden zu leiden oder Medikamente einnehmen zu müssen. Unser Hirn jagt aber viel lieber den kurzfristigen Belohnungen und Versuchungen hinterher und lässt dabei das langfristige Ergebnis außer Acht. Deswegen ist es auch so wichtig, dass du deine Ziele klar definierst und sie dir immer wieder vor Augen führst. Kurz hatten wir dies ja bereits im ersten Kapitel angerissen, doch die Wichtigkeit von persönlichen Zielen kann man meiner Ansicht nach nicht zu häufig betonen.

Nach jeder Einheit, egal ob ich vorher motiviert war oder nicht, war ich stolz darauf, es durchgezogen zu haben und ich habe mich einfach nur gut gefühlt. Das ist mein Antrieb! Ich weiß, dass Sport eines der Dinge ist, die für mich am wichtigsten sind. Dabei ist es nicht der Sport an sich, der mich antreibt. Vielmehr sind es: das gute Gefühl nach jeder Einheit, meine Gesundheit, meine Beweglichkeit und Agilität, das Wohlbefinden in meiner eigenen Haut, mein Selbstbewusstsein aufgrund eines trainierten Körpers und das Wissen, dass ich alles dafür geben werde, so lang wie möglich für meine Frau und meine Familie da sein zu können. Deshalb gibt es für mich auch gar keine andere Wahl, als es durchzuziehen. **Deine** Beweggründe musst du allerdings für dich selbst definieren. Das kann ich dir nicht abnehmen.

Wie du vermutlich in den ersten Zeilen dieses Kapitels herausgelesen hast, bin ich der Überzeugung, dass es der falsche Weg ist, dich ausschließlich auf deine Motivation zu verlassen. Jetzt fragst du dich mit Sicherheit, was dann der richtige Ansatz ist. Darauf kommen wir nun zu sprechen. Motivation ist ein Gefühl. Disziplin ist eine Fähigkeit. Sich auf seine Gefühle zu verlassen, wenn es darum geht, wichtige Entscheidungen zu treffen, ist nicht unbedingt clever. Vor allem dann, wenn du dir deines wahren 'Warums' bisher nicht sicher bist. Wenn wir zu viele Gefühle und Emotionen in eine Entscheidung einbringen, können wir nicht mehr rational und vernünftig entscheiden.

Wenn du dir etwas Neues vorgenommen hast, wird Motivation mit Sicherheit eher dafür sorgen, dass du damit anfängst. Du hast dich in einem neuen Fitnessstudio angemeldet, einen neuen Trainingsplan integriert, dir vorgenommen, jetzt abzunehmen und deine Ziele definiert. Der Anfang ist relativ einfach gemacht. Doch was wir als Coaches oft festgestellt haben, ist, dass die Motivation weniger wird, wenn dein Vorhaben nicht mehr so neu und aufregend ist. So geht es auch vielen unserer Klienten. Anfangs, als sie den Entschluss gefasst haben, sich von uns unterstützen zu lassen, werden sie noch von ihrer Motivation angetrieben. Die ersten Kilos purzeln mit den richtigen Kniffen wie von allein.

Doch dann, wenn es mal eine oder zwei Wochen auf der Waage nicht weiter nach unten geht, oder im Fitnessstudio kein Fortschritt gemacht wird, lässt die Motivation nach. Genau hier ist es wichtig, an den richtigen Stellschrauben zu drehen, damit die Disziplin das Ruder übernimmt und man dem Prozess treu bleibt. Dafür ist es am wichtigsten, dass…

- … die Ziele klar definiert sind und im Einklang mit dem stehen, was du dir von deinem Leben erhoffst (hierauf gehen wir gleich noch genauer ein).
- … alles, was du tust, in deinen Alltag integrierbar ist. Anfangs wird es immer etwas Überwindung kosten, aber jede Handlung muss so strukturiert sein, dass die Hürde so gering wie möglich ist. So können die Maßnahmen Schritt für Schritt angepasst werden, ohne dass du vor einer riesigen Wand stehst und es super viel Überwindung kostet, Disziplin aufzubringen.
- … du versuchst, die Situation so objektiv wie möglich zu betrachten. Meist ist hier auch der Blick eines Dritten auf deine Situation sehr wertvoll. Einer außenstehenden Person fällt es immer einfacher, die Dinge objektiv zu betrachten. Wenn es um uns geht, sind wir nun mal sehr getrieben von Emotionen.

Jetzt ist natürlich der entscheidende Punkt, wie du es schaffst, wirklich dauerhaft am Ball zu bleiben, sodass aus der anfänglichen Motivation auch wirklich Disziplin wird und daher wollen wir auf die einzelnen Punkte nachfolgend noch einmal im Detail eingehen. Ich bin überzeugt davon, dass auch für dich die passenden Kniffe mit dabei sind.

1. Setze dir klare Ziele

Um Disziplin zu entwickeln musst du deine Ziele kennen und für dich definieren. Warum möchtest du zehn Kilogramm abnehmen? Was verbindest du mit dieser Vision? Warum möchtest du ins Fitnessstudio gehen und Sport machen?

Mindestens genauso wichtig ist, dass du den Weg zu deinem Ziel genießt. Sonst wirst du immer nur neuen Zielen hinterherjagen, ohne das Hier-und-Jetzt vollständig erleben zu können. Wenn du sportlicher und fitter werden möchtest, überlege dir daher, ob es dir mehr Freude bereitet, ins Fitnessstudio zu gehen oder eine Runde zu joggen.

2. Denken – Handeln – Fühlen

Ich habe mich eingehend mit der Motivation unserer Kunden beschäftigt und stelle vor allem am Anfang immer wieder ein Motiv fest, das sie davon abhält, ihren Allerwertesten hochzubekommen und Sport zu treiben oder sich um ihre Gesundheit zu kümmern: Die falsche Denkweise.

Erinnern wir uns an das konkrete Beispiel von vorhin zurück: Du gehst morgens aus dem Haus. Die Sporttasche ist schon gepackt, weil du eigentlich nach der Arbeit noch ins Fitnessstudio fahren wolltest. Abends, wenn es dann darum geht, den Weg ins Fitnessstudio anzutreten (Denken), überlegst du noch einmal kurz, denn du hörst auf einmal auch die Couch zu Hause rufen. Irgendwie hast du jetzt doch keine Lust mehr, dich anzustrengen (Fühlen) und nimmst dir vor, es auf morgen zu verschieben (Handeln). An den nächsten Tagen läuft es ähnlich, bis die Woche vorbei ist, und du wieder keine Sporteinheit durchgezogen hast, obwohl du es dir die ganze Woche vorgenommen hast. Gleichzeitig wunderst du dich, warum du nicht fitter wirst und die Waage eher noch weiter nach oben geht. Damit fühlst du dich gar nicht wohl. Außerdem bist du unausgelastet, leichter reizbar und ärgerst dich über dich selbst, weil du deine Pläne nicht konsequent durchgezogen hast.

Hier hat sich ein Fehler in deiner Denkweise eingeschlichen. Die Reihenfolge deiner Herangehensweise ist falsch. Du denkst darüber nach, etwas zu tun, fühlst dich aktuell nicht danach und handelst entweder gar nicht, oder nicht wie geplant.

Der wesentliche, bessere Weg ist: Denken – Handeln – Fühlen. Und darum ist es auch so wichtig, deine Ziele klar zu definieren. Du kennst mit Sicherheit das großartige Gefühl, wenn du eine Sporteinheit durchgezogen hast: wohlig erschöpft, wieder fokussiert, stolz, dass man etwas für sich und seinen Körper gemacht hat, ausgeglichen. Diese Gefühle musst du dir konservieren. Wenn du jetzt **denkst**, dass du ins Studio gehen willst, dann **handelst** du auch so, weil du ganz genau weißt, dass es danach ein großartiges **Gefühl** sein wird.

Nutze diese Sichtweise als Motivation, in dein Training zu starten und die Erfolge daraus werden deine Disziplin ankurbeln, sodass du es schaffst, dauerhaft am Ball zu bleiben.

3. Klare Entscheidungen treffen

Ich finde es enorm wichtig, klare Entscheidungen zu treffen. Früher, in meiner Jugendzeit, war das bei mir komplett anders. Ich war selten in der Lage, klare Entscheidungen zu treffen, und auch später ist es mir noch schwergefallen und hat mich viel Überwindung gekostet. Ständig habe ich gedacht: „Aber was, wenn es noch eine bessere Option gibt?“

Während meiner Arbeit bei der Polizei konnte ich dieses Manko jedoch Stück für Stück aufarbeiten. In meinem Job war es enorm wichtig, schnelle und klare Entscheidungen zu treffen. Jeden Tag. In jeder Situation. Und da man kaum eine Situation vorausplanen konnte, konnte ich mir auch vorher keine großartigen Gedanken darüber machen. Nachdem Tobias und ich bei der Polizei gekündigt hatten, konnte ich diese Fähigkeit, Entscheidungen zu treffen, für mich nutzen und weiter ausbauen. Trotzdem stecke ich noch immer in diesem Lernprozess und erwische mich ab und zu dabei, zu viel zu zögern.

Was ich aber festgestellt habe, ist, dass an Entscheidungen, die rational getroffen wurden, festgehalten werden sollte. Dieses Hin-und-Her-Überlegen kostet dich mehr als genug Energie und macht dein Gehirn einfach nur müde. Wenn du vor einer Entscheidung stehst, setz dich hin, wäge ab, triff eine Entscheidung und dann bleib auch dabei. Diese Einstellung wird deine Disziplin stärken und wenn diese Fähigkeit stark genug ist, wirst du damit auch deine Motivation übertrumpfen. Triff die Entscheidung heute zum Sport zu gehen, pack deine Sportsachen ein und dann ziehe es durch! Punkt! Verschwende nicht unnötig mentale Ressourcen, dir Gedanken darüber zu machen, ob du es wirklich durchziehen solltest. Du musst in deinem Alltag und deinem Business schon genug Entscheidungen treffen, und die Entscheidung für deine Gesundheit ist nicht verhandelbar.

4. Mach es dir so einfach wie möglich

Vielleicht glaubst du, dass Abnehmen, mehr Energie haben und einfach wieder fitter sein, mit enorm viel Aufwand verbunden ist. Stundenlang im Fitnessstudio trainieren, ständig auf die Leibgerichte verzichten. Wenn du diesen Glaubenssatz in dir trägst, ist es klar, dass es dir schwerfällt, dich zu einer Veränderung zu motivieren.

Deshalb: Mache es dir so einfach wie möglich! Wenn es für dich noch eine zu große Hürde ist, ins Fitnessstudio zu gehen, dann fange mit einem Home-Workout an. Wenn du nicht jeden Tag auf deine morgendlichen Croissants verzichten willst, dann passe dein Frühstück zumindest an drei von sieben Tagen an. Willst du nachmittags ins Fitnessstudio gehen, dann packe schon direkt morgens deine Sportsachen und geh davor nicht erst noch nach Hause. Es sind letztlich drei Schritte:

1. Überlege, was für deine Zielerreichung notwendig ist.
2. Reflektiere darüber, was dich aktuell noch davon abhält.
3. Suche Möglichkeiten, wie du es dir noch erleichtern kannst.

Ich könnte mir beispielsweise niemals vorstellen, auf mein leckeres, tägliches Eis zu verzichten. Jetzt habe ich mir eine Eismaschine gekauft, um mir selbst gesundes Eis zu machen. Ich habe mir bessere Alternativen für Dinge geschaffen, auf die ich nicht verzichten möchte.

5. Fortschritt messbar machen

Immer wieder frage ich Leute in Strategiegesprächen, warum sie zwar das Vorhaben, abzunehmen und mehr Sport zu treiben, starten, und dann doch wieder scheitern. Meist ist die Antwort darauf, dass die Erfolge zu einem gewissen Zeitpunkt ausgeblieben sind und sie dann die Motivation verlassen hat.

Daher ist es wichtig, deinen Fortschritt messbar zu machen. Natürlich gehört hier auch die Waage dazu. Allerdings solltest du dich **niemals** nur darauf verlassen. Die Zahl auf der Waage wird aufgrund unterschiedlicher Bedingungen stets schwanken und ist nicht unbedingt ein guter Gradmesser. Mache zum Beispiel auch Fotos von deinem Körper, um zu sehen, was sich verändert, oder nimm weitere Körpermaße und Umfänge. Führe aber auch ein Tagebuch, bzw. reflektiere regelmäßig, was sich in deinem Alltag verbessert. Fällt es dir leichter, Einkäufe herumzutragen? Spielst du lockerer mit deinen Kindern?

Regelmäßige Reflexion ist wichtig, um sich nicht nur auf einen Parameter zu verlassen. Also mach deinen Fortschritt mit Methoden, die für dich glaubwürdig sind, messbar, und bleibe dem Prozess treu. Erst wenn sich wirklich über mehrere Wochen nichts tut, obwohl du stets bemüht bist, nimm deine Herangehensweise noch einmal genauer unter die Lupe.

6. Die eigene Verantwortung

Eine wichtige Sache darfst du auf keinen Fall vergessen. Egal, was du tust: Du bist selbst für deine Gesundheit und dein Wohlbefinden verantwortlich.

Für seine Gesundheit selbst verantwortlich zu sein, bedeutet, die Kontrolle über das eigene Wohlbefinden zu übernehmen – eine Verantwortung, die dir niemand (auch nicht wir als Coaches) abnehmen kann. Viele Menschen neigen dazu, ihre Gesundheit an Ärzte zu delegieren oder von Medikamenten und äußeren Umständen abhängig zu machen und dort Ausreden zu suchen.

Doch letztlich liegt die Kraft zur Veränderung der Pflege unseres Körpers in uns selbst. Ein Arzt kann Empfehlungen geben, Therapien verschreiben und bei akuten Problemen helfen, aber im Alltag müssen wir die Entscheidungen treffen, die den größten Einfluss auf unser Wohlbefinden haben. Als Coaches begleiten wir dich sehr gerne auf diesem Weg und erarbeiten gemeinsam Möglichkeiten, die in deinen Alltag passen, doch die Verantwortung der tatsächlichen Umsetzung und Reflexion liegt bei dir.

Ein einfaches Beispiel ist die Ernährung: Wenn wir uns ständig von Fast Food und Fertiggerichten ernähren, spüren wir früher oder später die Folgen: Müdigkeit, Gewichtszunahme und ein erhöhtes Risiko für chronische Krankheiten. Hier liegt die Verantwortung bei uns, den Einkaufswagen mit frischen, unverarbeiteten Lebensmitteln zu füllen, Mahlzeiten selbst zuzubereiten und auf eine ausgewogene Ernährung zu achten.

Ebenso gilt dies für Bewegung: Niemand zwingt uns, auf der Couch sitzen zu bleiben. Ein kurzer Spaziergang während der Mittagspause, Treppensteigen statt den Aufzug zu benutzen oder regelmäßiges Training sind bewusst getroffene Entscheidungen, die unserem Körper zugutekommen.

Auch Stressbewältigung ist ein Bereich, der zeigt, wie viel Verantwortung wir für uns selbst tragen. An einem stressigen Arbeitstag kann es verlockend sein, zum Smartphone zu greifen und sich abzulenken oder den Frust in anderen ungesunden Gewohnheiten zu ertränken. Stattdessen könnten wir Atemübungen, Meditation oder eine kurze Auszeit im Freien wählen.

Das alles sind kleine, aber effektive Maßnahmen, um unseren Stresspegel zu senken und langfristig gesünder zu bleiben.

Verantwortung bezieht sich also auf uns selbst und auf die Menschen, die uns wichtig sind. Wer sich dieser Verantwortung stellt, gestaltet sein Leben aktiver, bewusster und gesünder.

Ich hoffe, dir ist der Unterschied zwischen Motivation und Disziplin klar geworden. Natürlich kann man in diese Materie noch tiefer einsteigen und das ist auch sehr wichtig, wenn es bei dir noch daran hapert, Motivation und Disziplin zu entwickeln. Wenn du aber die genannten Punkte in deine Denkweise, bzw. in dein Mindset integrierst, wird es dir wesentlich leichter fallen, am Ball zu bleiben.

Ganzheitliche Gesundheit bedeutet nun mal so viel mehr, als einfach nur Sport zu machen und sich gesund zu ernähren. Deine Psyche spielt, vor allem in Bezug auf Motivation und Disziplin, ebenfalls eine entscheidende Rolle.

ZUSAMMENFASSUNG

- Kenne den Unterschied zwischen Motivation und Disziplin.
- Setze dir klare Ziele.
- Denke! Handle! Fühle!
- Triff klare Entscheidungen und verschwende nicht deine mentalen Ressourcen für ständiges Hin-und-Her-Überlegen.
- Mache es dir so einfach wie möglich.
- Mache deinen Fortschritt messbar und gib nicht gleich wieder auf.
- Mache dir bewusst, dass **du** allein die Verantwortung für deine Gesundheit trägst.

FORMEL 3
KUGELSICHERER ALLTAG MITTELS TRAINIERBARER RESILIENZ

IN DIESEM KAPITEL LERNST DU DURCH TOBIAS

die Kunst der Resilienz kennen. Er erklärt, wie du Resilienz auf körperlicher und mentaler Ebene trainieren kannst, um deinen Alltag „kugelsicher" zu bestreiten, deinen Zielen treu zu bleiben und diese zu erreichen, egal was kommt.

Wozu benötigen wir Resilienz im Alltag überhaupt?

Wieso ist Resilienz ein so entscheidender Faktor für deinen nachhaltigen Fettverlust? Warum ist sie für deinen gesamten Plan, deine körperliche Transformation so essenziell? Diese Fragen können wir mittlerweile sehr einfach beantworten, egal welche nuancierten Herausforderungen ein neuer Kunde mitbringt. Resilienz wird unterschiedlich definiert. Wenn wir hier jedoch von Resilienz sprechen, geht es im Kern darum:

Auf alltägliche Hürden – ob gewöhnlich oder teils auch außergewöhnlich – reagieren zu können, sich nicht aus der Bahn werfen zu lassen, dem langfristigen Plan weiterhin zu folgen oder diesen zeitnah wieder aufzunehmen.

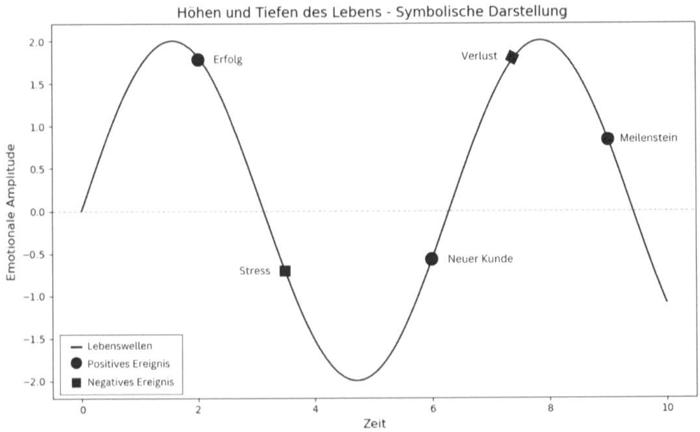

Bildlich lässt sich Resilienz wie eine immer wieder nach oben und unten ausschlagende Amplitude darstellen. Die Fähigkeit, resilient zu sein, begleitet uns ein Leben lang. Gute wie schlechte Ereignisse im kurzfristigen Alltag – die Kinder werden krank, Stau auf der Autobahn, nervende Kunden – aber auch im Positiven: Erfolg auf der Waage, ein neuer großer Kundenauftrag, lässt deine Laune und Motivation in den Himmel schießen. Du kennst sicherlich viele weitere Beispiele, die deinen Alltag ordentlich durcheinanderwirbeln und deine Utopie eines perfekten Plans zunichtemachen.

Vielleicht kommen dir auch die folgenden Situationen bekannt vor: Diät XY, am 01.01.2023 gestartet, fing richtig gut an. Drei- bis viermal warst du im Fitnessstudio, hast die Ernährung angepasst und die ersten Pfunde purzelten. Aber dann das Unausweichliche: Die Kinder haben aus dem Kindergarten eine Grippe mitgebracht und du lagst zwei Wochen flach. Oder in der Arbeit lief es gerade so gut, dass dir die mentale und körperliche Kapazität (viele nennen es gerne auch „Zeit") fehlte, um deiner neu gewonnenen Routine weiter zu folgen.

Die Kunst besteht darin, resilient auf all diese äußeren und teils auch inneren Einflüsse zu reagieren. Wer diese Fähigkeit beherrscht, den wird im Alltag nahezu nichts mehr aus der

Bahn werfen. Resilienz kannst du körperlich, aber auch mental, aufbauen. Beide Aspekte der Resilienz lassen sich trainieren und machen dich kugelsicher für deinen Alltag.

Beim Schreiben des Buches habe ich überlegt, wann ich selbst erstmals mit dem Thema Resilienz in Berührung kam, wenn auch zuerst unbewusst. Es war während meiner Zeit bei der Polizei. In unserem damaligen Polizisten-Alltag haben wir tagtäglich nichts anderes gemacht, als Situationen zu trainieren, zu analysieren, zu zerlegen und weiter zu trainieren. Sei es eine reine Verkehrskontrolle, die vollkommen langweilig und „normal", also ohne weitere Vorkommnisse abläuft oder Situationen bei einer Sondereinheit: Messerattacken, bewaffnete Amoklagen oder Demonstrationen und Festnahmen innerhalb großer Menschenmengen. Im Nachhinein ein perfektes Beispiel für das Trainieren bzw. Vorbereiten auf brenzlige Situationen, um in diesen einen kühlen Kopf zu bewahren – also vor allem mental resilient zu sein.

In den zehn Jahren meiner Polizeilaufbahn habe ich hervorragend am eigenen Leib spüren können, was es bedeutet, resilient zu sein. Von der Überprüfung einer Leiche und der zugehörigen Frage, ob es sich hierbei um eine Straftat handeln könnte, bis zum Auffinden eines älteren, dementen Mannes, den wir gesund zu seiner sich sorgenden Ehefrau zurückbringen konnten.

Jede dieser Situationen war ein mehr oder weniger großer Ausschlag auf der Resilienz-Amplitude. Hätte mich jeder Leichenfund mental komplett auseinandergenommen, hätte ich den Job nach vier Wochen an den Nagel hängen können. Hätte mich schon das bloße Training und die Vorstellung eines bewaffneten Amoklaufs an einer Übungswaffe körperlich gelähmt, hätte ich direkt von der Sondereinheit wieder an den Büroschreibtisch wechseln können.

Natürlich kannst du nicht jeden Tag die Situation trainieren, wenn dein Kind krank wird oder du ein unfassbar gutes unternehmerisches Quartal auf die Beine stellst. Aber du kannst dich körperlich und mental in die Verfassung bringen, dass dir solche Situationen nichts mehr ausmachen.

SICH – SELBST – BEWUSST – SEIN

Eine Dimension, also ein wichtiger Baustein von Resilienz, ist das Selbstbewusstsein. Sich seiner eigenen Fähigkeiten, Herausforderungen und Lösungen bewusst sein und durch ein gesundes Selbstbewusstsein wird deine Resilienz noch weiter gestärkt werden können.

Durch das passende gesunde Selbstbewusstsein und die entsprechend höhere Resilienz, erlangst du eine innere Ruhe, eine stoische Gelassenheit, aus der dich nichts mehr rausbringen kann – nahezu egal, was passiert. Eine Fähigkeit, die vorwiegend in unserer heutigen schnelllebigen, ungewissen, aber auch sehr spannenden Zeit gefragter ist, denn je.

Genau so war es auch bei unserem Kunden Christoph, Mitte 30, Vater eines Kindes im Kleinkindalter (perfekt für zig Bakterien und Infekte aus dem Kindergarten). Christoph steht tagtäglich, aufgrund seiner Position in der Finanzbranche, unter starkem mentalem Druck. Ohne die notwendige Resilienz könnte er diesem unmöglich standhalten.

Die Umstände vor unserer Zusammenarbeit sahen so aus, dass er es zwar schaffte, diesem Druck standzuhalten, dafür aber die körperliche Verfassung darunter litt – vom Stresslevel und der eigenen Zufriedenheit über sich selbst ganz zu schweigen.

Aus dem Anspruch heraus, sich selbst körperlich wieder zu gefallen, seinem eigenen Anspruch gerecht zu werden und mental (stressbedingt) auf ein neues Level an Resilienz zu kommen, benötigte er Unterstützung. Ohne diese hätte Christoph das mit seinem begrenzten privaten Zeitkontingent gar nicht auf die Beine gestellt bekommen. So seine eigene Aussage – die ich aber zu 100 Prozent aus Erfahrung unterschreiben kann. Die Vision, auch für seine Tochter die eigene körperliche Verantwortung wahrzunehmen, also bis ins hohe Alter auch gesund an ihrer Seite zu sein, unterstrich seine Ambitionen.

Sei kein Opfer deiner Umstände

Ich kenne genügend Menschen, die sich dem Umstand nicht bewusst sind, dass Resilienz trainierbar ist. Oder sie wollen es nicht wahrhaben und weigern sich, etwas dafür zu tun. Die Wahrheit liegt wahrscheinlich wie immer in der Mitte. Sie sind bzw. machen sich selbst zum Opfer ihrer Umstände.

- „Ich hatte heute einen spontanen Kundentermin außerhalb und konnte deshalb nur die Butterbrezel essen."
- „Mein Kind ist krank, hat die halbe Nacht nicht geschlafen, und deshalb kann ich heute nicht zum Sport gehen."
- „Uns ist das Gemüse und Obst zu Hause ausgegangen, deshalb habe ich die TK-Pizza ausgepackt."

Der erste Schritt zur kugelsicheren Resilienz besteht darin, selbst Verantwortung zu übernehmen – für alles, was dir im Alltag passiert. Denn wer sich wie in den obigen Beispielen andauernd zum Opfer seiner Umstände macht, sucht gedanklich nach Ausreden statt nach Lösungen, um Herr der Lage zu werden. Wir sagen immer zu unseren Kunden – und das ist das Erste, was sie sich hinter die Ohren schreiben sollen:

Du kannst in jeder Situation die beste Entscheidung treffen

Die beste Entscheidung bedeutet nicht die „perfekte" Entscheidung. Perfektionismus lähmt uns und ist nicht notwendig. Eine perfekte Welt, einen perfekten Zeitpunkt oder eine perfekte Situation werden wir **nie** vorfinden, und darauf zu warten oder zu hoffen, ist sinnlos. Mit der „besten Entscheidung" ist die

Entscheidung gemeint, die unter der Betrachtung aller Faktoren dazu führt, dass du deinem Fitnessplan – deinem Fettverlustvorhaben – treu bleiben kannst und bestenfalls einen Fortschritt erzielst. Im schlimmsten Fall ist deine Entscheidung neutral – Hauptsache, nicht negativ.

Du kannst bei einem spontanen Außentermin beim Kunden zur Butterbrezel greifen, oder du gehst fix in den Supermarkt um die Ecke und holst dir eine Banane und einen Proteindrink. Oder du greifst beim Bäcker zu den belegten Brötchen, die nicht vor Mayonnaise triefen. Zu oft geraten Menschen in die Perfektionismus-Falle: „Ach, wenn ich jetzt nicht Reis, Hähnchen und Brokkoli zur Verfügung habe, dann ist es auch schon egal." Genau das sollte ab heute nicht mehr passieren. Denk dran: Perfektionismus gibt es nur in deinem Kopf. Es ist weder notwendig, um nachhaltig abzunehmen bzw. fitter zu werden, noch bei einem anderen Ziel, das du erreichen willst.

Ein weiteres Beispiel: Dein Kind ist krank, hat die halbe Nacht nicht geschlafen, und du bist entsprechend gerädert, sodass das Training im Fitnessstudio ausfällt. Ein ausgiebiger Spaziergang an der frischen Luft mit deinem Kind tut nicht nur deinem Kalorienverbrauch einen Gefallen, sondern wird auch dein Kind wieder schneller auf die Beine bringen.

Dir selbst, deiner Fähigkeiten, Entscheidungen und Lösungen bewusst zu sein, macht dich automatisch resilienter und selbstbewusster. Du merkst, es schließt sich so langsam der Kreis. Wer jedoch immer die Schuld bei anderen sucht und die erstbeste Gelegenheit nutzt, um sich eine passende Ausrede zurechtzulegen, wieso etwas nicht geht, sägt ordentlich am Fundament seines Selbstbewusstseins und an der Integrität zu sich selbst. Derjenige wird auch nie nachhaltig seinen Fitness- und Ernährungsplan verfolgen, denn jedes noch so kleine Hindernis wird ihn aus der Bahn werfen, da es dieser Person an der so entscheidenden Kernfähigkeit – Resilienz – fehlt.

Wie ist Resilienz trainierbar?

Anfangs habe ich schon davon gesprochen, dass Resilienz trainierbar ist – körperlich wie mental. Körperliche Resilienz zeichnet sich dadurch aus, dass du deinen Körper in die Lage versetzt, auf Krankheiten, Müdigkeit, körperlichen Stress usw. zu reagieren und mit diesen Zuständen besser umzugehen.

Das kannst du natürlich auf mehrere Arten gewährleisten und trainieren. In Formel 21 dieses Buches wirst du noch tiefer in die Geheimwaffe Krafttraining eintauchen, doch hier bekommst du bereits einen kleinen Vorgeschmack.

Durch Krafttraining oder auch allgemein sportliche Betätigung ermöglichst du es deinem Körper, sich für Ausnahmesituationen zu wappnen und einen Adaptionsprozess (Anpassungsprozess) in Gang zu setzen. Nicht nur, dass du damit einen Ausgleich zu deinem stressigen Alltag schaffst, da sportliche Betätigung die Ausschüttung von Stresshormonen, also deinen Cortisolspiegel, nachweislich senkt und die Produktion von Glückshormonen (Endorphine) anregt. Sondern es hilft dir auch, mit belastenden Situationen gelassener umzugehen. Vollkommen logisch, oder?

Es macht einen gehörigen Unterschied, ob du abends völlig gestresst nach Hause kommst, nachdem dir der Arbeitstag den letzten Nerv geraubt hat, oder ob du dir vorher körperlichen Ausgleich beim Krafttraining bzw. einer sportlichen Betätigung gesucht hast. Ohne körperlichen Ausgleich reicht ein winziger Tropfen, um dein Stressfass zum Überlaufen zu bringen. Hast du hingegen Sport gemacht, deinen Kopf durchgelüftet und deinen Ärger über deine Assistentin abgebaut, kannst du in aller Seelenruhe zu Hause auf deine Familie treffen. Dieses positive Gefühl nach einer fordernden Sporteinheit – diese Gelassenheit, Entspannung und innere Ruhe – führt nachweislich langfristig zu einer höheren Stresstoleranz.[8]

Eine Metaanalyse[9] aus dem Jahr 2008 zeigt, dass regelmäßige körperliche Aktivität zu einer verbesserten Regulation der Stressvorgänge im Körper beiträgt, was schlussendlich zu einer effektiveren Stressbewältigung führt. Sport und Training tragen demnach zu einer gesünderen Cortisolkurve bei, die durch einen höheren morgendlichen Anstieg und einen schnelleren Rückgang im Tagesverlauf gekennzeichnet ist.[10]

Hierzu sollte angemerkt werden, dass ein morgendlicher hoher Anstieg des Stresshormons Cortisol notwendig ist, damit wir überhaupt aufwachen. Ohne diesen würden wir wie Dornröschen im Dauerschlaf verweilen. Im Laufe des Tages sorgen Sport und Bewegung dafür, dass sich dein Cortisolspiegel schneller wieder normalisiert – du wirst resilienter.

In diesem Zusammenhang muss ich an einen unserer Kunden denken, Vertriebsleiter, der mir während unseres Coachings eröffnete, dass er ohne unser regelmäßiges, gemeinsames Training schon mit einem Burnout in der Psychiatrie sitzen würde. Dabei war er vorher noch total unsicher gewesen, ob er sich der Herausforderung stellen sollte, mit uns zusammenzuarbeiten, weil er die Befürchtung hatte, ihm würde dafür die Zeit fehlen. Im Nachhinein war er sehr dankbar, diesen mutigen Schritt gewagt zu haben. Denn ohne diesen hätte er dem stressigen Alltag nicht so resilient entgegentreten können, wie er es schlussendlich tat.

Das mag drastisch klingen, aber aus der Erfahrung mit hunderten Kunden bestätigt sich in unserem Alltag als Coaches immer wieder: Ein fitter Körper ist besser in der Lage, solchen widrigen Lebensumständen zu begegnen.

---

[9] **Metaanalyse** = „Eine Metaanalyse ist ein statistisches Verfahren, um die Ergebnisse verschiedener Studien, welche dieselbe Fragestellung in einem wissenschaftlichen Forschungsgebiet verfolgen, quantitativ zusammenzufassen und zu bewerten."
Quelle: Antwerpes, F. (o.D.). Metaanalyse. DocCheck Flexikon. Verfügbar unter: https://flexikon.doccheck.com/de/Metaanalyse.

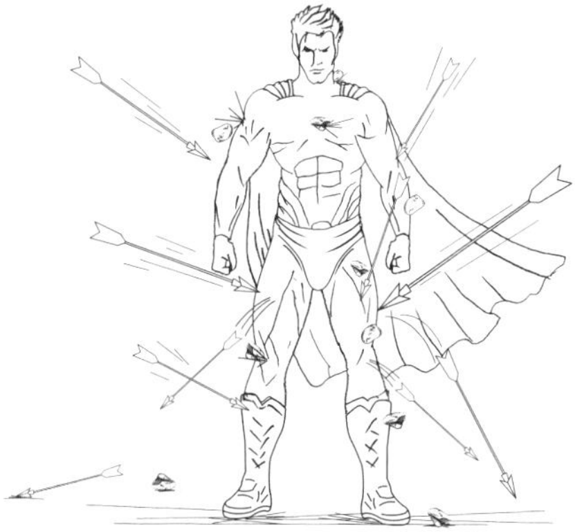

Zudem stärkt Sport nicht nur das Immunsystem – was der Inbegriff von physischer Resilienz ist, sondern verbessert auch die Schlafqualität. Diese hat einen so entscheidenden Faktor in Bezug auf Resilienz, Fitness und Fettverlust, dass dein Schlaf von essenzieller Bedeutung ist. Denn du kannst buchstäblich durch mehr Schlaf abnehmen. Dass auch eine gesunde Ernährung deiner Resilienz nicht gerade schaden wird, ist kein Geheimnis. Die Ernährung hat jedoch einen weitaus größeren Einfluss auf deine Resilienz, als du vermutlich glaubst.

Gesunde Ernährung ist ein Resilienz-Booster

Gesunde Ernährung als Resilienz-Booster ist vielschichtig, und du wirst das Thema in Bezug auf deinen effektiven Fettverlust noch an anderer Stelle in diesem Buch finden (Formel 8). Wenn es jedoch um Resilienz und Ernährung geht, fängt es bei der Energiebereitstellung an.

Nahrung ist im Endeffekt einfach Energie – Energie für unseren Körper, der diesen Treibstoff benötigt, um am Laufen zu bleiben. Du kennst sicherlich die schöne Metapher mit dem Auto und dem Treibstoff, den du tankst. Ist es das Shell-Super-Duper-Power-High-Octane-Benzin oder das ranzige Salatöl aus der Frittenbude nebenan? Das macht für den Motor deines

Autos einen genauso großen Unterschied wie die richtige Ernährung für dein körperliches Wohlbefinden. Ernährst du dich gesund, werden dein Körper und auch dein Geist besser auf stressige Situationen reagieren können. Denn: Gibt dir deine Ernährung mehr Energie, kannst du diese für den Umgang mit Stress nutzen.

Entzündungen: Stressfaktoren für den Körper

Entzündungen sind wie ein Dauerfeuer in deinem Körper. Sie entstehen durch unterschiedliche Prozesse, sei es Stress, schlechte Ernährung oder auch Sport. Sie verbrauchen Energie, lassen dich schneller ermüden, du bist gereizter und fühlst dich schneller überfordert. Ein gesunder Darm und eine gesunde Ernährung können deinen Körper beruhigen und deine Resilienz stärken. Beachte hierbei: Entzündungen sind nicht per se schlecht. Sie entstehen auch durch das reine Training und sind maßgeblich dafür verantwortlich, dass dein Körper sich anpasst und beispielsweise Muskulatur aufbaut.

Die Reduktion von Entzündungen in deinem Körper durch eine gesunde Ernährung wird dir dabei helfen, dass du weniger anfällig für negative Stressfolgen bist. Eine antientzündliche Ernährung wird maßgeblichen Einfluss auf deine Cortisolproduktion (Stresshormon) und deren Verarbeitung haben.

Des Weiteren ist dein Blutzuckerspiegel auch ein maßgeblicher Faktor dafür, wie du auf Kleinigkeiten reagierst – also wie resilient du im Alltag bist.

Stell dir einmal die folgende Situation vor: Du kommst hungrig von deinem stressigen Arbeitstag nach Hause. Dort sieht es aus wie bei Hempels unterm Sofa, deine Kinder haben gerade ihre fünf Minuten und die Nerven deines Partners sind auch schon zum Zerreißen gespannt. Wie resilient wirst du in dieser Situation noch sein, wenn du hungrig bist, dein Blutzuckerspiegel im Keller ist und du dementsprechend müde und gereizt bist? Gar nicht. Wäre ich auch nicht.

Es ist nicht so, als ob diese Situationen für uns vollkommen fremd wären. Angesichts dessen lässt es sich sehr einfach darstellen, welche Auswirkungen deine Ernährung auf deinen resilienten Alltag haben kann.

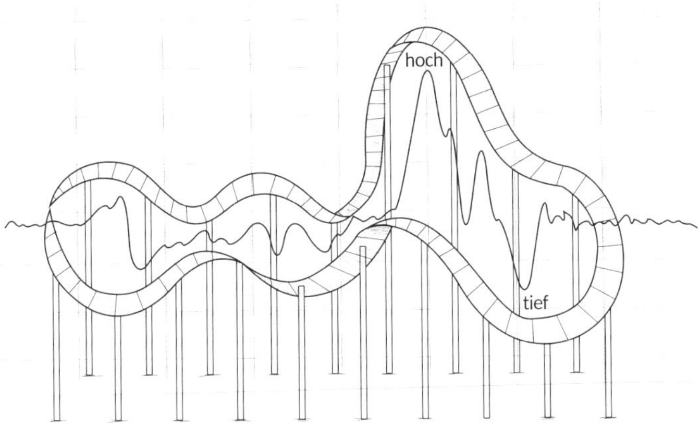

Wenn deine Blutzuckerkurve tagsüber einer Achterbahn gleicht, bedeutet das für den Körper zusätzlich **massiven Stress**. Du bist an der Spitze in einem Energiehoch (du kennst das Gefühl sicherlich nach einem zuckerhaltigen Riegel oder Getränk – das ist bei Kindern besonders gut zu beobachten), und du kennst auch das genaue Gegenteil: das Mittagstief, nachdem es in der Kantine mal wieder deine Lieblingspasta gegeben hat. Diese beiden Zustände sind die Extreme deiner Blutzuckerkurve. Wenn du dich an diesen beiden Polen orientierst, kannst du einschätzen, an welcher Stelle der Kurve du dich gerade befindest.

Da der Körper immer darauf aus ist, in einen Gleichgewichtszustand zu kommen, wird sich dein Tag wie eine Achterbahn anfühlen – von einem Hoch zum nächsten Tief. Eine stabilere Blutzuckerkurve durch eine gesündere Ernährung hilft dir somit, deinem Alltag entspannter zu begegnen. In Formel 12 wirst du auch genauer verstehen, wieso das so ist.

Außerdem sollte die Hormonbalance nicht außer Acht gelassen werden. Die Ernährung hat nämlich auch einen maßgeblichen Einfluss auf die Hormonproduktion und die Regulation von Stresshormonen sowie deren Gegenspielern.

Die Produktion von Serotonin, dem Glückshormon, kann durch gezielte Lebensmittel wie Nüsse und Samen gefördert werden. Deswegen spielen diese Lebensmittel eine Schlüsselrolle bei deiner Stressbewältigung. Auch dein Dopaminhaushalt kann durch die richtige Ernährung maßgeblich unterstützt werden.

Um diese Effekte zu erreichen, solltest du darauf achten, dass die Lebensmittel (also der Treibstoff, den du zu dir führst) so unverarbeitet wie möglich sind. Unverarbeitet bedeutet, dass du die Lebensmittel in ihrer ursprünglichsten Form zu dir nimmst. Das ist ein ziemlich einfaches Prinzip, welches dir auch ermöglicht, kalorienreduziert zu essen.

Proteinreiche Ernährung als Baustein der gesunden Ernährung

Es geht bei einer proteinreichen Ernährung nicht darum, dass du dich den ganzen Tag von Eiweißshakes oder Magerquark ernährst. Außerdem ist sie absolut unbedenklich für deine Nieren – diese und andere Mythen rund um Eiweiß und Proteine kannst du getrost vergessen. Proteine spielen eine entscheidende Rolle dabei, Blutzuckerschwankungen zu vermeiden, die Müdigkeit, Konzentrationsschwäche oder *Brainfog* (Nebel im Kopf) verursachen können. Da sie langsamer verdaut werden, gelangen ihre Bestandteile allmählich ins Blut, wodurch starke Blutzuckerspitzen und abrupte Abfälle verhindert werden.

Einer der wichtigsten Vorteile von proteinreichen Lebensmitteln ist, dass sie die körperliche Regeneration nach stark belastenden Ereignissen unterstützen. Nach körperlichem Stress (z. B. Sport, Arbeit oder Verletzungen) helfen Proteine, beschädigtes Gewebe zu regenerieren und die Muskeln zu stärken. Das erhöht die physische Resilienz. Für dein Gehirn und dein mentales Wohlbefinden leisten sie ebenfalls einen entscheidenden Beitrag. Durch wichtige Aminosäuren (die Bestandteile von Proteinen) reduzieren sie maßgeblich dein Stresslevel und steigern dein Wohlbefinden immens. Du merkst, Proteine sollten ab heute ein wichtiger Baustein in deiner Ernährung sein. Sie sind die **Lego-Bausteine** deines Körpers, deiner Resilienz, deiner körperlichen Leistungsfähigkeit und deines zukünftigen Wohlbefindens.

Meine Lieblings-Proteinquellen

- Eier
- Magerquark/Skyr
- Lachs
- Steak/qualitatives Fleisch
- Seitan

Obst & Gemüse

Wenn wir von einem gesunden Darm, gesunder Ernährung und somit mehr Resilienz sprechen, dann darf natürlich eine ausreichende Menge an Obst und Gemüse in deinem Alltag nicht fehlen. Und nein, einmal am Tag einen Apfel zu essen und sich den restlichen Tag von „Schrott" zu ernähren, bedeutet nicht, dass du dich gesund ernährst.

Ballaststoffe

Sie spielen eine zentrale Rolle für die körperliche Resilienz, indem sie langfristig zur Stabilität des Energiehaushalts und der allgemeinen Gesundheit beitragen. Durch ihre sättigende Wirkung reduzieren sie Heißhunger und helfen, den Blutzuckerspiegel konstant zu halten – ein wichtiger Faktor für mentale und körperliche Belastbarkeit.

Außerdem fördern sie eine gesunde Darmflora, die mit einer besseren Immunabwehr und mentaler Widerstandsfähigkeit in Verbindung steht. Ein ausgeglichener Darm beeinflusst die Stressverarbeitung positiv und reduziert Entzündungen, die mit chronischen Erkrankungen zusammenhängen.

Die einfache Integration ballaststoffreicher Lebensmittel wie Obst und Gemüse in den Alltag unterstützt nicht nur die langfristige körperliche Gesundheit, sondern auch die psychische Widerstandskraft. Eine bewusste Ernährung mit ausreichend Ballaststoffen ist somit ein natürlicher Weg, um Körper und Geist widerstandsfähiger gegen Belastungen zu machen.

In Formel 15 werden wir uns noch genauer damit beschäftigen, was es genau bedeutet, ausreichend Obst und Gemüse zu essen, und dir Tipps geben, dieses konkret und richtig in deinen Alltag zu integrieren.

Gesunde Fette

Gesunde Fette spielen eine entscheidende Rolle für die körperliche und mentale Resilienz. Besonders einfach ungesättigte Fettsäuren und Omega-3-Fettsäuren tragen dazu bei, das Herz zu schützen, die Gehirnfunktion zu optimieren und besser mit Stress umzugehen. Omega-3-Fettsäuren unterstützen die Entspannung nach belastenden Situationen und reduzieren Entzündungen, wodurch der Körper widerstandsfähiger gegen Stress wird.

Da es schwer ist, den täglichen Bedarf an Omega-3 allein über die Nahrung zu decken, kann eine Supplementierung sinnvoll sein. Gleichzeitig sollte die Fettzufuhr in einem gesunden Maß gehalten werden, da Fette sehr energiereich sind und sich schnell auf die Kalorienbilanz auswirken können. Eine ausgewogene Ernährung mit hochwertigen Fetten trägt somit wesentlich zur langfristigen Widerstandskraft und Stressbewältigung bei.

Mentale Resilienz

Mentale Resilienz beschreibt die Fähigkeit, in stressigen, herausfordernden oder belastenden Situationen mental stabil, flexibel und widerstandsfähig zu bleiben. Sie ist eine innere Stärke, die es dir ermöglicht, Rückschläge, Krisen und schwierige Lebenslagen zu bewältigen und gestärkt aus ihnen hervorzugehen.

Mentale Resilienz wird auch mit Optimismus, Positivität oder Anpassungsfähigkeit in Verbindung gebracht und geht eigentlich nahtlos auf körperliche Resilienz über. Bei der Einleitung zum Thema Resilienz hast du schon einiges über die Kraft deiner Gedanken und Entscheidungen lesen können: **Anpassungsfähigkeit, Optimismus und der wertvolle Glaubenssatz, dass du in jeder Situation immer die für dich und deine Ziele beste Entscheidung treffen kannst.**

Ein zentraler Faktor ist die Reflexionsfähigkeit. Resiliente Menschen lernen aus Fehlern, hinterfragen ihr Handeln und verbessern sich stetig. Diese mentale Stärke in die eigene Identität zu integrieren und täglich zu wachsen, ist entscheidend.

Mentale Resilienz ist ein entscheidender Faktor für die nachhaltige Fettverbrennung und um fitter zu werden. Denn jemand, der sich seiner Fehler nicht bewusst ist, diese nicht reflektiert und daraufhin besser macht, wird sich immer zum Opfer der Umstände machen und auf der Stelle treten.

Merke: Es gibt nicht dieses eine Allheilmittel. Es ist eine große Verflechtung aus vielen kleinen, wichtigen Bestandteilen, die am Ende dein großes Bild vom **neuen Ich** ergeben, für das es ganz normal ist, sich so zu verhalten, wie wir es in diesem Buch beschreiben. Weitere Techniken zur mentalen Resilienz sind unter anderem **Meditation** oder **Atemarbeit** („**Breathwork**“).

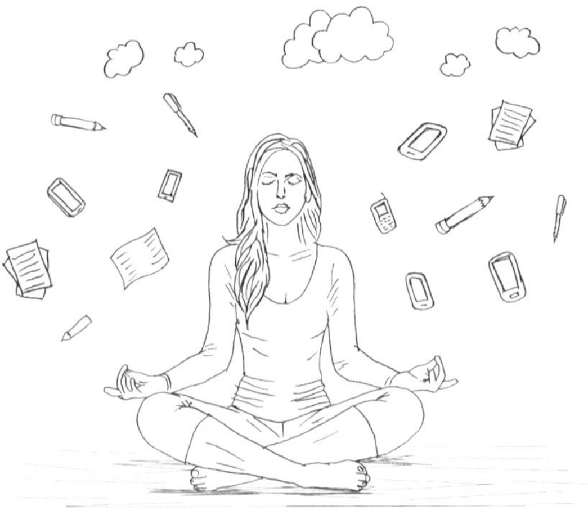

Wenn du bisher noch nicht in Kontakt mit Meditationen oder Breathwork gekommen bist, laden wir dich herzlich ein, es auszuprobieren. Mittlerweile ist die Meditation in der Mitte unserer Gesellschaft angekommen und längst kein esoterischer Hokuspokus mehr. Immer mehr Menschen versuchen, damit den Weg zurück zu sich selbst zu finden – in einer Zeit, in der es mehr Ablenkungen gibt denn je.

Mit einer kurzen Meditation bringst du den Fokus trotz eines stressigen Alltags zurück zu dir. Du normalisierst deinen Herzschlag, blendest die äußeren Störfaktoren aus und konzentrierst dich nur auf deine Gedanken. **Voller Fokus auf das Wesentliche.** Das kannst du im Büro, zu Hause, nach einem stressigen Arbeitstag oder im Auto machen, wenn du merkst, dass du gerade komplett die Kontrolle verlierst.

Es bedarf viel Achtsamkeit und Bewusstsein, aber probiere es aus und du wirst merken, wie gut es dir tut, einfach mal die Handbremse anzuziehen, alles andere stehen- und liegenzulassen und dich voll auf dich zu konzentrieren. Dein Cortisolspiegel wird es dir danken, und du wirst frisch und mit klarem Fokus die weiteren Aufgaben deines Tages meistern.

Die Box-Atmung

Damit du auch direkt in die Praxis starten kannst, haben wir Frank Roser (Deutschlands bekanntesten Breathwork-Coach) darum gebeten, dir eine fünf- bis zehn-minütige Praxisübung mitzugeben. Mach dir hiervon ein Foto und behalte die Übung im Hinterkopf, wenn es mal wieder drunter und drüber geht – oder lass es erst gar nicht so weit kommen und probiere diese kurze Atemarbeit morgen direkt aus.

Die **Box-Atmung** ist eine Atemtechnik, die ursprünglich aus meditativen Praktiken des Yoga stammt, aber vor allem durch ihre Anwendung im Militär und bei Leistungssportlern an Bekanntheit gewonnen hat.

Besonders Spezialkräfte wie die Navy SEALs nutzen diese Methode, um in Extremsituationen Ruhe zu bewahren, Stress zu regulieren und fokussiert zu bleiben. Diese Atemtechnik ist somit ein Werkzeug, um Resilienz und Stressbewältigung in sehr stressigen Situationen zu fördern. Die Technik ist einfach auszuführen und gleichzeitig hochwirksam, da sie sowohl physiologische als auch mentale Prozesse positiv beeinflusst.

Der Name „Box“ oder „Kasten“ leitet sich von der Struktur der Übung ab, die einem Quadrat ähnelt: vier gleich lange Phasen des Einatmens, Atemhaltens, Ausatmens und erneuten Atemhaltens.

Warum ist die Box-Atmung so wichtig?

- **Regulation des Nervensystems:** Die Box-Atmung hilft, das autonome Nervensystem auszugleichen. Sie fördert die Aktivierung des parasympathischen Nervensystems, das für Entspannung, Regeneration und Beruhigung verantwortlich ist, und reduziert die Überaktivität des sympathischen Nervensystems, das in Stresssituationen dominiert.
- **Verbesserung der Konzentration und des Fokus:** Indem die Aufmerksamkeit auf den Atem gelenkt wird, hilft die

Technik, den Geist zu klären und den Fokus zu schärfen. Dies ist besonders hilfreich in Situationen, in denen schnelle Entscheidungen und klare Gedanken gefragt sind.

- **Stressbewältigung:** Der gleichmäßige, bewusste Atemrhythmus senkt den Puls, reduziert die Ausschüttung von Stresshormonen wie Cortisol und hilft, innere Ruhe zu finden – selbst in hochintensiven oder chaotischen Momenten.
- **Optimierung der Sauerstoffversorgung:** Durch die gezielte Atemkontrolle wird ein gesunder Austausch von Sauerstoff und Kohlendioxid gefördert. Dies verbessert die Funktion des Gehirns und sorgt für mehr Energie und Klarheit.
- **Förderung von emotionaler Stabilität:** In stressigen oder emotional aufgeladenen Situationen hilft die Box-Atmung, den Geist zu beruhigen und impulsives Verhalten zu vermeiden. Sie bietet einen Moment der Selbstregulation, bevor man auf äußere Reize reagiert.

Wie funktioniert die Box-Atmung?

Die Übung wird idealerweise in einer entspannten Sitzposition durchgeführt. Jede Atemphase ist hier mit vier Sekunden beschrieben, jedoch kannst du diese auch kürzer oder länger gestalten. Probiere es aus, und du wirst merken, was sich gut für dich anfühlt.

1. **Einatmen:** Atme durch die Nase ein und zähle dabei langsam bis vier.
2. **Atem anhalten:** Halte den Atem an und zähle erneut bis vier.
3. **Ausatmen:** Atme durch den Mund aus und zähle bis vier.
4. **Atem anhalten:** Halte den Atem erneut an und zähle langsam bis vier.

5. **Wiederholen:** Wiederhole diesen Zyklus für mindestens vier Minuten oder so lange, wie es angenehm ist.

Im Alltag reicht oft schon ein Zyklus, um die Kontrolle zu behalten.

Anwendungsbereiche der Box-Atmung

- **Stressabbau im Alltag:** Ob bei einem anstrengenden Arbeitstag, einer schwierigen Verhandlung oder einem intensiven Familienmoment – die Box-Atmung schafft Raum für Ruhe und Klarheit.
- **Vorbereitung auf Höchstleistungen:** Leistungssportler und Militärangehörige nutzen diese Technik, um ihre Nerven zu beruhigen und sich auf ihre Aufgaben zu konzentrieren.
- **Schlafverbesserung:** Vor dem Schlafengehen kann die Box-Atmung helfen, den Geist zu beruhigen und den Übergang in die Ruhephase zu erleichtern.
- **Achtsamkeit und Meditation:** Die Technik eignet sich hervorragend, um in meditative Zustände einzutreten und die Verbindung zwischen Körper und Geist zu stärken.

Idealerweise schaffst du dir kleine Entspannungsinseln in deinem Alltag und nutzt einen Zyklus der Box-Atmung, um den Reset-Knopf deines Stresslevels zu drücken.

Dass es schlussendlich sehr viel Bewusstsein bedarf, um in einer stressigen Situation, die dir das Gefühl gibt, sofort handeln zu müssen, genau das Gegenteilige zu tun, nämlich Ruhe einkehren zu lassen, darüber brauchen wir nicht zu reden. Es führt aber kein Weg daran vorbei, wenn du mehr von deinem Leben willst, als von Stress gesteuert zu sein.

ZUSAMMENFASSUNG

- **Resilienz sichert Beständigkeit:** Widerstandsfähigkeit hilft, trotz Rückschlägen den Plan weiterzuverfolgen.
- **Trainierbare Resilienz:** Krafttraining, Ernährung und Schlaf stärken Körper und Geist.
- **Eigenverantwortung statt Opferrolle:** In jeder Situation die beste Entscheidung treffen.
- **Mentale Stärke durch Reflexion:** Fehler hinterfragen, aus ihnen lernen, Fokus bewahren.
- **Ernährung als Resilienz-Booster:** Proteine, gesunde Fette und stabile Blutzuckerwerte reduzieren Stress.

FORMEL 4

SCHMERZ & ERFOLG: ZWEI SEITEN DERSELBEN MEDAILLE

IN DIESEM KAPITEL LERNST DU VON TOBIAS,

wie du Schmerz als Antrieb nutzt und langfristigen Erfolg aufbaust. Du erfährst, warum kurzfristige Bequemlichkeit Stillstand bedeutet und wie Belohnungsaufschub dich wirklich voranbringt.

Im zweiten Kapitel hat dir Timo schon ganz genau den großen Unterschied zwischen Motivation und Disziplin erklärt. Damit du auch diszipliniert werden kannst, bedarf es eines Startpunktes. Jeder fängt mal irgendwann, irgendwo, irgendwie an, an einem Ziel zu arbeiten. Die anfängliche Motivation wird dir erst einmal dabei helfen, überhaupt in die Handlung zu kommen.

Du kennst es sicherlich: Der Sommer naht, der Jahreswechsel mitsamt den Neujahrsvorsätzen steht an oder ein besonderes Event steht vor der Tür und du beginnst, die Ernährung umzustellen und mehr Sport zu machen. Dass diese kurzfristigen Ziele nicht gerade geeignet sind, langfristig und nachhaltig deine körperliche Veränderung auch wirklich umzusetzen, steht außer Frage (hoffe ich). In diesem Kapitel soll es aber nicht darum gehen, wie du dir richtige Ziele setzt, sondern vielmehr darum, wie du dir eine nachhaltige Motivation aufbaust, die irgendwann in eiserne Disziplin mündet. Das ist ein Prozess, den du dir klarmachen darfst.

Zwei Wege der Motivation

Hast du dich schon einmal gefragt, was dich wirklich antreibt? Im Leben, in deinem Job, in deinem Business usw.? Wenn nein, dann wird es höchste Zeit. Bei allen Dingen im Leben steht eine große, tiefgründige Motivation dahinter, eine Vision sozusagen. Ausnahmen bestätigen die Regel, aber wenn du dir deiner Vision nicht bewusst bist, dann empfehle ich dir, dass du ab heute mit dem Reflexionsprozess startest.

Grundsätzlich gibt es zwei Hauptwege, wie Menschen sich motivieren: **Der eine basiert auf dem Wunsch, Freude zu empfinden und Erfolg zu erleben. Der andere entsteht aus dem Bedürfnis, Schmerz zu vermeiden.**

Die meisten Menschen kennen vor allem den ersten Weg: Sie setzen sich **Ziele, weil sie etwas Positives erreichen wollen**. Sie träumen von einem fitten Körper, finanzieller Freiheit, beruflichem Erfolg oder einer glücklichen Beziehung. Diese Art der Motivation fühlt sich gut an, sie gibt Energie und richtet den Fokus auf ein attraktives Ziel. Doch so stark dieser Antrieb auch sein kann – er allein reicht oft nicht aus, um dauerhaft dranzubleiben.

Der zweite Weg ist weniger offensichtlich, aber mindestens genauso kraftvoll: **die Vermeidung von Schmerz**. Viele Menschen handeln erst, wenn es weh tut – körperlich, emotional oder finanziell. Jemand beginnt eine Diät nicht, weil er sich auf ein Sixpack freut, sondern weil der Arzt ihn gewarnt hat, dass sein aktueller Lebensstil gefährlich ist. Ein Unternehmer strukturiert sein Business um, nicht, weil er sich einfach verbessern will, sondern weil er merkt, dass er kurz vor dem Burn-out steht. Schmerz ist ein mächtiger Antreiber, weil er unmittelbarer und drängender ist als eine abstrakte Vision von Glück.

Zu solchen einschneidenden Erlebnissen muss es bislang noch nicht gekommen sein. Aber auch hier hilft es, diese negative Vision für sich klarzumachen. Bei mir ist es beispielsweise, dass ich im hohen Alter nicht ans Bett gefesselt, sondern immer noch in der Lage sein möchte, am sozialen Leben teilhaben zu können. Natürlich, und dessen bin ich mir auch bewusst, habe ich das nicht komplett selbst in der Hand, aber ich kann sehr viel dafür tun, dass es nicht dazu kommt!

Ich habe in meiner Kindheit lange miterleben müssen, wie mein Vater an den Rollstuhl, teilweise ans Bett gefesselt war. Das hat ihn als Vater und Mensch zerbrochen und es fühlte sich wie eine regelrechte Befreiung für die gesamte Familie an, als er die Fähigkeit wiedererlangte, sich ohne Hilfsmittel bewegen zu können. Jetzt war dafür weder seine Ernährung noch eine etwaige inaktive Lebensweise schuld, jedoch treibt mich dieser Schmerz an, alles in meiner Macht Stehende zu tun, um genau das nicht erleben zu müssen.

Du musst solche Dinge nicht am eigenen Leib erlebt haben, aber auch du hast sicherlich eine Person in deinem Umfeld, die ähnliche Probleme hat. Diesen Schmerz kannst du aufsaugen und ihn als Antrieb verwenden. Stell dir vor:

Der Tag, an dem du realisierst, dass dein Körper nicht mehr mitmacht. Schmerzen, Erschöpfung, eine ernste Diagnose vom Arzt – und die bittere Erkenntnis, dass du es hättest verhindern können. Der Blick in den Spiegel mit dem Gedanken: „Ich hätte so viel mehr aus mir machen können." Doch du hast dich immer wieder gedrückt, und jetzt fühlt es sich an, als wäre es zu spät.

Wenn du merkst, dass du deine Rechnungen nicht mehr bezahlen kannst und keine Wahl hast, als dich in eine Abhängigkeit zu begeben – von einem Job, von anderen oder gar vom Staat. Dein Partner verlässt dich, deine Kinder distanzieren sich oder du erkennst, dass du die wichtigsten Momente mit deiner Familie verpasst hast – weil du dachtest, irgendwann würdest du es anders machen.

Vor solchen Dingen werden die Augen nur zu gerne verschlossen. Wie sehr willst du das NICHT? Wie sehr widerstrebt dir diese Vorstellung? Das ist ganz klar keine Sache, die sich von heute auf morgen einstellen muss, eventuell passiert sie auch gar nicht, aber es besteht die realistische Wahrscheinlichkeit, dass du davon betroffen bist, wenn du deinen Körper nicht in den Griff bekommst! Jetzt werden einige sagen, die diese Zeilen lesen: „Das passiert mir schon nicht“, „So schlimm ist es noch nicht“... Dazu muss es auch nicht kommen, um das noch einmal klarzustellen!

Doch die wirklich erfolgreichen Menschen haben eine Sache verstanden: Sie nutzen beide Wege der Motivation bewusst. Sie wissen, dass Schmerz kurzfristig ein starker Impulsgeber sein kann, um ins Handeln zu kommen, aber auf lange Sicht braucht es eine positive Vision, um dranzubleiben. Stell dir vor, du möchtest mit dem Sport beginnen. Die Angst vor gesundheitlichen Problemen mag dich dazu bringen, die ersten Wochen durchzuziehen, aber wenn du dich nicht irgendwann auf die Freude an mehr Energie und Leistungsfähigkeit fokussierst, wirst du wahrscheinlich wieder aufhören.

Deshalb lohnt es sich, beide Motivationswege zu nutzen. Frage dich: Was möchtest du in deinem Leben unbedingt vermeiden? Welche Situationen machen dir Angst oder bereiten dir Unbehagen? Gleichzeitig solltest du dir aber auch bewusst machen, was du gewinnen kannst. Wie fühlt sich dein ideales Leben an? Welche Dinge wirst du tun, wenn du dein Ziel erreicht hast? Und wenn dir beispielsweise Visualisierung dabei hilft, dann do it und klebe dir deinen Traumkörper an den Kühlschrank. Alles, was dir in Bezug auf deine Motivation hilft, ist erlaubt.

Wenn du Schmerz und Freude bewusst als Treiber einsetzt, entsteht eine starke innere Motivation. Du hast nicht nur einen Grund zu starten, sondern auch einen, um dranzubleiben. Das ist der Schlüssel zu langfristigem Erfolg – sei es im Business, in deiner Fitness oder in deinem persönlichen Wachstum.

Der größte mentale Hebel für deinen Erfolg

In einer perfekten Welt würden wir heute trainieren und morgen die Traumfigur haben. Wir würden ein Buch lesen und sofort schlauer sein. Wir würden eine Stunde produktiv arbeiten und danach finanziell frei sein.

Aus der reinen Motivation heraus haben wir genau dieses Bild vor Augen. Motivation treibt uns an, ist der Zündstoff, der dich ins Handeln bringt und der Grund, wegen dem du dir erhoffst, dass nach wenigen Wochen direkt die größten Ergebnisse hervortreten.

Doch so funktioniert die Realität nicht. Erfolg ist das Ergebnis langfristiger Entscheidungen, die sich erst nach Wochen, Monaten oder Jahren auszahlen. Das Problem? Unser Gehirn ist darauf programmiert, sofortige Belohnung attraktiver zu finden als zukünftige Erfolge. Das ist auch der Grund, warum sich so viele Menschen schwer damit tun, durchzuhalten. Warum sie nach einer Woche Diät frustriert sind, weil die Waage kaum Unterschied zeigt. Warum sie nach einem Monat im Business aufgeben, weil noch keine Millionen auf dem Konto sind. Warum sie lieber auf der Couch bleiben, anstatt ins Fitnessstudio zu gehen.

Hast du schon mal hinterfragt, was kurzfristige Belohnungen auslösen können? Die Tafel Schokolade bringt dir kurzfristig Genuss, Freude und eventuell sogar Entspannung. Langfristig treibt sie dich in ein Übergewicht, Diabetes, Unwohlsein und ggf. weitere Krankheiten. Das Gleiche mit der Tüte Chips, dem Burger oder der Pizza um die Ecke. Die Zigarette oder die Flasche Bier nach einem stressigen Arbeitsalltag bringen dir kurzfristig Entspannung, Ruhe und geordnete Gedanken. Dass dir dies langfristig keine Abhilfe schaffen wird, dürfte dir mittlerweile klar sein.

Im Gegenzug bringt dir der Gang ins Fitnessstudio erst einmal nur Schmerz und Muskelkater (mit Sicherheit auch Ausgleich und Entspannung), aber vorrangig Schmerz in Form von Anstrengung und Aufwand. Langfristig aber den Körper, den du dir wünschst.

Der Apfel am Morgen ist sicherlich nicht so lecker, wie das Croissant vom Bäcker, bringt dir kurzfristig weniger Erfolgserlebnis im Gehirn, aufgrund des geringeren Zucker-/Fett-Verhältnisses, auf das das Gehirn sehr belohnend reagiert. Langfristig bringt er dir aber ein gesundes Herz, Wohlbefinden, wenig Körperfett und Energie. Dir wird so langsam das Prinzip klar, oder? Es handelt sich um **das Prinzip des Belohnungsaufschubs**.

Belohnungsaufschub (auch **Impulskontrolle** oder **„Delayed Gratification"** genannt) bezeichnet die Fähigkeit, kurzfristige Bedürfnisse oder Versuchungen zu kontrollieren, um eine größere, langfristige Belohnung zu erreichen. Es bedeutet, bewusst auf sofortige Befriedigung zu verzichten, um später ein besseres Ergebnis zu erzielen – sei es im Bereich Gesundheit, Finanzen, Karriere oder persönliche Entwicklung.

Es geht also darum, sich seiner kurzfristigen Belohnungen bewusst zu machen und abzuwägen, ob sie auf deine langfristigen Ziele gerade einzahlen oder nicht.

Gewiss sind wir der Ansicht, dass eine Pizza und ein Glas Wein in guter Gesellschaft mal dazu gehören, wenn es darum geht, das Leben nach den eigenen Vorstellungen von Lebensqualität zu gestalten – sowohl in der Zukunft als auch im Hier und Jetzt. Belohnungsaufschub bedeutet keinesfalls, im Hier und Jetzt auf alles zu verzichten. Heutzutage ist jedoch einiges aus der Balance geraten, sodass der Fokus nur noch auf Handlungen, die zu einer kurzfristigen Befriedigung führen, liegt.

Die Belohnungen weit nach hinten zu schieben, kann an und für sich auch eine Art der Befriedigung sein, wenn du dein Mindset und deinen Blickwinkel darauf änderst.

Weiter oben habe ich einige Beispiele aufgeführt, die anfangs weniger danach aussehen, als wären sie die Lieblingstätigkeiten aller Menschen. Wenn es so wäre, hätten wir als gesamte Gesellschaft weitaus weniger Probleme mit Übergewicht und daraus resultierenden Krankheiten. Jedoch kann es für jemanden mit dem richtigen Mindset sehr erfüllend sein, die Häkchen dahinter zu machen, wenn die geplanten Fitness-Einheiten durchgezogen wurden.

Jedes Häkchen ist eine innere Belohnung dafür, dass der Weg geebnet wird und sich der Aufwand lohnt, weil dadurch etwas Größeres erreicht wird. Jede geplante Mahlzeit, jedes Nein zum Alkohol oder Fast Food, wird über eine längere Zeit an das gewünschte Ziel führen. Dieser Aufwand ist lobenswert. Du darfst für deine Ziele arbeiten und für deinen Körper Mühen in Kauf nehmen. Am Ende wird alles leichter, glaube mir. Der Weg zu deinem Traumkörper ist schwieriger, als die erreichte Figur zu erhalten. Aber ich will dir auch nichts vormachen:

Veränderung = Schmerz

Veränderung ist unbequem. Sie reißt dich aus deiner gewohnten Umgebung, fordert Energie und zwingt dich dazu, dich mit neuen Herausforderungen auseinanderzusetzen. Kein Wunder, dass so viele Menschen lieber in alten Mustern verharren – selbst wenn ihnen diese langfristig schaden. Denn ganz klar: Es ist einfacher, wenn du hungrig bist, zum Fast-Food-Restaurant um die Ecke zu gehen, anstatt zu überlegen, was du dir stattdessen im Supermarkt holen könntest, was dir und deinen Zielen gut bekommt. Und das Schlimmste: das Umfeld macht es dir nicht gerade leichter.

Vielleicht kennst du das Gefühl: Der erste Tag im Fitnessstudio ist unangenehm. Dein Körper fühlt sich schwerfällig an, die Bewegungen ungewohnt, die Geräte einschüchternd. Nach dem Training spürst du einen Muskelkater, der dir am nächsten Morgen das Aufstehen verleidet. Es wäre so viel einfacher, einfach wieder aufzuhören. Bei der Ernährung ist es das gleiche: Die ersten Tage ohne Zucker oder stark verarbeitete Lebensmittel sind hart. Dein Körper verlangt nach dem schnellen Dopamin-Kick, den er durch Junkfood gewohnt ist. Du fühlst dich müde, gereizt, vielleicht sogar unmotiviert. Dein Kopf sagt dir: „War es wirklich so schlimm vorher? Vielleicht war es doch okay, so wie es war."

Dafür gibt es eine einfache Erklärung: Unser Gehirn liebt Gewohnheiten. Es ist darauf ausgelegt, Energie zu sparen, indem es Routinen automatisiert. Ökonomisch zu sein, hat uns als Menschen bis hierhin gebracht. Diese Routinen geben uns Sicherheit, selbst wenn sie uns eigentlich schaden.

Wenn wir etwas Neues ausprobieren, muss unser Gehirn plötzlich mehr arbeiten – es kostet Willenskraft, Disziplin und Durchhaltevermögen. Du musst dir in deinem ohnehin schon stressigen Alltag neue Gewohnheiten etablieren, Termine und Zeiten fürs Training einplanen. Das erklärt, warum sich Veränderungen anfangs anstrengend anfühlen. Doch genau hier entscheidet sich, wer durchhält und wer scheitert.

Die schlechte Nachricht: Dein Gehirn wird dir tausend Gründe liefern, warum du lieber aufhören solltest. Die gute Nachricht: Dieser Widerstand ist nur vorübergehend, und es wird in der Zukunft einfacher.

Wenn du diese kleine Checkliste nutzt, wird dir das alles um ein Vielfaches einfacher fallen.

ZUSAMMENFASSUNG

- **Mache dir bewusst, dass es nur eine Phase ist:** Der Anfang ist schwer, aber er geht vorbei. Je mehr du das als normale Hürde akzeptierst, desto leichter fällt es dir, durchzuhalten.
- **Starte mit kleinen Veränderungen:** Statt von heute auf morgen alles umzukrempeln, beginne mit kleinen Schritten. Ein kurzer Spaziergang statt einer harten Trainingseinheit. Eine gesunde Mahlzeit pro Tag statt einer kompletten Ernährungsumstellung. Kleine Erfolge bauen langfristige Motivation auf.
- **Erwarte keinen sofortigen Fortschritt:** Veränderung ist ein Marathon, kein Sprint. Die ersten Wochen fühlen sich oft an, als würde nichts passieren – das ist normal. Erfolg kommt mit der Zeit.
- **Erinnere dich an dein „Warum“:** Wenn du an dem Punkt bist, an dem du aufgeben willst, frage dich: Warum hast du angefangen? Welche Konsequenzen hätte es, wenn du jetzt aufhörst? Dein „Warum“ ist stärker als dein kurzfristiger Widerstand.
- **Feiere kleine Siege:** Jeder Tag, an dem du dran geblieben bist, ist ein Erfolg. Feiere kleine Fortschritte, um motiviert zu bleiben. Teile deine Story auch mit deinem Umfeld!
- **Bedenke die zwei Wege der Motivation:** Freude als Ziel oder Schmerzvermeidung als Antrieb – kombiniere beides bewusst.
- **Belohnungsaufschub:** Kontrolliere kurzfristige Versuchungen, um langfristige Erfolge zu erreichen.

FORMEL 5

FLUCH ODER SEGEN? DEIN UMFELD ENTSCHEIDET ÜBER DEINEN ERFOLG

IN DIESEM KAPITEL LERNST DU VON TOBIAS,

wie dein Umfeld – von Familie bis Gesellschaft – unbewusst deine Entscheidungen lenkt. Du erfährst, wie du typische Fallen vermeidest und dein Umfeld so gestaltest, dass es dich bei deinen Zielen unterstützt.

Fluch und Segen: Dein Umfeld

Wenn ich davon spreche, wie sehr dich dein Umfeld beeinflusst, denkst du sicherlich an deine Familie, Freunde, Bekannte usw. Dazu komme ich hier im Kapitel noch.

Die weitaus mächtigere Kraft, die deinen Lebensstil beeinflusst, ist jedoch da draußen und sie ist allgegenwärtig: die Gesellschaft. Sie formt deine Entscheidungen, oft, ohne dass du es bemerkst.

Besonders im Bereich Ernährung, Bewegung und Gesundheit gibt es eine unsichtbare Strömung, die dich eher in Richtung Bequemlichkeit und kurzfristige Befriedigung zieht, anstatt langfristig gesunde Gewohnheiten zu fördern. Denn mit impulsiven und teils fremdgesteuerten Menschen lässt sich natürlich einfacher Geld verdienen, und da möchte ich jetzt nicht auf eine Verschwörungstheorie hinaus. Aber die Industrie, Marketinggenies und auch Genussmittelunternehmen, wissen ganz genau, wie sie dich und mich zu mehr Konsum, auch im Hinblick auf Ernährung, bringen können.

Beispielsweise muss ich nur aus meinem Bürofenster nach rechts schauen und schon sehe ich einen Burger King, eine Dönerbude und weitere Fast-Food-Restaurants. Auch ich habe diese Tage: Ich bin im Büro, bekomme mittags Hunger, habe aber nichts zu essen dabei. Am einfachsten wäre es dann, mir gegenüber ein Menü zu holen – besonders bei einer kurzen Mittagspause. Meinen Hunger habe ich damit erst einmal gestillt. Besonders Menschen, die ihren Hunger lediglich als ein zu befriedigendes Signal verstehen, würden zu solch einer Handlung tendieren.

Auch im Supermarkt würde es mir ohne mein Hintergrundwissen sicherlich schwerfallen, das gesündeste Produkt zu kaufen. Nur ein Salat? Davon werde ich nicht satt, wirst du berechtigterweise denken, wenn du vor dem Regal stehst. Aber dieses One-Meal-Getränk mit allen „natürlichen Inhaltsstoffen“ und dazu noch ein Brötchen, dann passt das doch. Sieht doch ganz gesund aus und das Getränk verspricht das ja auch. Eventuell noch einen Smoothie dazu, um auf Nummer sicher zu gehen.

Bei Lieferdiensten ist es noch schlimmer. Sie sind im doppelten Sinne dystopische Errungenschaften. Du musst nicht mal mehr das Haus verlassen, um dir Essen zu besorgen, und in der Regel triffst du nicht die gesündesten oder klügsten Entscheidungen. Diese Hürde, also die Verfügbarkeit von ungesunden, aber bequemeren Ernährungsoptionen in deinem Umfeld, erschwert bewusste und gesunde Entscheidungen.

Außerdem hat uns die ständige Verfügbarkeit von Essen verlernen lassen, was es bedeutet, richtigen Hunger zu verspüren. Jetzt mal ehrlich, wann hast du das letzte Mal ehrlichen, körperlichen Hunger verspürt? So, dass der Magen knurrte?

Kommt nicht so oft vor, oder? Ein regelmäßig auftretendes Phänomen: Jeder noch so kleine Appetit wird direkt mit der nächsten Mahlzeit, mit dem nächsten kleinen Snack, getilgt. Unsere Gesellschaft hat verlernt, gesunden Hunger zu spüren. Es ist völlig verrückt, die ganze Zeit zu glauben, dass du etwas zu essen bräuchtest. Es ist völlig in Ordnung, Hunger zu spüren, wenn deine nächste Mahlzeit noch ein bis zwei Stunden entfernt liegt. Bis dahin muss es keine Vorspeise geben.

Genau diese negativen Effekte des gesellschaftlichen Umfeldes kannst du aber auch umkehren. Deine To-dos könnten hier nun wie folgt aussehen:

Gesunde Routinen erleichtern

- ✔ Halte gesunde Lebensmittel sichtbar und griffbereit – ungesunde hingegen außer Reichweite.
- ✔ Lege deine Sportkleidung parat, um das Training am Morgen zu erleichtern.
- ✔ Strukturiere deine Mahlzeiten im Voraus (Meal Prep, Einkaufslisten).

Ablenkungen minimieren

- ✔ Entferne Junk-Food aus dem Haus, um Versuchungen zu reduzieren.
- ✔ Schaffe eine produktive Umgebung (z. B. einen festen Arbeits- oder Trainingsbereich).
- ✔ Deaktiviere Social-Media-Benachrichtigungen, um fokussierter an deinen Zielen zu arbeiten.

In dein Umfeld investieren

- ✔ Melde dich in einem hochwertigen Fitnessstudio an, das dich motiviert.
- ✔ Kaufe Tools, die dir die Umstrukturierung deiner Gewohnheiten erleichtern (z. B. eine gute Küchenmaschine für gesunde Ernährung).
- ✔ Schaffe Rituale, die dich automatisch in den Umsetzungsmodus bringen.

Du hältst deinem sozialen Umfeld den Spiegel vor

Ich habe mir letzten Sommer den Spaß gemacht, mich 30 Minuten in der Stadt auf eine Bank zu setzen und die Menschen zu beobachten. Seitdem fällt es mir immer wieder auf, und diese Erkenntnis habe ich aber nicht exklusiv, sondern sie ist längst ein bekanntes Problem: Sehr viele Menschen in Deutschland sind übergewichtig.

Laut der Deutschen Adipositas Gesellschaft (DAG) „sind rund zwei Drittel (67 Prozent) der Männer und die Hälfte (53 Prozent) der Frauen in Deutschland übergewichtig (BMI $\geq$ 25 kg/m^2). Ein Viertel der Erwachsenen sind stark übergewichtig (adipös; BMI $\geq$ 30 kg/m^2), das sind 23 Prozent der Männer und 24 Prozent der Frauen."[11]

Diese Zahlen verdeutlichen, dass Übergewicht und Adipositas in Deutschland ein erhebliches Gesundheitsproblem darstellen. Die Prävalenz hat in den letzten Jahrzehnten zugenommen, insbesondere bei Männern und jungen Erwachsenen. Von Kindern gar nicht zu sprechen!

Ich habe also letztes Jahr im Sommer genau die gleiche Erkenntnis gehabt. Es schien ihnen allen egal zu sein, welchen Bauch sie alle vor sich hertragen. Bei Männern habe ich das ganz besonders beobachten können (vermutlich weil ich auch mehr darauf geachtet habe). **Es ist einfach normal, übergewichtig zu sein.** Ist das nicht traurig? Wir und unsere Kunden oder Menschen, die ihren eigenen Anspruch nicht derart zurückgeschraubt haben, bekommen diesen Fakt immer wieder mit.

Egal, wie stark deine eigene Motivation ist, dein Erfolg beim Abnehmen oder im Sport wird maßgeblich von den Menschen beeinflusst, mit denen du am meisten Zeit verbringst. Familie und Freunde können dein größter Unterstützer sein – oder dein größtes Hindernis. Sie prägen deine Gewohnheiten, Ansichten oder sogar dein Weltbild.

Vor allem von unseren Eltern übernehmen wir unbewusst dermaßen viele Gewohnheiten, dass es oft kein Wunder ist, dass übergewichtige Eltern auch übergewichtige Kinder haben.

Wenn dein Umfeld deine Ziele versteht und unterstützt, fällt dir vieles leichter. Kein Geheimnis. Ein Partner, der mit dir gesund kocht, Freunde, die dich zum Sport motivieren, oder eine Familie, die deine Entscheidungen respektiert, können dir einen enormen Schub geben. Doch oft passiert das Gegenteil: unbewusste Sabotage. Zum Beispiel hörst du dann:

- „Es ist doch ungesund, so viel Sport zu treiben, oder?“
- „Ach komm, ein Stück Kuchen wird schon nicht schaden!“
- „Seit wann bist du so streng mit dir?“
- „Willst du wirklich auf den Spaß verzichten?“
- „Trink doch mal wieder was, du Spaßbremse!“

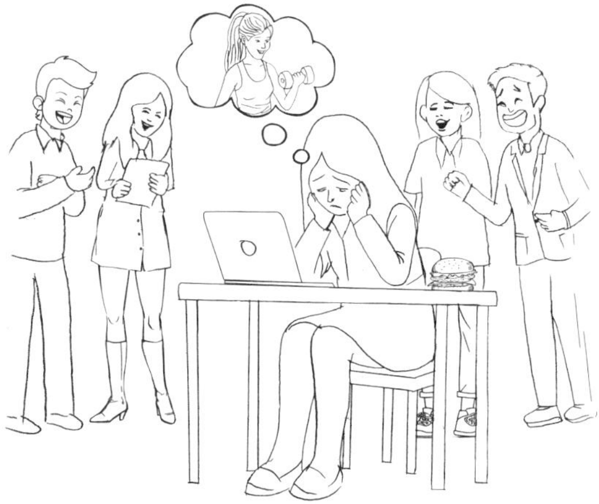

Diese Sätze klingen harmlos, aber sie können dich immer wieder aus der Bahn werfen. Zwar gehe ich nicht davon aus, dass dir dein Umfeld mit solchen Äußerungen schaden will, aber deine Veränderung führt ihnen ihre eigenen Verhaltensweisen vor Augen. Dein Durchhalten stellt ihre Bequemlichkeit infrage – und das erzeugt unbewusst Widerstand.

Jetzt hast du zwei Möglichkeiten. Entweder: Du nimmst dein Umfeld mit. Du gehst als gutes Beispiel voran, sodass sich andere von deinen Erfolgen motiviert fühlen. Oder: Du suchst dir ein anderes Umfeld, das dich in deiner Vision unterstützt! Ja, richtig gelesen, auch wenn es zu schmerzhaften Trennungen führen kann, wenn vermeintliche Freunde deinen Weg nicht mitgehen wollen.

Natürlich kannst du nicht einfach deine Familie austauschen oder deinen Partner verlassen (auch wenn dieser Schritt langfristig eventuell nicht zu verhindern sein wird, wenn er nicht mitziehen möchte). Am Ende bist aber DU derjenige, der die Zügel in der Hand hat und diesen Schmerz durchschreiten muss, um zu einer besseren Zukunft zu kommen. Denke daran, was ich schon vorher schrieb: Veränderung = Schmerz, und der kann mal größer und mal kleiner ausfallen.

Maurice Bork, Freund, Unternehmer, Familienvater und unter anderem Gründer von *Die wichtigste Stunde* (ein Netzwerk von Menschen, die einfach mehr vom Leben erwarten), sagte einmal Folgendes, das mir im Gedächtnis geblieben ist:

> **„Ich sehe mein Leben wie eine Zugfahrt. Menschen steigen auf meiner Reise ein und auch wieder aus. Manche fahren nur eine Station mit, andere ein Leben lang."**
>
> – Maurice Bork

Deine To-dos

- ✔ Melde dich in einem Verein an, um eine neue Sportart zu lernen oder an dem du das Umfeld schätzt.
- ✔ Suche dir online oder in deiner Stadt ein Netzwerk, das deine Werte vertritt, in dem Menschen schon das erreicht haben, wo du hin möchtest oder ebenfalls auf dem Weg sind. **Suche dir Verbündete!**
- ✔ Erzähle deinem engen Umfeld von deinen Zielen, damit sie dich verstehen und unterstützen können.
- ✔ Identifiziere Menschen in deinem Umfeld, die dich demotivieren oder deine Veränderung sabotieren.
- ✔ Setze klare Grenzen oder reduziere den Kontakt zu Personen, die deine Fortschritte untergraben.
- ✔ Lerne, „Nein" zu sagen, ohne dich schuldig zu fühlen.
- ✔ Bitte um konkrete Unterstützung wie gemeinsam trainieren oder gesunde Mahlzeiten planen. Erstelle eine „Verantwortlichkeitsstruktur": Verabrede dich mit einem Freund oder Coach, um dranzubleiben.

Du hast auch hier alle Zügel in der Hand. Baust du dir ein Umfeld, das dich bei deinen Zielen unterstützen kann oder belässt du alles so, wie es ist? Ich kann dir aus eigener Erfahrung sagen, das Glück liegt oftmals viel mehr im Außen – außerhalb unserer Komfortzone –, wenn wir nur dazu bereit sind, uns auf den Weg zu machen und es zu suchen!

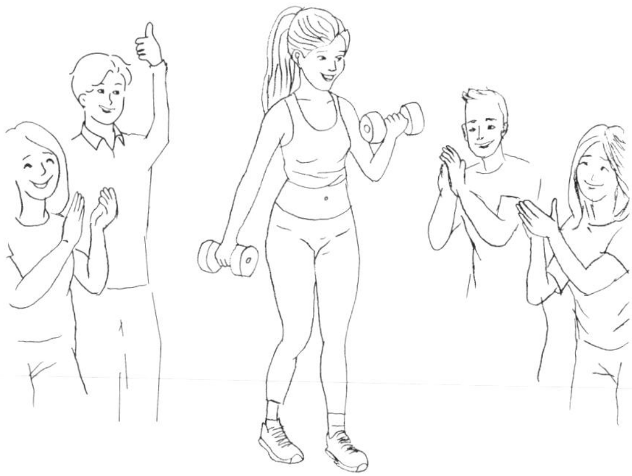

ZUSAMMENFASSUNG

- **Gesellschaft lenkt dich** durch Fast Food und Bequemlichkeit in ungesunde Bahnen, oft, ohne dass du es selbst bemerkst.
- **Dein Umfeld kann dich bremsen oder voranbringen**, denn Familie und Freunde prägen deine Gewohnheiten unbewusst.
- **Gestalte dein Umfeld** deswegen bewusst, damit du gesunde Routinen erleichterst und Versuchungen reduzierst.
- **Suche dir Gleichgesinnte**, die deine Ziele unterstützen, und distanziere dich von negativen Einflüssen.

Du möchtest mehr über darüber erfahren, welche Rolle dein Umfeld bei der Erreichung deiner persönlichen Ziele spielt? Dann hör dir bei Gelegenheit unsere Podcastfolge zu dem Thema an!

Zur Folge:

FORMEL 6

GESUNDER EGOISMUS: DENKE ZUERST AN DICH!

IN DIESEM KAPITEL LERNST DU VON TOBIAS,

warum gesunder Egoismus essenziell ist, um deine eigenen Ziele nicht aus den Augen zu verlieren. Du erfährst, warum jedes Ja zu anderen oft ein Nein zu dir selbst bedeutet und wie du klare Grenzen setzt, ohne Schuldgefühle zu haben.

Ich erlebe es bei unserer Arbeit mit Kunden – da natürlich sehr verstärkt – aber auch in meinem Umfeld, immer wieder. Familie, Job, sein eigenes Unternehmen, die Kunden, der Chef usw. – die anderen sind immer wichtiger als man selbst. Der Terminkalender quillt über mit Verpflichtungen, gut gemeinter Hilfe oder anderen Tätigkeiten, die dir selbst gar keinen direkten Nutzen bringen. Außer natürlich der Dankbarkeit, der Freude oder der Anerkennung der anderen.

In diesem Kapitel soll es keineswegs darum gehen, dass du deine sozialen Kontakte alle vor den Kopf stoßen oder nichts mehr geben sollst. Aber die Anerkennung von anderen Leuten, die Akzeptanz einer Gruppe, wird zu häufig über das eigene Wohl gestellt. Das hat auch einen einfachen Grund und liegt wieder einmal an unserem, teilweise zurückgebliebenen, Gehirn.

Früher war genau diese Gruppenzugehörigkeit nämlich ein Garant dafür, dass man überlebt hat. Ein Garant dafür, dass die Menschheit heute überhaupt da ist, wo sie gerade ist, dass ich gerade vor meinem Laptop sitzen und diese Zeilen für dich schreiben darf. Heutzutage ist die Zugehörigkeit zu einer Gruppe allerdings nicht mehr so wichtig. Du kannst auch ohne eine Gruppe überleben, nur wärst du dann bestimmt einsam und traurig.

In einer Zeit, in der deine **Zeit** dein wertvollstes Gut ist, sollte ein gesunder Egoismus stärker in dein Leben treten, als es derzeit der Fall ist.

Gesunder Egoismus bedeutet, sich selbst und die eigenen Bedürfnisse bewusst in den Mittelpunkt zu stellen, ohne dabei anderen zu schaden oder sie auszunutzen. Es ist die Fähigkeit, **Grenzen zu setzen, für die eigene Gesundheit zu sorgen und Entscheidungen zu treffen, die langfristig zu einem besseren Leben führen**. Gesunder Egoismus ist notwendig, um leistungsfähig, glücklich und ausgeglichen zu bleiben und ermöglicht es, auch anderen besser zu helfen.

Kernunterschied:

- Egoismus = Eigennütziges Handeln auf Kosten anderer.
- Gesunder Egoismus = Selbstfürsorge, die auch dem Umfeld zugutekommt.

Ein Ja zu anderen ist ein Nein zu dir

Die Überschrift bedarf eigentlich kaum weiterer Erklärung. Ein Ja zu anderen ist immer gleichzeitig ein Nein zu dir. Du kannst niemals auf zwei Hochzeiten tanzen und wenn deine Woche, dein Monat, dein Leben daraus besteht, nur zu geben, dann wirst du früher oder später darunter leiden.

Zu viele Menschen setzen sich selbst immer an letzte Stelle – sei es in der Familie, im Job oder im Freundeskreis. Doch wer ständig nur für andere da ist und die eigenen Bedürfnisse ignoriert, läuft Gefahr, auszubrennen. Und wenn du bisher nicht ausgebrannt bist, dann bist du eventuell gesundheitlich nicht auf der Höhe, hast deinen Körper nicht im Griff, dein Schlaf kommt zu kurz oder du hast zu wenig Zeit für das, was dir eigentlich wichtig ist.

Ein gesundes Maß an Egoismus ist essenziell, um langfristig leistungsfähig, gesund und glücklich zu bleiben. Es geht nicht darum, andere auszunutzen oder rücksichtslos zu handeln, sondern darum, deine eigenen Prioritäten ernst zu nehmen. Wenn du dich selbst vernachlässigst, leidet nicht nur deine eigene Lebensqualität, sondern langfristig auch dein Umfeld.

Und damit kommen wir zur Frage aller Fragen: deinem Warum. Oder noch passender: deinen Prioritäten. Was ist **dir** neben dem Kontakt mit deiner Familie, Freunden wichtig? Du wolltest schon immer mal allein verreisen? Du willst endlich körperlich in Form kommen? Du wolltest schon immer mal an einem Kochkurs teilnehmen? Das kann nicht funktionieren, wenn du dir die Zeit dafür nicht blockst indem du **Nein** zu anderen Menschen sagst. Umgekehrt ist jedes Nein zu anderen ein Ja zu dir, und das solltest du ab heute in den Vordergrund rücken.

Nein sagen ohne schlechtes Gewissen

- „Komm schon, nur ein Stück Kuchen!"
- „Du kannst doch heute mal das Training ausfallen lassen!"
- „Ein Drink geht schon!"

Solche Sätze hören wir ständig, sei es von Freunden, Familie oder Kollegen. Oft sagen wir Ja, obwohl wir eigentlich Nein sagen wollen – aus Angst vor Unverständnis und Konflikten. Doch jedes unnötige Ja zu anderen bedeutet ein Nein zu dir selbst und deinen Zielen. Der Schlüssel ist, klare Grenzen zu setzen und diese selbstbewusst zu kommunizieren. Ein einfaches „Nein, danke“ reicht oft aus – ohne lange Rechtfertigungen.

Das mag in der Theorie einfach klingen, kommt dir aber sicherlich nicht so einfach über die Lippen. Hier braucht es Übung und Training. Erkläre deinem Umfeld, deiner Familie und deinen Freunden deine Beweggründe und Ziele. Wenn sie ein unterstützendes Umfeld darstellen, werden sie es verstehen. Ansonsten hast du ja im vorherigen Kapitel gelernt, was du tun kannst.

Tipp: Wenn du dich unwohl fühlst, direkt „Nein“ zu sagen, probiere Alternativen wie:

- „Heute nicht, aber danke für das Angebot.“
- „Ich habe andere Prioritäten, aber ich wünsche euch viel Spaß!“
- „Ich konzentriere mich gerade auf meine Ziele, danke für dein Verständnis.“

Das beste Beispiel für gesunden Egoismus kennst du bestimmt aus dem Flugzeug. Vor jedem Start wird dir erklärt, was du tun sollst, wenn bei einem Sauerstoffabfall die Masken aus den Luken in der Kabinendecke fallen. Dabei lautet die Anweisung, dass du zuerst auf dich schauen sollst, damit du danach anderen helfen kannst. Ohne Sauerstoff wärst du dazu schließlich gar nicht in der Lage.

Jetzt höre ich die üblichen Stimmen: „Wenn alle an sich selbst denken, ist an alle gedacht.“ Der Sauerstoff steht hier sinnbildlich für deine Gesundheit, dein Wohlbefinden und deine Energie. Wenn du keine Energie mehr hast oder nicht mehr gesund bist, würdest nicht nur du, sondern auch deine Familie dumm aus der Wäsche schauen. Gesunder Egoismus zahlt sich nicht nur für dich, sondern auch für dein Umfeld aus. Wenn du gesund, ausgeglichen und leistungsfähig bist, kannst du viel mehr für andere tun. Ein fitter, energiegeladener Mensch ist ein besserer Partner, Elternteil, Freund oder Unternehmer. Deshalb ist der gesunde Egoismus so unfassbar essenziell.

Du musst erst dir selbst helfen, um anderen zu helfen

Beispiele für gesunden Egoismus im Alltag

- **Sport und Bewegung als Priorität setzen:** Trage dein Training im Kalender ein wie einen wichtigen Geschäftstermin.
- **Gesunde Ernährung planen:** Meal Prep und ein bewusster Einkauf vermeiden hektische, ungesunde Entscheidungen.
- **Ruhephasen einbauen:** Erholungszeiten gehören genauso zu einem produktiven Leben wie Arbeitsphasen.
- **Zeit für eigene Ziele nehmen:** Lerne, Freizeit nicht nur als Pufferzeit für andere zu nutzen, sondern aktiv für dich selbst einzuplanen.

Regel: Wenn du selbst gesund, ausgeglichen und leistungsfähig bist, profitieren auch deine Familie, dein Unternehmen und dein Umfeld davon.

Erkenntnis: Dein Egoismus ist nicht Selbstsucht – sondern Selbstverantwortung. Wer sein eigenes Leben bewusst gestaltet, inspiriert andere und zieht automatisch Menschen an, die ähnliche Werte teilen.

ZUSAMMENFASSUNG

- **Gesunder Egoismus ist essenziell**, um langfristig gesund, leistungsfähig und glücklich zu bleiben – nur wer auf sich selbst achtet, kann auch anderen helfen.
- **Jedes Ja zu anderen ist ein Nein zu dir**, wenn du deine Zeit und Energie nur für Verpflichtungen nutzt, ohne deine eigenen Bedürfnisse zu priorisieren.
- **Lerne, Nein zu sagen**, um deine Ziele nicht aus den Augen zu verlieren – klare Grenzen sind der Schlüssel zu einem erfüllten Leben.
- **Setze deine eigenen Prioritäten**, indem du bewusst Zeit für Sport, gesunde Ernährung, Erholung und persönliche Entwicklung einplanst.

FORMEL 7

ROUTINE SCHLÄGT MOTIVATION: DIE MACHT DER GEWOHNHEITEN

IN DIESEM KAPITEL LERNST DU VON TOBIAS,

warum Gewohnheiten dein Gamechanger sind – stärker als Motivation oder Willenskraft. Du erfährst, wie der „Habit-Loop" funktioniert und wie du Routinen so in deinem Alltag verankerst, dass sie automatisch für dich arbeiten. Am Ende weißt du, wie du typische Fehler vermeidest und mit dem „Never Skip Twice"-Prinzip dauerhaft dranbleibst.

Das große Geheimnis, wenn du nicht mehr mit dem Gewicht, der Waage, deinem Körperfett oder mangelnder Motivation kämpfen möchtest, liegt darin, Gewohnheiten zu etablieren und diese für sich arbeiten zu lassen. Automatisiert sozusagen. Dabei geht es nicht darum, dass du nie wieder auf der Couch sitzt und keine Lust auf Sport hast, denn so geht es mir auch oft genug. Der große Unterschied liegt darin, dass ich trotzdem zum Sport gehe, weil das Thema gar nicht zur Diskussion steht. Meine Gewohnheiten lassen mir gar nicht die Möglichkeit, das Training abzusagen. Es müsste eine Krankheit oder ein Notfall dazwischenkommen, damit ich ein geplantes Training absage. Die Gewohnheit ist einfach zu stark, und mein Unterbewusstsein treibt mich zum Sport.

Gewohnheiten sind der entscheidende Faktor, wenn es darum geht, langfristig abzunehmen und gesund zu bleiben – ohne ständig Willenskraft aufbringen zu müssen. Denn Motivation und Willenskraft sind zwei begrenzte Güter, die dir mal mehr, mal weniger zur Verfügung stehen. Gewohnheiten sind einfach da. Sie arbeiten für dich, auch wenn vieles gegen dich arbeitet.

Jeden Morgen und jeden Abend bist du sicherlich auch nicht total motiviert, deine Zähne zu putzen, aber du machst es trotzdem. Ob du müde bist, weil du spät nach Hause kommst oder keine Lust hast, es gibt dafür keine Ausrede. Inzwischen kostet es dich auch keinerlei Energie mehr, darüber nachzudenken.

Genau darin liegt das Geheimnis, wieso Gewohnheiten für dich die komplette Arbeit übernehmen und dich nachhaltig zum Erfolg führen. Sobald du bewusst über eine Entscheidung nachdenken musst, kostet sie Energie und Zeit. Genau da setzen Gewohnheiten an. Wenn gesunde Routinen etabliert sind, laufen sie automatisch ab, ohne dass du länger darüber nachdenken musst.

Ich beobachte immer wieder die gleichen Fehler, wenn es darum geht, sein Verhalten zu verändern: Es werden zu viele alte Gewohnheiten auf einmal verändert. Der Schlüssel ist: Eine Veränderung nach der anderen zu integrieren. Alles andere führt nur zu Überforderung. Kleine Veränderungen mit großer Wirkung: Statt „ab morgen mache ich alles anders". Beginne mit einer konkreten Sache, z. B. täglich zehn Minuten Bewegung oder mehr Wasser trinken.

Der Habit-Loop

Einmal verstanden, ist der „Habit-Loop"[12] ein kugelsicheres Konzept, welches dir einen Automatismus in deinen Abnehmprozess oder Fitness-Prozess bringt. Er ist wie folgt aufgebaut:

1. **Der Auslöser/ das Konzept:** Hierbei handelt es sich um ein bestimmtes Signal, das dein Gehirn mit einer bestimmten Handlung verbindet. Du solltest dir diesen konkreten Trigger bewusst machen oder vorher festlegen.
2. **Die Handlung (Routine):** Mit der Handlung ist die Tätigkeit oder Verhaltensweise gemeint, die durch den Trigger ausgelöst wird. Hier geht es also um die Gewohnheit, die du in deinen Alltag integrieren möchtest.
3. **Die Belohnung/ der Erfolg:** Die Belohnung oder der Erfolg beziehen sich auf das positive Gefühl oder das gewünschte Ergebnis, das dein Gehirn mit der Handlung verknüpft. Also schlussendlich dein erhofftes Ergebnis aus dieser Handlung.

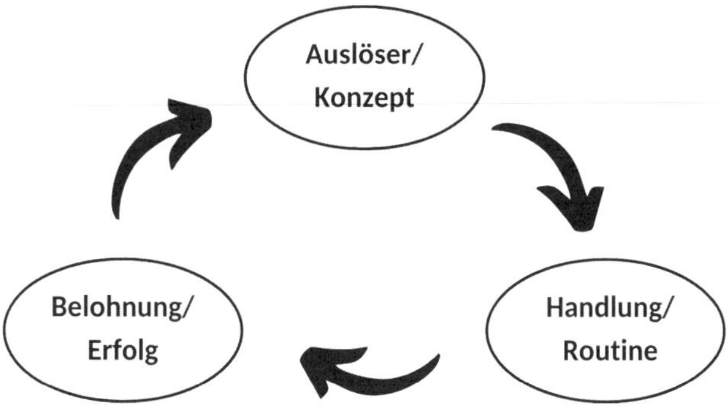

Ein Beispiel: Angenommen, du möchtest eine Gewohnheit in deinem Alltag etablieren, die dich sofort leistungsfähiger macht, deinen Körperfettverlust verbessert und alle Stoffwechselprozesse in deinem Körper um 100 Prozent boostet (kein Witz), dann solltest du bei deinem Trinkverhalten ansetzen. Ich wette, dass du es bisher nicht umsetzt und es gerade für einen schlechten Scherz hältst, dass dein Trinkverhalten solch einen Einfluss auf deinen Körper haben soll. Tatsächlich haben drei viertel aller Menschen, mit denen ich bislang zusammengearbeitet habe, dieses unfassbar mächtige Tool vernachlässigt.

Wenn du **schlanker, weniger müde, energiegeladener, ausgeschlafener** und **weniger krank** sein möchtest, dann mache das ab heute: **mehr trinken.**

Ganz simpel: ein Liter pro 20 Kilogramm Körpergewicht. Ich wiege aktuell um die 88 Kilogramm, was bedeutet, dass ich ca. vier Liter pro Tag trinken sollte. Das schaffe ich auch nicht täglich, aber ich komme dem in der Regel sehr nahe, was völlig ausreicht. Vor allem, wenn deine tägliche Flüssigkeitszufuhr der eines kleinen Kindes gleicht und unter zwei Litern täglich beträgt. Wenn du also dein Trinkverhalten ändern und eine neue Gewohnheit in deinen Alltag integrieren willst, kannst du das folgendermaßen umsetzen:

1. Auslöser/Konzept:

- Morgens direkt nach dem Aufstehen ein Glas Wasser.
- Eine Wasserflasche sichtbar auf dem Schreibtisch oder in der Küche platzieren.
- Vor jeder Mahlzeit ein Glas Wasser trinken.
- Erinnerungen am Handy oder mit einer Trink-App setzen.

2. Routine/Handlung:

- Bei jedem Auslöser (z. B. Aufstehen, vor einer Mahlzeit, beim Arbeiten) automatisch ein Glas Wasser trinken.
- Eine große Wasserflasche (1,5 Liter oder mehr) als Tagesziel setzen und über den Tag verteilt austrinken.
- Leitungswasser mit Zitrone oder Minze aufpeppen, um es schmackhafter zu machen.

3. Belohnung/Erfolg:

- Spürbare Energie und bessere Konzentration.
- Weniger Heißhunger, da Durst oft mit Hunger verwechselt wird.

- Verbesserte Haut und allgemeines Wohlbefinden.
- Zufriedenheit, da das gesetzte Ziel erreicht wurde und die positiven Effekte schon am nächsten Tag spürbar sind.

Der Automatismus

Das Spannende an dem System der Gewohnheiten ist der Aspekt, dass es ein in sich geschlossener Kreislauf ist – wenn es richtig umgesetzt wird. Wenn alle drei Module des „Habit-Loops" ineinander greifen, aufeinander aufbauen und sich ergänzen, führen sie dazu, dass der Erfolg das Konzept bestätigt, das du dir vorher ausgedacht hast. Das Spiel beginnt wieder von vorn, eine Gewohnheit ist geschaffen.

Du merkst schon am nächsten Tag, wie gut es dir tut, dass du auf einmal mehr trinkst. Dies ist eine Bestätigung für dein neues Vorhaben, welche dir dabei hilft, es morgen, übermorgen und deine komplette restliche Lebenszeit so umzusetzen. Selbst wenn es mal an einem Tag nicht klappt, wirst du am übernächsten Tag wieder den Weg zurückfinden und die Gewohnheit umsetzen.

Noch ein essenzieller Tipp, für den Fall, dass du dir regelmäßig vornimmst, endlich im Fitnessstudio loszulegen, aber immer wieder etwas dazwischenkommt: **Never skip twice.**

Sollte es mal dazu kommen, dass du diesen einen Tag, wieso auch immer, nicht ins Fitnessstudio gehen solltest, setze alles daran, es am nächsten Tag wieder zu tun. Egal, was kommt. Das ist von elementarer Bedeutung!

Warum tun sich dann dennoch so viele Menschen so schwer damit, wirklich passende Gewohnheiten in ihren Alltag zu integrieren und wieso nutzen noch so wenige diesen genialen Automatismus? Die Antwort liegt auf der Hand. Das komplette anfängliche Konzept passt nicht. Dadurch wird direkt bei der ersten Stufe der größte Fehler gemacht – meist aus Unwissenheit. Wenn der Plan schon fehlerhaft ist, nützt auch die kontinuierliche Umsetzung nichts, denn sie bringt am Ende nicht das gewünschte Ergebnis.

Du hast dir wieder einen neuen Trainingsplan aus dem Internet besorgt und willst endlich breitere Schultern oder dickere Oberarme aufbauen? Der Plan sieht aber nicht vor, dass du dich kontinuierlich steigerst oder überhaupt eine adäquate Leistung im Training abrufst? Dann kannst du dich auch jahrelang damit abquälen und wirst nicht die gewünschten Ergebnisse erzielen. Und genau das sehe ich täglich.

Also investiere in den ersten Part lieber etwas mehr Zeit oder gar Geld, um es richtigzumachen. Die Frustration über einen weiteren Fehlversuch nimmt immer weiter zu, sodass es irgendwann in Resignation endet und das wäre fatal!

Tipp: Frage lieber einen Experten, ob dein Plan so aufgehen kann und du auf dem richtigen Weg bist. Glaube mir, das Geld und die Zeit sind besser investiert, als Wochen oder gar Monate mit einem Fehlversuch zu vergeuden. Deine Zeit ist wertvoll!

ZUSAMMENFASSUNG

- **Gewohnheiten automatisieren Erfolg** – Wenn du Routinen etablierst, benötigst du keine Willenskraft mehr, um dranzubleiben.
- **Der Habit-Loop ist der Schlüssel** – Auslöser → Routine → Belohnung sorgt dafür, dass gesunde Gewohnheiten langfristig verankert werden.
- **Never Skip Twice!** Falls du aussetzt, starte am nächsten Tag sofort wieder, um Rückschritte zu vermeiden und den Automatismus aufrechtzuerhalten.

TEIL II:

ERNÄHRUNG

FORMEL 8

DIÄTEN SIND BULLSHIT, DAS ZÄHLT WIRKLICH!

IN DIESEM KAPITEL LERNST DU VON TIMO,

warum klassische Diäten kompletter Bullshit sind, wenn du dauerhaft abnehmen willst und wie Abnehmen wirklich funktioniert.

Klar, mit einer Kohlsuppendiät purzeln vielleicht ein paar Kilos – aber willst du den Rest deines Lebens nur Suppe essen? Wohl eher nicht. Ich zeige dir, wie das Abnehmen funktioniert und was wirklich dahintersteckt. Warum strikte Regeln und kurzfristige Crash-Diäten dich nur frustrieren und was stattdessen funktioniert. Kein Hokuspokus und kein Verzicht auf alles, was Spaß macht!

Ja, du hast in der Überschrift schon richtig gelesen: Diäten bzw. ein striktes Diätdenken sind Bullshit und ergeben wenig Sinn, wenn es dir darum geht, dein Körperfett nachhaltig zu reduzieren. Warum das so ist, möchte ich dir jetzt gerne näherbringen. Erst einmal ist es wichtig, zu verstehen, was eine Diät genau ist. Wenn man im Internet recherchiert, gibt es unterschiedliche Definitionen einer Diät. Nachfolgend findest du eine Definition, die ich als passend erachte:

Der Begriff „Diät“

Eine **Diät** bezeichnet eine gezielte Ernährungsweise, die auf bestimmte Veränderungen des Körpers oder der Gesundheit abzielt. Häufig wird der Begriff im Zusammenhang mit Gewichtsreduktion verwendet, doch eine Diät kann ebenso dazu dienen, Muskelmasse aufzubauen, den Stoffwechsel zu optimieren oder bestimmte gesundheitliche Zustände wie Diabetes oder Herz-Kreislauf-Erkrankungen zu verbessern.

Diäten können auf verschiedene Weise gestaltet sein, etwa durch Kalorienrestriktion, eine bestimmte Verteilung der Makronährstoffe (wie Low Carb oder High-Protein) oder den Verzicht auf bestimmte Lebensmittelgruppen (wie bei veganer oder ketogener Ernährung). Während viele Menschen eine Diät als kurzfristige Maßnahme zur Gewichtsabnahme betrachten, liegt der eigentliche Ursprung des Begriffs im Griechischen: „díaita“ bedeutet „Lebensführung“ oder „Lebensweise“. In der Antike bezog sich dieser Begriff nicht nur auf die Ernährung, sondern umfasste eine gesunde und ausgewogene Lebensweise, die Aspekte wie Bewegung, Körperpflege und allgemeine Gewohnheiten einschloss.[13]

Im Laufe der Zeit hat sich die Bedeutung des Begriffs gewandelt. Heute beschreibt er spezielle Ernährungsweisen und Kostformen, die zu einer Gewichtsab- oder -zunahme führen oder der Behandlung von Krankheiten dienen sollen.[14]

Im Grunde ist eine Diät also einfach eine bestimmte Ernährungsweise und muss nicht zwangsläufig darauf abzielen, sein Körperfett zu reduzieren. Wenn wir jetzt hier in diesem Buch von Diät sprechen, soll es allerdings wirklich darum gehen, abzunehmen und in Form zu kommen.

Der zweite Teil dieser Definition ist allerdings für mich – und damit auch für dich – der wichtigere Part. Viel zu oft wird mit Diät nur eine kurzfristige Maßnahme in Verbindung gebracht. „Die

Zwölf-Wochen-Kohlsuppen-Diät“, „Die 16-Wochen-Bauchweg-Diät“ oder „Die Acht-Wochen-Abspeck-Kur“. Aber allein eine Diät oder das Vorhaben abzunehmen, in einen befristeten Zeitraum zu quetschen, extrahiert völlig den Nachhaltigkeitsgedanken. Es soll mittel- und langfristig doch nicht darum gehen, die acht, zwölf, 16 Wochen zu überstehen, sondern deinen Lebensstil so zu verändern, damit es dein neues Normal ist, mit welchem du deine Wohlfühlform einfach halten kannst.

Darum fragen wir unsere Kunden im Coaching auch nach allen Ernährungs- und Alltags-Umstellungen, ob sie diese Maßnahmen auch die nächsten fünf bis zehn Jahre ohne Probleme durchziehen könnten. Wenn das nicht der Fall ist, wird an der nächsten Lösung getüftelt (glaub mir, da ist für **jeden** etwas dabei). Deshalb möchte ich dir ans Herz legen, dass du dir ebenfalls diese Frage stellst, wenn du dir wieder einmal vorgenommen hast, zehn Kilogramm abzunehmen, um dich mit deinem Spiegelbild wohler zu fühlen. „Kann ich die aktuellen Maßnahmen die nächsten fünf bis zehn Jahre so durchziehen?“

Wichtig ist natürlich auch, dass du diesen Maßnahmen eine Chance gibst, um sie in deinen Alltag zu integrieren. Nur weil du eine bestimmte Sache drei oder vier Tage lang getestet hast und daraus noch keine Routine geworden ist, heißt das nicht, dass es nicht noch zur Routine werden kann. Allerdings wirst du eben NICHT damit erfolgreich sein, die nächsten fünf Jahre nur eine Kohlsuppe zu essen oder dich Low Carb zu ernähren. Wenn doch, dann Hut ab: Gib mir Bescheid, wie du damit klarkommst.

Der zweite Part der Definition ist also viel entscheidender und wichtiger: „... liegt der eigentliche Ursprung des Begriffs (*díaita* aus dem Griechischen) in einer langfristigen, bewussten Lebensweise, die Ernährung, Bewegung und allgemeine Gesundheit umfasst“ – und genau das sollte auch dein Ziel sein. Denn dann willst du gar nicht mehr täglich eine Tafel Schokolade essen, hast nicht das Verlangen nach Fast Food oder

Heißhungerattacken, weil dein Körper mit den richtigen Nährstoffen versorgt ist. Dann hast du kapiert, was eine gesunde Lebensweise für dich bedeutet und was es heißt, Energie zu haben und Leistungsfähigkeit zu verspüren.

Also ändere deine Sichtweise und begib dich mit diesem Ansatz weiter durch dieses Buch. Eventuell werden Tipps und Tricks aufgeführt, die nicht perfekt für deinen Alltag geeignet sind. Es gibt eben nicht für jeden Menschen den **einen** Fahrplan zum Erfolg. Überlege dir allerdings immer wieder beim Lesen, was du in deinen Alltag integrieren kannst und was eben nicht.

Wenn du gezielte Informationen dazu erhalten möchtest, wie wie du deinen Weg zu deinem Wunschgewicht ganz ohne Verzicht bestreiten kannst, höre gern in unsere entsprechende Podcastfolge rein!

Zur Folge:

Umsetzung einer Diät

Gehen wir jetzt einen Schritt weiter. Wie funktioniert eine Diät überhaupt? Was gilt es zu beachten?

Mehrere Studien haben bewiesen, dass der ausschlaggebende Faktor, ob wir zu- oder abnehmen, die Kalorienbilanz ist.[15] Lass mich kurz erläutern, was ich mit der Kalorienbilanz genau meine: Die Nahrung, die wir zu uns nehmen, liefert uns Energie, welche meist in Kilokalorien angegeben wird.

Für alle Körperfunktionen, die bewusst (z. B. Gesten, spazieren gehen, Sport treiben), aber auch unterbewusst (Darmaktivität, Herzschlag, Hirnaktivität) ablaufen, verbraucht unser Körper Energie. Wenn du also mehr Kalorien zu dir nimmst, als dein Körper verbraucht, dann nimmst du zu und umgekehrt nimmst du eben ab. Das Ganze möchte ich dir anhand eines einfachen Schaubildes noch einmal verdeutlichen:

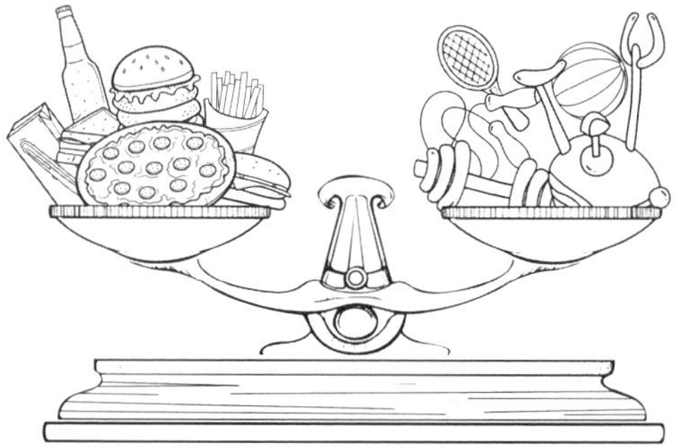

Nimm weniger Kalorien zu dir, als du verbrauchst, und du **wirst** abnehmen! Ganz einfach, oder? Ich höre jedoch immer wieder folgende Aussagen:

1. „Ich esse doch kaum was!"
Mag sein, oft wird aber unterschätzt, wie viele Kalorien Kleinigkeiten (Snacks, Getränke, Soßen, „nur ein Bissen") tatsächlich haben.

2. „Mein Stoffwechsel ist kaputt!"
Ein langsamer Stoffwechsel kann eine Rolle spielen, aber in den meisten Fällen liegt das Problem an unbewusst zugeführten Kalorien oder zu wenig Bewegung. Und solltest du wirklich eine Stoffwechselerkrankung haben, dann ist das ebenfalls in die Waagschale „Calories Out" zu werfen, da dein Körper die Nährstoffe nicht richtig aufnehmen kann.

3. „Das sind doch Wassereinlagerungen!"
Das kann tatsächlich vorkommen, vor allem durch Stress, Salz oder Hormone (bei Frauen z. B. durch den Zyklus bedingt). Das Gewicht bleibt dann kurzfristig gleich, aber Fett wird dennoch abgebaut. Daher ist es auch so wichtig, dass du weitere Parameter einbeziehst, um deinen Fortschritt zu messen (Bilder, Körpermaße ...).

4. „Ich esse nur gesunde Sachen!“
Auch gesunde Lebensmittel enthalten Kalorien! Nüsse, Avocados, Olivenöl oder Vollkornprodukte sind nährstoffreich, aber können unbewusst ein Kaloriendefizit zunichtemachen.

5. „Ich tracke doch alles!“
Viele unterschätzen Portionsgrößen (z.B. Öl beim Kochen) oder vergessen kleine Snacks. Auch ungenaue Angaben in Tracking-Apps können das Defizit verfälschen.

6. „Ich habe eine Schilddrüsenunterfunktion!“
Eine Schilddrüsenunterfunktion kann den Kalorienverbrauch senken, macht Abnehmen aber nicht unmöglich – es braucht nur ein konsequentes Defizit und die passenden Maßnahmen, um deine Schilddrüsengesundheit zu verbessern bzw. die Schilddrüse durch die richtigen Nährstoffe zu unterstützen.

7. „Ich esse nur 1200 kcal am Tag, aber nehme nicht ab!“
Häufig sind es in Wahrheit mehr Kalorien, oder der Körper kompensiert durch weniger Bewegung (z. B. weniger Alltagsaktivität, weil man sich müder fühlt).

8. „Ich mache so viel Sport, warum nehme ich nicht ab?“
Nach dem Sport essen viele mehr, als sie verbrauchen – oft unbewusst („Belohnungseffekt“).

9. „Ich esse intuitiv und nehme nicht ab!“
Intuitives Essen ist ohne ein Gefühl für Portionsgrößen und Kalorien oft nicht im Defizit – vor allem, wenn man gewohnt ist, über den Hunger hinaus zu essen.

Hast du dich hier in einem oder vielleicht auch mehreren Sätzen wiedererkannt? Einige davon sind einfach nur Ausreden, wirklich nachhaltig abzunehmen. Andere weisen gegebenenfalls auf gesundheitliche Probleme hin oder zeigen einfach die Unkenntnis auf, was als richtige und nachhaltige Abnehmlösung dienen soll.

Versteh mich nicht falsch, wenn jemand starke Stoffwechselstörungen hat, ist es natürlich wesentlich schwerer abzunehmen.

Dann sollte aber der Fokus auch erst einmal darauf liegen, die Störungen in den Griff zu bekommen. Aber selbst diese Krankheiten widersprechen nicht dem grundlegenden Prinzip der Kalorienbilanz. Denn auch wenn ich eine Erkrankung habe und Nährstoffe anders aufgenommen werden, beeinflusst das die rechte Seite der Waage „Calories Out“, sprich, wie Kalorien von unserem Körper verbraucht werden. Ein kranker Organismus kann dafür sorgen, dass nicht so viele Kalorien verbraucht werden, wie bei einem gesunden.

Beleuchten wir jetzt aber einmal die beiden Seiten noch näher. Welche Faktoren beeinflussen „Calories In“ und welche beeinflussen „Calories Out“?

„Calories In“

Appetit vs. Hunger

Wir starten mit „Calories In“ und kommen direkt zum wichtigsten Faktor: Appetit! Mehr Hunger bedeutet oft automatisch mehr Essen – aber nicht immer. Denn Hunger und Appetit sind nicht dasselbe. Während Hunger ein physiologisches Signal ist, das uns zum Essen auffordert, wenn unsere Energiespeicher zur Neige gehen, ist Appetit der Wunsch nach Essen – häufig unabhängig davon, ob unser Körper tatsächlich Energie benötigt. Also ist der erste Schritt für dich, zwischen Hunger und Appetit zu unterscheiden.

Unser Hunger wird maßgeblich durch zwei zentrale Hormone gesteuert: Ghrelin und Leptin. Ghrelin, auch als Hungerhormon bekannt, wird hauptsächlich im Magen produziert und steigt an, wenn der Magen leer ist. Es sendet ein klares Signal an das Gehirn: „Zeit zu essen!“ Je höher der Ghrelinspiegel, desto stärker das Hungergefühl. Sobald wir Nahrung aufnehmen, sinkt die Ghrelinkonzentration wieder – allerdings nicht immer sofort, weshalb es wichtig ist, langsam zu essen, um dem Körper Zeit zur Regulierung zu geben.

Auf der anderen Seite steht Leptin, das Sättigungshormon. Dieses Hormon wird in den Fettzellen produziert und informiert das Gehirn darüber, dass genügend Energie vorhanden ist. Ein hoher Leptinspiegel sorgt dafür, dass das Hungergefühl gedämpft wird und wir uns satt fühlen. Theoretisch sollte dieses System perfekt funktionieren: Wenn wir hungrig sind, essen wir, und sobald genügend Energie zugeführt wurde, hören wir auf. Doch unser Essverhalten wird nicht ausschließlich durch diese physiologischen Signale gesteuert – eine Vielzahl weiterer Faktoren beeinflusst, wann, wie viel und was wir essen.

So können etwa psychologische und emotionale Reize wie Stress, Langeweile oder soziale Gewohnheiten unseren Appetit steigern – selbst wenn unser Körper eigentlich keinen Energiebedarf hat. Darüber sprechen wir aber gleich noch genauer.

Hochverarbeitete Lebensmittel mit viel Zucker und Fett können die natürliche Regulation von Hunger und Sättigung aushebeln, indem sie unser Belohnungssystem im Gehirn aktivieren und so den Wunsch nach mehr Essen verstärken. Auch Schlafmangel oder chronischer Stress können den Hormonhaushalt stören, indem sie den Ghrelinspiegel erhöhen und gleichzeitig die Wirkung von Leptin dämpfen, was dazu führt, dass wir mehr Hunger verspüren und weniger Sättigung wahrnehmen.

Letztlich zeigt sich, dass Appetit und Hunger zwar zusammenhängen, aber nicht immer gleichzusetzen sind. Wer seine Kalorienaufnahme bewusst steuern möchte, sollte nicht nur auf sein Hungergefühl achten, sondern auch verstehen, welche externen Faktoren sein Essverhalten beeinflussen – und wie er diese regulieren kann.

Wie du deinen Appetit kontrollierst

Um nicht in die Falle des unkontrollierten Essens zu tappen, hilft es, sich bewusst zu machen, wodurch dein Appetit gesteuert wird.

- ✔ **Mehr Eiweiß und Ballaststoffe essen:** Diese Nährstoffe fördern die Sättigung und halten den Blutzucker stabil.
- ✔ **Genug Schlaf bekommen:** Sieben bis neun Stunden Schlaf pro Nacht helfen, Hungerhormone im Gleichgewicht zu halten.
- ✔ **Bewusst essen:** Langsames Essen und Achtsamkeit beim Essen helfen, die natürlichen Sättigungssignale wahrzunehmen.
- ✔ **Stress managen:** Meditation, Sport oder Pausen im Alltag können helfen, emotionales Essen zu vermeiden.
- ✔ **Regelmäßige Mahlzeiten planen:** Dadurch verhinderst du Heißhunger, da dein Körper durchweg mit guten Nährstoffen versorgt ist.

Verfügbarkeit

Was sich in deinem direkten Umfeld befindet, hat einen enormen Einfluss auf dein Essverhalten. Wenn du ständig von hochkalorischen Snacks und Fertigprodukten umgeben bist, wirst du zwangsläufig öfter zu ihnen greifen. Studien zeigen, dass Menschen mehr essen, wenn Essen in greifbarer Nähe ist – sei es eine Schale mit Süßigkeiten auf dem Schreibtisch oder eine Packung Chips im Küchenschrank.

Daher ist es auch wichtig, dass du dein Umfeld bewusst gestaltest. Halte gesunde Alternativen wie geschnittenes Gemüse, Obst oder Nüsse griffbereit. Entferne unnötige Versuchungen aus deiner direkten Umgebung, damit du nicht in einen Automatismus verfällst. Dein Umfeld sollte deine Ziele unterstützen, nicht sabotieren. Mache also direkt heute einen kleinen Check-up deiner Küche und eventuell auch deines Büros, ob dir solche Verführungen zur Verfügung stehen. Wenn ja, dann entferne sie oder mache es dir etwas schwerer, an sie heranzukommen.

Gerne unterstützen wir dich dabei, stets die richtigen Lebensmittel griffbereit zu haben! Scanne einfach den nebenstehenden QR-Code und gelange zu deiner persönlichen Einkaufsliste für den nächsten Supermarktbesuch.

Zur Liste:

Schmackhaftigkeit und Energiedichte

Hochverarbeitete Lebensmittel sind oft geschmacklich so optimiert, dass sie das Belohnungssystem im Gehirn aktivieren. Sie sind nicht nur besonders schmackhaft, sondern auch hochkalorisch und sorgen dafür, dass man davon gut und gerne zu viel isst. Evolutionär bedingt bevorzugen wir energiereiche Nahrung, weil sie früher überlebenswichtig war.

Reduziere den Konsum stark verarbeiteter Lebensmittel und fokussiere dich auf natürliche, unverarbeitete Lebensmittel. Diese haben oft eine geringere Energiedichte, sättigen besser und liefern wertvolle Mikronährstoffe. Frische Lebensmittel wie Gemüse, Obst, mageres Protein und Vollkornprodukte sollten die Basis deiner Ernährung bilden.

Kultur

Unsere Ernährungsgewohnheiten werden durch unsere kulturelle Prägung beeinflusst. Ob wir viel Fleisch essen, vegetarisch leben oder zu bestimmten Zeiten fasten, hängt oft von unserer Herkunft, unserer Familie oder unserer gesellschaftlichen Umgebung ab. Auch Traditionen wie gemeinsames Essen oder bestimmte Festtagsgerichte prägen unser Essverhalten.

Bewusstes Hinterfragen der eigenen Ernährungsgewohnheiten kann helfen, langfristig gesündere Entscheidungen zu treffen. Es ist nicht notwendig, Traditionen aufzugeben, aber man kann sie anpassen, um sie gesünder zu gestalten. Statt fettiger oder stark zuckerhaltiger Speisen könnten gesündere Alternativen integriert werden.

Schlafqualität

Kommen wir zum entscheidenden Punkt: Wenig Schlaf hat massive Auswirkungen auf das Essverhalten. Zu wenig Schlaf stört die Hormonregulation. Besonders betroffen sind dabei Leptin und Ghrelin, die Hormone, die für Hunger und Sättigung zuständig sind. Deswegen führt Schlafmangel zu einem gesteigerten Hungergefühl und einem verstärkten Verlangen nach schnell verfügbarer Energie – meistens in Form von zucker- und fettreichen Lebensmitteln. Vom logischen Verständnis her ist das ja auch ganz klar. Unser Körper zieht Energie aus Nahrung oder aus Schlaf. Wenn eine Seite der Gleichung nicht passt, muss sie über die andere ausgeglichen werden. Zu wenig und qualitativ minderwertiger Schlaf sorgt dafür, dass sich der Körper die fehlende Energie über die Ernährung holen möchte. Also: Optimiere deine Schlafroutine!

Deine Darmgesundheit

Die Gesundheit unseres Darms spielt ebenfalls eine große Rolle. Ballaststoffe verlangsamen die Verdauung und sorgen für eine gleichmäßigere Nährstoffaufnahme, während Prä- und Probiotika eine gesunde Darmflora fördern. Ballaststoffe, die in Gemüse, Vollkornprodukten und Hülsenfrüchten stecken, verzögern die Magenentleerung und beeinflussen das Sättigungsgefühl. Lösliche Ballaststoffe, wie das Pektin in Äpfeln, binden Wasser und bremsen die Aufnahme von Zucker und Fetten. Unlösliche Ballaststoffe, wie Zellulose, können sogar dazu führen, dass weniger Kalorien aufgenommen werden, da sie den Nahrungsbrei schneller durch den Darm transportieren. Präbiotika wie Insulin und resistente Stärke füttern die guten Darmbakterien und fördern eine gesunde Darmflora, was sich positiv auf die Nährstoffaufnahme und den Stoffwechsel auswirkt. Probiotika, also lebende Mikroorganismen wie Milchsäurebakterien in fermentierten Lebensmitteln, unterstützen die Darmgesundheit und beeinflussen die Kalorienverwertung. Ist das Darmmikrobiom aus dem Gleichgewicht, kann das dazu führen, dass aus der Nahrung mehr Kalorien extrahiert werden. Und jetzt kommt es: Studien zeigen, dass Menschen mit einer ausgewogenen Darmflora mehr Energie aus der gleichen Mahlzeit aufnehmen als andere.[16]

Auch das Alter beeinflusst, wie effizient der Körper Kalorien nutzt. Kinder und Jugendliche haben einen höheren Energiebedarf, da sie noch wachsen. Ihr Stoffwechsel ist oft sehr aktiv, wodurch sie Nährstoffe besser aufnehmen können. Erwachsene haben einen stabileren Stoffwechsel, aber Faktoren wie Ernährung, Bewegung und Hormone spielen eine Rolle bei der Kalorienverwertung. Ältere Menschen nehmen oft weniger Kalorien auf, weil die Magensäureproduktion nachlässt, was die Aufnahme von Eiweißen und Fetten erschweren kann. Zudem verändert sich der Hormonhaushalt, und der Körper verliert Muskelmasse, was die Kalorienverwertung beeinflusst.

Wie Lebensmittel verarbeitet oder zubereitet werden, hat ebenfalls großen Einfluss darauf, wie viele Kalorien tatsächlich aufgenommen werden. Unverarbeitete Lebensmittel erfordern mehr Verdauungsarbeit, wodurch nicht alle enthaltenen Kalorien vollständig absorbiert werden. Ein Apfel mit Schale sättigt beispielsweise besser und liefert weniger leicht verfügbare Energie als Apfelmus mit Zucker. Gekochte oder verarbeitete Lebensmittel sind hingegen leichter verdaulich und führen dazu, dass der Körper mehr Kalorien verwerten kann. Ein Beispiel dafür sind Kartoffeln: Gekochte Kartoffeln liefern mehr verwertbare Kalorien als rohe, da die Stärke durch das Erhitzen aufgeschlossen wird. Auch die Kombination von Fetten mit anderen Nährstoffen beeinflusst die Kalorienaufnahme. Wenn Fett zusammen mit Ballaststoffen gegessen wird, wie bei Nüssen, wird ein Teil davon unverdaut wieder ausgeschieden. Die Kombination von Fett mit schnell verdaulichen Kohlenhydraten, etwa in Kuchen oder Gebäck, führt hingegen dazu, dass die Kalorien besonders effizient aufgenommen werden.

Wie im Vorangegangenen bereits erwähnt, kann auch der Gesundheitszustand eine entscheidende Rolle spielen. Bestimmte Erkrankungen können dazu führen, dass der Körper Kalorien entweder besser oder schlechter verwertet. Wenn du dich also wirklich über mehrere Wochen in einem Defizit befindest und einfach nicht abnimmst, kann eine medizinische Abklärung sinnvoll sein, um mögliche Ursachen zu finden und gezielt gegenzusteuern. Nicht alle aufgenommenen Kalorien werden also wirklich vom Körper genutzt. Die individuelle Kalorienverwertung hängt von vielen Faktoren ab – darunter Darmgesundheit, Alter, Zubereitung der Nahrung und der persönliche Gesundheitszustand. Wer seine Kalorienaufnahme gezielt steuern möchte, sollte deshalb nicht nur auf die Menge, sondern auch auf die Qualität und Verarbeitung der Lebensmittel achten.

Noch ein spannender Punkt, wenn es um deine Kalorienaufnahme geht: Dein Kopf isst mit! Essen hat nicht nur mit Hunger zu tun. Oft entscheidet unser Kopf, ob wir mehr oder weniger Kalorien aufnehmen – ohne dass wir es merken. Drei Dinge spielen dabei eine entscheidende Rolle: Stress, Mindset und Selbstkontrolle.

1. Stress: Wenn der Kopf voll ist, wird der Teller voller.

Kennst du das? Ein stressiger Tag, tausend To-dos, und plötzlich greifst du zur Schokolade oder haust dir eine Pizza rein. Kein Wunder: Stress erhöht das Hormon Cortisol, das nicht nur Hunger macht, sondern uns auch zu schnellen, bequemen Lösungen greifen lässt – meistens Junkfood.

Ein klassisches Beispiel: Nach einem langen Arbeitstag landet plötzlich die halbe Chipstüte im Magen – nicht, weil du hungrig warst, sondern weil dein Kopf nach einer Pause geschrien hat.

Besser: Statt Essen als Belohnung zu nutzen, mache eine echte Pause. Fünf Minuten hinausgehen, Musik hören oder tief durchatmen. So bleibt das Essen eine bewusste Entscheidung – und nicht eine Reaktion auf Stress.

2. Mindset: Langfristige Ziele schlagen Kurzzeit-Belohnungen.

Essen ist oft eine Frage der Perspektive. Menschen mit dem „Mir ist alles egal"-Mindset neigen dazu, impulsiv zu essen. Sie denken kurzfristig: „Heute war stressig, also gönne ich mir das." Wer aber langfristig denkt, trifft bewusste Entscheidungen: „Ich esse jetzt ausgewogen, damit ich mich morgen fit fühle."

Ein Kollege bringt Donuts mit. Dein kurzfristiges Ich sagt: „Geil, her damit!" Dein langfristiges Ich fragt: „Brauche ich das wirklich oder will ich es nur, weil es da ist?"

Besser: Einen kleinen Trick nutzen. Wenn du unsicher bist, stell dir vor, du isst den Donut erst in einer Stunde. Würdest du ihn dann immer noch wollen? Wenn ja – gönn ihn dir bewusst. Wenn nicht, war es nur eine spontane Versuchung.

3. Selbstkontrolle: Entscheide bewusst, statt automatisch zu essen.

Essen passiert oft aus Gewohnheit. Abends Netflix? Klar, dazu eine Tüte Chips. Mittagessen vorbei? Natürlich noch etwas Süßes hinterher. Das Problem: Unser Gehirn liebt Routinen – und wenn Essen einmal zur festen Gewohnheit geworden ist, läuft es automatisch ab. Stell dir vor, du kommst nach Hause und willst direkt einen Snack. Hast du wirklich Hunger oder ist das nur Routine? Besser: Nutze die HALT-Methode, um zu checken, ob du wirklich Hunger hast:

- **H**ungry – Habe ich wirklich Hunger?
- **A**ngry – Esse ich aus Frust?
- **L**onely – Bin ich nur gelangweilt?
- **T**ired – Brauche ich eigentlich Schlaf?

Wenn es kein echter Hunger ist, findest du vielleicht eine bessere Lösung als Essen.

„Calories Out"

Der tägliche Kalorienverbrauch setzt sich aus mehreren Faktoren zusammen, die alle eine entscheidende Rolle dabei spielen, wie viel Energie unser Körper benötigt. Der Grundumsatz, also die Energiemenge, die unser Körper in völliger Ruhe benötigt, um grundlegende Funktionen wie Atmung, Herzschlag und Zellregeneration aufrechtzuerhalten, ist dabei die Basis. Dieser kann je nach Körpergröße, Gewicht, Hormonstatus und Alter variieren. Ein Unternehmer, der den ganzen Tag am Schreibtisch sitzt und wenig Bewegung hat, verbrennt naturgemäß weniger als eine Mutter, die mit ihren Kindern den ganzen Tag auf Achse ist. Doch selbst kleine Anpassungen können den Grundumsatz beeinflussen. Wer regelmäßig Krafttraining macht, baut mehr Muskelmasse auf, und das bedeutet wiederum, dass der Körper selbst in Ruhe mehr Energie verbraucht.[17]

Neben dem Grundumsatz spielt Bewegung eine wesentliche Rolle. Wer denkt, dass nur Sport wirklich Kalorien verbrennt, der irrt. Natürlich verbrennt ein intensives Workout mehr Energie als ein kurzer Spaziergang, doch auch die alltäglichen Bewegungen summieren sich. Dabei handelt es sich um den „NEAT", also um den Kalorienverbrauch durch nicht sportliche Aktivitäten. Unternehmer, die den ganzen Tag in Meetings sitzen, können sich zum Beispiel angewöhnen, Telefonate im Stehen oder Gehen zu führen. Ein Stehschreibtisch oder regelmäßiges Aufstehen können ebenfalls helfen. Eltern wiederum haben oft einen Vorteil: Sie sind ständig in Bewegung – sei es beim

Spielen mit den Kindern, Einkäufe erledigen oder das Haus aufräumen. All diese kleinen Aktivitäten tragen dazu bei, den Kalorienverbrauch zu erhöhen.

Ein weiterer, oft unterschätzter Faktor ist die Ernährung selbst. Der Körper benötigt Energie, um Nahrung zu verdauen – das nennt sich „thermischer Effekt der Nahrung“. Besonders proteinreiche Lebensmittel haben einen hohen Energieverbrauch, denn der Körper muss mehr Aufwand betreiben, um sie zu verarbeiten. Das ist auch ein Grund, warum eine proteinreiche Ernährung beim Abnehmen hilft. Auch unverarbeitete Lebensmittel sind schwerer zu verdauen als stark verarbeitete Produkte. Wer also statt Fast Food auf frische Zutaten setzt, kann gesünder essen und auch mehr Kalorien verbrennen.

Auch Hormone haben einen großen Einfluss auf den Energieverbrauch. Insulin reguliert beispielsweise, wie effizient der Körper Nährstoffe verwertet. Wer ständig zuckerreiche Mahlzeiten isst und dadurch hohe Insulinspitzen produziert, neigt eher dazu, Fett einzulagern. Unternehmer, die oft lange Arbeitszeiten haben und sich von schnellen Snacks ernähren, sollten darauf achten, ihren Blutzuckerspiegel stabil zu halten, um nicht in eine Energietief-Falle zu tappen. Ein weiteres Beispiel ist das Stresshormon Cortisol, das bei Dauerstress erhöht sein kann und den Körper in einen Energiesparmodus versetzt. Wer also ständig unter Strom steht – sei es wegen Geschäftsmeetings oder Familienchaos – sollte bewusst für Entspannung sorgen, z. B. durch Sport, Meditation oder einen Spaziergang an der frischen Luft.

Erfahre mehr darüber, wieso du trotz intensiver Bemühungen nicht abnimmst. In dieser Podcastfolge erzählt dir Timo genauer, ob ein einfaches Kaloriendefizit zum Abnehmen ausreicht und welche weiteren Faktoren auf deinen (Nicht-)Erfolg Einfluss nehmen.

Zur Folge:

Zusammenfassend kann gesagt werden: Der Kalorienverbrauch ist nicht nur eine Frage von Sport und Ernährung, sondern ein Zusammenspiel aus vielen Faktoren. Wer bewusst kleine Veränderungen in seinen Alltag integriert, sei es durch mehr Bewegung, bessere Ernährung oder Stressreduktion, kann seinen Energieverbrauch nachhaltig steigern – und das ohne auf ein hartes Fitnessprogramm angewiesen zu sein.

Wie ich als eingangs schon erwähnt habe, ist eine erfolgreiche Diät keine kurzfristige Quälerei, sondern eine nachhaltige Ernährungsumstellung. Wer das Prinzip der Energiebilanz versteht, die richtigen Makronährstoffe priorisiert und eine Ernährungsweise wählt, die zum eigenen Leben passt, wird langfristig Erfolge erzielen ohne Jo-Jo-Effekt und Dauerfrust.

Es liegt in deiner Hand!

ZUSAMMENFASSUNG

- **Diäten sind (oft) Bullshit** – Kurzfristige Hungerkuren bringen nichts, wenn du danach in alte Muster fällst.
- **Kalorienbilanz ist der Schlüssel** – Egal, was dir Influencer erzählen: weniger rein als raus = Abnahme.
- **Nachhaltigkeit schlägt Radikalität** – Dein Ernährungsstil muss auch in fünf bis zehn Jahren noch funktionieren.
- **Hunger ≠ Appetit** – Verstehe deine Essgewohnheiten und finde smarte Strategien gegen Heißhunger.
- **Mach's dir leicht** – Gestalte dein Umfeld so, dass gesunde Entscheidungen automatisch werden.

FORMEL 9

HEISSHUNGER ADÉ – EINE ÜBERSICHT

IN DIESEM KAPITEL LERNST DU VON TIMO

mehr über das Thema Heißhunger. Wie entsteht Heißhunger und welche praktischen Dinge kannst du anwenden, um Heißhungerattacken vorzubeugen.

Vielleicht kennst du es, dass ein ständiger Begleiter deines Alltags dein Heißhunger ist. Und mal ganz ehrlich, wer will den schon rund um die Uhr um sich haben? Wir stellen immer wieder zwei Typen von Menschen bei uns im Coaching fest. Und Verhaltensweisen dieser zwei Typen sind zu 80 bis 90 Prozent ausschlaggebend für deine Heißhungerattacken:

Kategorie 1: „Ich bekämpfe meinen Stress mit Schokoriegeln“

Du sitzt am Schreibtisch, möchtest eigentlich fokussiert arbeiten, doch dein Magenknurren und dein ständiges Hungergefühl halten dich davon ab, dich wirklich zu konzentrieren. Die To-dos stapeln sich auf dem Schreibtisch und ein leichtes Gefühl der Überforderung kommt auf. Das Einzige, woran du in diesem Moment noch denken kannst, ist der Schokoriegel in deiner Schreibtischschublade. Eigentlich weißt du ganz genau, dass das jetzt nicht die beste Wahl wäre, aber dennoch fühlst du dich wie ferngesteuert und greifst zum Schokoriegel. Kurz danach denkst du dir: „Warum habe ich das jetzt gemacht? Komplett unnötig!"

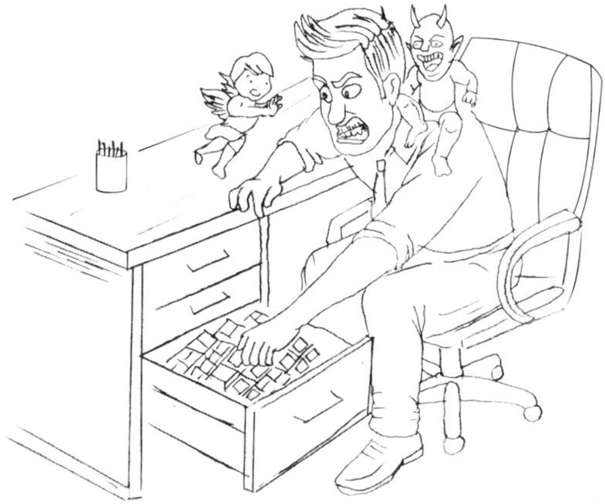

Das Ganze kann dir natürlich auch passieren, wenn du den ganzen Tag unterwegs bist. Morgens beim Bäcker gibt es zwei süße Teilchen, vormittags an der Tankstelle noch schnell einen Kaffee und ein belegtes Brötchen. Mittagessen im nächsten Fast-Food-Restaurant, und nachmittags bei der Besprechung oder beim Kaffeeklatsch stehen auch schon wieder Süßigkeiten bereit.

Oftmals ist uns dann auch gar nicht bewusst, was wir uns den ganzen Tag zu Gemüte führen, da es in einem vollgepackten Alltag einfach untergeht oder wir gar nicht das Bewusstsein dafür entwickeln, was wir letztendlich alles essen. Genau hier liegt das Problem und gleichzeitig der Schlüssel: Wir müssen lernen, bewusster zu essen!

Und daran scheitern viele. Sie sind es sich nicht wert, sich um sich und ihren Körper zu kümmern. Sie sind es sich nicht wert, genau dieses Bewusstsein zu entwickeln. Schnell kommt der Gedanke: „Na ja, jetzt gerade geht es mir ja ganz gut." Wir

Menschen gewöhnen uns schnell an einen gewissen Zustand, auch wenn es kein guter Zustand ist. Dein Körper verzeiht dir einiges, bevor du wirklich negative Auswirkungen spürst oder sich Krankheiten entwickeln.

Daher ist es mir absolut unerklärlich, warum dieses Bewusstsein für den eigenen Körper nicht entwickelt wird oder sämtliche andere Dinge im Leben vorgeschoben werden. An dieser Stelle bin ich froh, dass du dieses Buch in Händen hältst und gerade liest, denn somit kann ich davon ausgehen, dass du dieses Bewusstsein entwickelt hast, bzw. schon ein kleiner Funke in dir entzündet wurde, deine Gesundheit aktiv in Angriff zu nehmen. Uns geht es darum, diesen Funken zu einer Flamme werden zu lassen, damit du ein langes, glückliches und fittes Leben führen kannst.

Hier unser Tipp an dich für noch mehr Bewusstsein in Bezug auf deine Ernährung: Schnapp dir Zettel und Stift oder setz dich an deinen PC und erstelle eine Tabelle. Schreibe dir ganz konkret auf, was du den Tag über isst und du wirst selbst erstaunt sein, wie viel es doch tatsächlich (auch unterbewusst) ist. Gleichzeitig weißt du anschließend genau, an welchen Stellschrauben du noch drehen kannst. Nur am Rande: Das ständige Snacken tut auch deinem Blutzuckerspiegel absolut nicht gut. Dazu aber unter Formel 12 noch mehr.

Kategorie 2: „Ich esse vor lauter Stress den ganzen Tag nichts, eskaliere aber dann abends völlig“

Komplett anderes Szenario, mit selbem Ergebnis – Fress-Flash bzw. Heißhungerattacke! Du bist den ganzen Tag über super diszipliniert. Du bist total im Fokus und denkst gar nicht daran, zu essen. Es geht förmlich in deiner Produktivität unter. Dadurch, dass du den ganzen Tag beschäftigt bist, nimmst du auch dein Hungergefühl gar nicht so wahr.

Dann kommst du nach Hause, wo deine Familie bereits auf dich wartet. Du hast kaum etwas gegessen. Der Druck des

Tages fällt ab. Jetzt fängt der Magen so richtig an zu knurren. Nahezu willenlos gehst du zum Kühlschrank und machst dich über alles her, was du finden kannst. Danach fragst du dich, warum du es den ganzen Tag lang schaffst, diszipliniert zu sein, nur um dann abends völlig die Kontrolle zu verlieren.

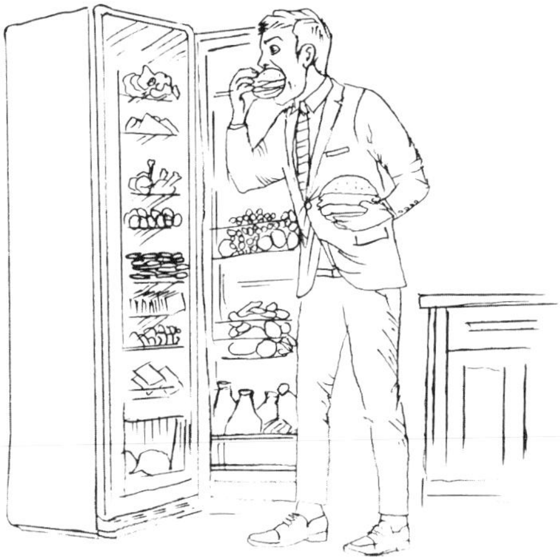

Hier möchte ich dich wieder an die grundlegenden Mechanismen des Körperfettverlusts erinnern. Wir müssen in einem Kaloriendefizit sein, um Körperfett zu verlieren (sofern du unter keinen Krankheiten leidest). Selbst wenn du den ganzen Tag über nichts isst, musst du vor allem zwei Punkte bedenken:

Erstens können auch Flüssigkeiten Kalorien enthalten, was oft vernachlässigt wird. Trinkst du fünf Cappuccinos mit Zucker am Tag? Gibt es morgens ein oder zwei Gläser Orangensaft? Beides sind zwar keine Mahlzeiten, liefert deinem Körper aber dennoch Energie. Zweitens, wenn du abends die Kontrolle über dein Essverhalten verlierst und mehr Kalorien zu dir führst, als du den Tag über verbraucht hast, wirst du trotzdem nicht ab-, sondern eher weiter zunehmen.

Diese zwei Szenarien stellen klassische Verhaltensmuster dar, die zu Heißhungerattacken führen. Natürlich gibt es auch viele physische Faktoren, die du in Bezug auf Heißhunger beachten solltest, in diesem Kapitel möchte ich dich jedoch auf die psychische Ebene mitnehmen, um zu erklären, was für deine Heißhungerattacken sorgt und was du dagegen tun kannst.

Die Funktionsweise unseres Gehirns

Ein kleines Beispiel und da hat sich Menno Henselmans eine schöne Metapher für die Funktionsweise des Gehirns überlegt: Stelle dir einen Elefanten vor, auf dem ein Reiter sitzt. Der Elefant ist System eins in unserem Hirn und für all unsere intuitiven Entscheidungen verantwortlich. Der Elefant handelt also eher nach unseren Gefühlen und kurzfristigen Gelüsten.

Der Reiter auf dem Elefanten symbolisiert unser System zwei. Das sind die Regionen in unserem Hirn, die rationale und durchdachte Entscheidungen treffen. Diese Entscheidungen werden auch in Bezug auf die langfristigen Folgen getroffen. Der Reiter überlegt sich bei einer Entscheidung also genau, was die langfristige Konsequenz aus der jeweiligen Handlung ist.

Kommen wir wieder zum Beispiel des Schokoriegels in der Schreibtischschublade: Der Elefant freut sich in einer stressigen Situation über den Schokoriegel, da der süße Geschmack eine kurzfristige Befriedigung bedeutet. Das Hormon Dopamin wird ausgeschüttet und das Stressgefühl nimmt kurzzeitig ab. Der Reiter hingegen würde sich überlegen, was das Essen des Schokoriegels für Konsequenzen haben wird: „Zucker ist aber nicht gesund“, „Ich werde weiter zunehmen“, „Ich werde mich weniger wohlfühlen“ und „Ich werde energielos sein“

Worauf es jetzt ankommt und was ich dir mitgeben möchte, ist, dass du es schaffen musst (zumindest in den meisten deiner Entscheidungen), dass der Reiter die Kontrolle über den Elefanten behält. Sprich, dass du in jeder Situation die rationale, langfristige Sichtweise beibehältst. Doch wie kannst du das erreichen? Einen großen Part übernimmt hierbei deine Willenskraft. Stelle dir deine Willenskraft wie ein leeres

Glas vor. Jedes Mal, wenn du tagsüber eine wichtige Entscheidung treffen musst, läuft etwas Wasser in das Glas. Ohne eine Möglichkeit, Wasser wieder zu reduzieren, läuft das Glas irgendwann über und du verlierst die Kontrolle über dein Essverhalten, oder wieder bildlich gesprochen: Der Elefant geht mit seinem Reiter durch und du greifst doch zum Schokoriegel bzw. plünderst den Kühlschrank am Abend.

Es geht also darum, dein Glas an Willenskraft gelegentlich zu leeren, damit du weiterhin rationale Entscheidungen treffen kannst. Das hilft dir übrigens nicht nur bei der Entscheidung, ob und was du jetzt essen sollst, sondern auch bei allen anderen Entscheidungen. Wir sollten eher rational entscheiden, anstatt unseren kurzfristigen Gelüsten nachzugeben.

Jetzt ist dein Stressmanagement gefragt: Reduziere deinen Stress den Tag über, damit du mehr rationale Entscheidungen auch in Bezug auf die Auswahl deiner Mahlzeiten treffen kannst und eben nicht dem Schokoriegel verfällst. Hier ist Willenskraft gefragt bzw. dir selbst die Möglichkeit zu geben, immer ausreichend Willenskraft übrigzuhaben.

Darum möchte ich dir im nächsten Kapitel einige Strategien mitgeben, die dir helfen werden, dein Stresspensum zu reduzieren. Es handelt sich dabei um eine Auswahl an Tipps, die wir in der Zusammenarbeit mit unseren Kunden erprobt haben. Natürlich ist das Ganze nicht abschließend, und du kennst dich selbst am besten und weißt, was dir hilft, Stress zu reduzieren und entspannter und gelassener durch deinen Alltag zu gehen. Wichtig ist, dass dein Stresspensum und auch wie du mit Stress umgehst, einen enormen Einfluss auf deine Gesundheit und auch deine Fitnesserfolge hat. Deshalb solltest du dem Thema Stressmanagement eine erhebliche Priorität beimessen.

Wie du jetzt schon mitbekommen hast, entstehen Heißhungerattacken zum einen auf psychischer Ebene. Es gibt aber auch viele Faktoren auf physischer Ebene bzw. in Bezug auf dein generelles Essverhalten, um solchen Heißhungerattacken vorzubeugen. Darauf werden wir in den folgenden Kapiteln ebenfalls noch eingehen. Das Ziel ist es, dass du einige Strategien an die Hand bekommst, wie du deine Heißhungerattacken besser unter Kontrolle halten kannst.

Denn nur so wirst du nachhaltig abnehmen und deine Traumfigur erreichen. Der ständige Kampf gegen Heißhungerattacken ist auf jeden Fall keine Lösung, denn ich garantiere dir, dass du diesen Kampf langfristig verlieren wirst. Es wird immer Momente oder Situationen geben, in denen deine Disziplin eben nicht mehr ausreicht, das alles zu unterdrücken. Hier ist es wichtig, dass du die richtigen Tools an der Hand hast, damit du gar nicht erst eine solch enorme Disziplin aufbringen musst. Klar, wäre die andere Möglichkeit auch, dich der Versuchung einfach hinzugeben. Aber es ist doch wesentlich sinnvoller, jetzt etwas dagegen zu unternehmen, als dass du dich irgendwann gar nicht mehr im Spiegel anschauen möchtest.

ZUSAMMENFASSUNG

- **Die zwei Hauptauslöser für Heißhunger:** Emotionales Snacken durch Stress oder unkontrolliertes Essen nach einem Tag ohne Mahlzeiten.
- **Dein Gehirn steuert dein Essverhalten:** Der „Elefant“ (Impuls) kämpft gegen den „Reiter“ (Vernunft) – du musst lernen, bewusste Entscheidungen zu treffen.
- **Stressmanagement ist entscheidend:** Hoher Stress und fehlende Willenskraft verstärken Heißhungerattacken – je entspannter du bist, desto besser kannst du sie kontrollieren. Ziel: Heißhunger vermeiden, nicht bekämpfen: Mit den richtigen Strategien sorgst du dafür, dass Heißhunger erst gar nicht entsteht.

FORMEL 10

BLUTZUCKER & HEISSHUNGER: WIE DU DIE KONTROLLE BEHÄLTST

IN DIESEM KAPITEL LERNST DU VON TIMO,

wie dein Blutzuckerspiegel Heißhunger, Energielevel und Fettverbrennung beeinflusst. Du lernst, wie du Blutzuckerspitzen vermeidest – durch die richtige Reihenfolge der Mahlzeiten, ein vollwertiges Frühstück und bewussten Zuckerkonsum. Zudem zeigt dir Timo, warum Bewegung nach dem Essen deinen Stoffwechsel optimiert und dir das Abnehmen erleichtert.

Wenn es darum geht, abzunehmen bzw. Körperfett zu reduzieren, steht bei vielen Leuten der Gedanke im Fokus, weniger essen zu müssen. Da ist ja auch etwas dran. Wie du ja bereits weißt, geht es bei einem gesunden Organismus und Stoffwechsel letztlich darum, in ein Kaloriendefizit zu kommen, um abzunehmen.

Ich möchte dir dazu eine kurze Geschichte von einem unserer Klienten erzählen, nennen wir ihn Peter. Peter ist verheirateter Familienvater mit vier Kindern und unternehmerisch sehr stark eingebunden. Seine Strategie, um in Form zu kommen, bestand darin, das Frühstück auszulassen, um so Kalorien einzusparen (intermittierendes Fasten). Außerdem kam es ihm zeitlich ganz gelegen, sich morgens nicht um das Frühstück kümmern zu müssen. Was war die Folge?

Er wurde regelmäßig von Mittagstiefs heimgesucht, konnte sich nicht mehr konzentrieren und hätte sich am liebsten hingelegt, weil es ihm schlicht und ergreifend an Energie mangelte oder er mittags so viel Hunger entwickelte, dass er eine riesige Portion verschlang. Abends kamen dann zudem auch die Gelüste nach Süßem auf, denen er nachgab. Er hat also zwei Probleme selbst verursacht:

1. Er hatte weniger Energie, da sein Körper nicht vernünftig mit Nährstoffen versorgt wurde.
2. Durch den Heißhunger und das Verlangen nach Süßem am Nachmittag und Abend wurden im Endeffekt noch mehr Kalorien zugeführt.

Jetzt pass auf! Wir haben Trick 17 angewendet und ihm ein gesundes Frühstück zusammengestellt (welches übrigens super wenig Zeit in Anspruch nimmt – diese Ausrede zählt also nicht mehr) und diese in seinem Alltag etabliert.

Das Ergebnis: Nach genau zwei Wochen **kein** Mittagstief mehr, den ganzen Tag über gesättigt und abends kein Verlangen nach Süßem, was dafür gesorgt hat, dass insgesamt weniger Kalorien zugeführt wurden. Ganz einfach, oder?

Anderes Negativbeispiel und zugegebenermaßen auch etwas extremer: Nennen wir die Person Klaus. Klaus steht morgens auf, kurz bevor er das Haus verlassen muss. Dann werden schnell die Sachen gepackt und es geht ins Büro, zur nächsten Baustelle, zur neu vermieteten Eigentumswohnung oder auch zum Geschäftspartner. Auf dem Weg werden sich dann noch ein Croissant und eine Brezel beim Bäcker geholt, welche Klaus dann im Auto isst. Zwei Stunden später fühlt er sich vollkommen erschöpft und braucht den nächsten Energiekick. Zucker liefert ja bekanntlich Energie. Also wird der Schokoriegel reingeschoben.

Zwei Stunden später hat er schon wieder tierischen Hunger und geht zum Mittagessen. Dieses Auf und Ab zwischen Hunger, Müdigkeit und dem Verlangen nach Essen oder Süßem zieht sich durch den ganzen Tag. Am Abend ist Klaus sich gar nicht mehr darüber bewusst, was er alles gegessen hat und wundert sich, warum es ihm nicht gelingt, abzunehmen.

Was will ich dir mit diesen beiden Geschichten sagen? Ein wichtiger Faktor für deinen Abnehmerfolg und vor allem auch dein Energielevel ist die Kontrolle deines Blutzuckerspiegels. Wenn du das in den Griff bekommst, wirst du energiegeladener durch den Tag gehen, weniger Heißhungerattacken haben und demnach erfolgreich dein überschüssiges Körperfett loswerden. Das ist aber nicht nur für dein Abnehmvorhaben von Vorteil, sondern hilft dir auch dabei, fitter durch den Tag zu gehen.

Wie funktioniert das mit dem Blutzuckerspiegel genau?

Du stellst dir jetzt mit Sicherheit die Frage, was die beiden Beispiele oben mit dem Blutzuckerspiegel zu tun haben und wie das genau funktioniert. Ich möchte es dir hier in einfachen Schritten und so praxisnah wie möglich erklären.

Wenn wir eine Mahlzeit essen, steigt unser Blutzuckerspiegel an. Dabei ist es erst einmal egal, ob es Kohlenhydrate, Proteine oder Fette sind. Sprich, aus dem Essen, das wir zu uns nehmen, wird Glukose gebildet, welche in unser Blut übergeht, um dann dorthin transportiert zu werden, wo es benötigt wird. So steigt unser Blutzuckerspiegel eben an.

Dieser Anstieg veranlasst unsere Bauchspeicheldrüse dazu, Insulin zu produzieren, dass die Glukose eben genau an die richtigen Stellen transportiert wird. Zum Beispiel in die Leber oder auch in die Muskulatur, um dort Energie für Bewegungen zu erzeugen. Die Leber kann dabei etwa 100 Gramm Glukose aufnehmen und die Muskulatur in zweiter Instanz ca. 400 Gramm (je nachdem, wie viel Muskulatur du natürlich hast). Wenn die Leber und die Muskulatur gefüllt sind, wird der Rest in Körperfett umgewandelt und in unserem Fettgewebe gespeichert.

Je stärker der Blutzuckerspiegel ansteigt, desto mehr Insulin wird ausgeschüttet. Damit gehen zwei Kernprobleme einher:

- Dein Körper und die jeweiligen Zellen werden bei hohen Spitzen durch die hohe Ausschüttung von Insulin immer resistenter dagegen. Es muss also immer mehr Insulin ausgeschüttet werden, um den Blutzuckerspiegel zu kontrollieren (so entsteht übrigens auch Diabetes).
- Je mehr Insulin ausgeschüttet wird, desto stärker ist der Abfall des Blutzuckerspiegels, was für Energielosigkeit und Heißhungerattacken sorgt.

Klaus ist hierfür das Paradebeispiel. Durch das Croissant und die Brezel am Morgen schießt der Blutzuckerspiegel in die Höhe, viel Insulin wird ausgeschüttet. Dann fällt der Spiegel rasant in den Keller, Klaus bekommt wieder Hunger und wird müde und der Schokoriegel wird gegessen. Sein Blutzuckerspiegel fährt also den ganzen Tag Achterbahn.

Das Ziel ist es, den Blutzuckerspiegel so konstant und flach wie möglich zu halten. Dadurch wirst du weniger Heißhungerattacken haben, dein Fett- und Zuckerstoffwechsel wird ordentlich funktionieren und du kannst dich darauf verlassen, dass dein Kaloriendefizit tatsächlich in Verlust von Körperfett mündet. Weitere wichtige Auswirkungen des Blutzuckerspiegels auf deinen Körper habe ich dir in der Infobox zusammengefasst.

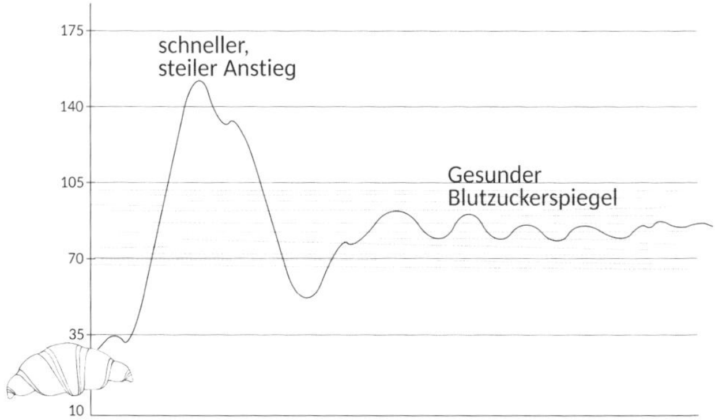

Weitere negative Auswirkungen von Blutzucker-Spitzen

1. Chronische Müdigkeit und Schlafstörungen[18]
2. Das Immunsystem wird durch Glukosespitzen geschwächt[19]
3. Gedächtnisprobleme und Beeinträchtigung der kognitiven Leistung[20]
4. Hautprobleme
5. Verdauungsprobleme
6. Nicht-alkoholische Fettleber

Kommen wir zurück zu Peter, der sein Frühstück immer komplett ausgelassen hat und dann am Nachmittag antriebslos und müde war. Dieses Beispiel zeigt, wie wichtig es ist, direkt am Morgen mit einem ordentlichen Frühstück in den Tag zu starten, um den Blutzuckerspiegel konstant zu halten.

Wenn du jetzt sagst, dass du gar kein Frühstücksmensch bist, ist das auch absolut kein Problem. Du musst nicht direkt nach dem Aufstehen frühstücken. Gib dir etwas Zeit, aber achte **vor allem** bei der ersten Mahlzeit des Tages darauf, dass sie deinen Blutzuckerspiegel möglichst flach und ausgeglichen hält.

Bei Peter war das Problem allerdings, dass er zu lange gewartet hat, bevor er die erste Mahlzeit zu sich genommen hatte. Der Blutzuckerspiegel war bereits im Keller und er deswegen total hungrig. Wenn dann die erste Mahlzeit gegessen wird und diese jetzt auch nicht optimal ist, weil sie zu viele einfache (schnell verdauliche) Kohlenhydrate, zu wenig Proteine, zu wenig Obst und Gemüse oder zu wenig Fette enthielt, kommt er erst recht in die Blutzucker-Achterbahn, von der ich vorhin berichtet habe. Deshalb ist es eine so wichtige Grundlage, deine Mahlzeiten ordentlich zu strukturieren, wenn du langfristig und nachhaltig abnehmen möchtest. Denn der ständige Verzicht und Kampf gegen Hunger und Müdigkeit ist sicher nicht nachhaltig. Durch die Kontrolle deines Blutzuckermanagements, bzw. das Bewusstsein dafür, wird es dir schon wesentlich leichter fallen, abzunehmen.

Das klingt jetzt vielleicht erst einmal kompliziert, ist es aber gar nicht und vieles machst du mit Sicherheit schon richtig. Es geht auch nicht darum, von jetzt auf gleich alles perfekt zu machen, sondern dein Essverhalten Stück für Stück anzupassen. Wie du schon gelesen hast, sind Stress und Überforderung der absolute Killer für deinen Abnehmerfolg. Gehe es also entspannt an und setze die Dinge Schritt für Schritt um.

Ich möchte dir jetzt noch ein paar wertvolle Tipps geben, wie du deinen Blutzuckerspiegel besser kontrollieren kannst und so weniger unter Heißhungerattacken leiden wirst. Wenn du dich allerdings dauerhaft antriebslos fühlst und immer wieder unter enormen Müdigkeitserscheinungen und Erschöpfung leidest, gilt es, genauer hinzuschauen und gegebenenfalls auch einen Arzt aufzusuchen.

Das solltest du nicht auf die leichte Schulter nehmen und als normal abtun. Ständig müde und antriebslos zu sein, ist keinesfalls normal und eine Blutanalyse kann hier genaueren Aufschluss geben.

1. Die Reihenfolge ist entscheidend

Vereinfacht gesagt, lässt sich deine Mahlzeit in die Komponenten Stärke, Ballaststoffe, Proteine, Kohlenhydrate und Fette einteilen. Natürlich gibt es noch weitere Nährstoffe, die für diesen Tipp aber erst einmal zweitrangig sind.

Achte darauf, dass du immer zuerst die Ballaststoffe einer Mahlzeit zu dir nimmst, bzw. bewusst ballaststoffreiche Lebensmittel vor deiner eigentlichen Mahlzeit einbaust. Die einfachste Methode ist Gemüse, Salat oder auch Rohkost. Darum ist es auch sinnvoll, einen Vorspeisensalat zu essen oder wenn du eine Portion an abwechslungsreichem Gemüse auf deinem Teller hast, dieses zuerst zu essen, bevor du dich an den Rest der Mahlzeit machst. Ballaststoffe haben zwei entscheidende Benefits: Sie verlangsamen die Magenentleerung und die Umwandlung der Nahrungskohlenhydrate in Glukose, was dafür sorgt, dass der Blutzuckerspiegel nicht ruckartig ansteigt.

Eine ballaststoffreiche Ernährung wirkt zudem generell sättigend, was dafür sorgt, dass du im gesamten einfach weniger Essen, bzw. weniger Kalorien zu dir führst und so automatisch abnimmst, ohne dass es sich nach einer großen Einschränkung anfühlt. Wie du bereits erfahren hast, ist es ohnehin sinnvoll, ausreichend Gemüse in deinen Mahlzeiten zu ergänzen, da sie wertvolle Mikronährstoffe enthalten und mehr sättigen.

In nächster Instanz solltest du die Proteinquelle essen, dann eine gesunde Fettquelle und zu guter Letzt die Kohlenhydratquelle. Fette verlangsamen ebenfalls die Verdauung. Und nein, ich meine hier nicht die Fette des Cheeseburgers, sondern gesunde Fette aus Nüssen, Saaten und hochwertigen Ölen.

Keine Angst, du musst jetzt nicht deine Lasagnen auseinanderbauen, um die Bestandteile in der richtigen Reihenfolge zu essen. In diesem konkreten Beispiel ist die Lösung einfach, einen großen bunten Salat vorab zu essen und schon machst du dir diesen Effekt zu nutzen.

2. Achte auf ein vollwertiges Frühstück

Im Optimalfall schläfst du nachts ruhig und friedlich und nimmst keine Lebensmittel zu dir. Morgens, wenn du aufstehst, reagiert der Blutzuckerspiegel am empfindlichsten. Wenn dann die erste Mahlzeit ein Schokocroissant, bzw. eine nahezu reine Kohlenhydrat- bzw. Zuckerquelle ist, schießt der Blutzuckerspiegel in die Höhe. Wähle deine erste Mahlzeit also mit Bedacht und achte vor allem auf den Tipp, den ich dir unter Punkt eins erläutert habe.

Statt jetzt beim Bäcker eine Brezel oder eben das Schokocroissant zu holen, ist es viel sinnvoller, ein vollwertiges Frühstück einzuplanen. Wie kann das aussehen? Wenn es etwas Deftiges sein soll, ist Rührei in sämtlichen Varianten eine super Lösung. Dazu gibt es noch etwas Rohkost und danach ein Vollkornbrot mit Frischkäse und/oder gekochtem Schinken. So nimmst du genug Ballaststoffe, ausreichend Proteine und auch gesundes Fett zu dir.

Eine Alternative, die wir vielen unserer Kunden empfehlen, ist Skyr mit Obst, Nüssen und Haferflocken. Als Obst eignen sich hier Beeren am besten, da sie reich an Ballaststoffen sind und weniger Fructose enthalten. Lege also besonderen Fokus auf deine erste Mahlzeit des Tages.

3. Darf es auch mal etwas Süßes sein?

Um die Antwort direkt vorwegzunehmen: Natürlich! Ich persönlich könnte auch nicht auf ein frisch gebackenes Stück Kuchen vom Konditor oder ein leckeres Schoko-Soufflé als Nachtisch verzichten. Das gehört meiner Meinung nach einfach dazu. Wenn du dich dauerhaft einschränkst, wirst du niemals nachhaltig erfolgreich abnehmen und ein gesundes Leben führen. Wie so oft ist das richtige Bewusstsein und der richtige Umgang damit entscheidend.

Da kommen wir auch schon direkt zum Punkt: Die Süßigkeit sollte ein Nachtisch bleiben. Der Schokoriegel zwischendurch ist hingegen suboptimal. Zum einen für deinen Blutzuckerspiegel, zum anderen aber auch, weil solche Snacks oft unbewusst konsumiert werden und du dich dann am Ende des Tages wunderst, warum du nicht abnimmst.

Also, wenn es eine Süßigkeit sein soll, dann iss sie auch wirklich als Nachtisch. Dein Blutzuckerspiegel wird es dir danken, da du durch die vorherige Mahlzeit ja schon Ballaststoffe und Proteine zu dir genommen hast. Hier gilt derselbe Effekt wie unter Tipp eins: Die Reihenfolge ist entscheidend. So schaffst du mehr Bewusstsein für das, was du isst, und wirst gleichzeitig aufgrund eines guten Blutzucker-Managements unter weniger Heißhungerattacken leiden.

Zucker = Zucker, egal, wie er sich nennt

Prinzipiell ist Zucker ein Synonym für Kohlenhydrate. Wenn wir jetzt aber hier von Zucker sprechen, ist der kurzkettige Haushaltszucker gemeint. Zucker wird viel schneller in die Blutbahn aufgenommen, da er schnell verdaut wird und nicht erst noch großartig durch Verdauungsenzyme aufgespalten werden muss.

Er liefert also innerhalb kürzester Zeit Energie und treibt den Blutzuckerspiegel in die Höhe. Das kann beispielsweise vor einer sportlichen Betätigung sehr sinnvoll sein, da hier schnell viel Energie benötigt wird. Genauso fatal ist es aber, wenn diese Energie nicht direkt verbraucht wird.

Wichtig zu verstehen ist, dass Zucker gleich Zucker ist, egal, wie er sich nennt. Auch Honig und Agavendicksaft, die als „gesunde“ Alternative zu unserem Haushaltszucker betitelt werden, machen absolut gar keinen Unterschied und haben dieselben Auswirkungen.

Hier kommt auch Trockenobst ins Spiel. „Mango ist doch super gesund und hier handelt es sich um „natürliche“ Süße!“ Ja, Mango ist mit Sicherheit gesund. Wenn sie allerdings getrocknet ist, ist der Fruchtzucker konzentrierter, da das Wasser entzogen wurde und wir haben dieselben Auswirkungen wie bei normalem Haushaltszucker.

4. Essig hält den Blutzuckerspiegel flacher

Wenn du ein bis zwei Esslöffel Apfelessig in ein Glas Wasser gibst und das etwa eine halbe Stunde vor einer kohlenhydrathaltigen Mahlzeit zu dir nimmst, sorgt das dafür, dass dein Insulinspiegel weniger stark ansteigt. Das liegt daran, dass Essig verhindert, dass Zucker und Stärke schnell in Glukose umgewandelt werden. Wie lässt sich das am besten in den Alltag integrieren? Ich trinke jeden Morgen meinen „Morning-Drink“ mit Ballaststoffen und Aminosäuren. Anbei findest du meinen Morning-Drink.

Timos Morning-Drink

- 15 g essenzielle Aminosäuren (EAA)
- 5 g Akazienfaserpulver
- 5 g Baobabpulver
- 15 ml Apfelessig
- 5 g Glutamin (zur Unterstützung des Darms und der Verdauung)

5. Der Spaziergang nach dem Essen

Ein Tipp, der generell Sinn ergibt – nicht nur, um deinen Blutzuckerspiegel konstant niedrig zu halten –, ist, nach dem Essen einen Spaziergang zu machen. Plane dir am besten nach jedem Essen eine kurze Bewegungseinheit ein. Statt eines Spaziergangs kannst du natürlich auch ein paar Kniebeugen, Liegestütze oder Ähnliches machen. Wichtig ist, dass dein Körper in Bewegung kommt. So finden die Kohlenhydrate, die du durch deine Mahlzeit zu dir genommen hast, direkt den Weg in die Muskulatur und zirkulieren weniger im Blut. Nicht umsonst gibt es den berühmt-berüchtigten Verdauungsspaziergang. Jetzt verstehst du auch die Hintergründe dazu. Probiere es mal regelmäßig aus und du wirst direkt merken, wie deine Mittagstiefs immer seltener werden und du dich auch nachmittags noch konzentrieren kannst.

Sicher kommt jetzt der Gedanke auf, wie du bei deinem vollgepackten Alltag auch noch einen Mittagsspaziergang einbauen solltest. Dann ist es Zeit für einen Perspektivwechsel: Wenn du dir 20 bis 30 Minuten für einen Mittagsspaziergang nimmst, wirst du die Zeit am Nachmittag locker wieder durch produktives und effizientes Arbeiten herausholen, weil du nicht mehr so erschöpft und müde sein wirst.

Außerdem zahlst du so auf dein „Schritte-Konto" ein, verbrennst mehr Kalorien und reduzierst dein Körperfett leichter. Der Spaziergang ist ein idealer Ausgleich zu langem Sitzen. Vielleicht kennst du es auch, dass der Rücken nach einem langen Tag im Büro anfängt zu zwicken. Die beste Lösung ist regelmäßige Bewegung. Den Fokus auf ausreichend Schritte und alltägliche Bewegung zu legen, ist also noch viel wichtiger, als vier bis fünf knallharte Sporteinheiten pro Woche durchzuziehen, dafür aber den Rest des Tages nur im Bürostuhl zu sitzen. Suche aktiv nach Möglichkeiten, dich mehr zu bewegen. Es ist abermals entscheidend, worauf wir unser Bewusstsein lenken.

Das sind die wertvollsten Tipps, die auch unseren Klienten dabei geholfen haben, überschüssiges Körperfett loszuwerden und wieder mehr Energie im Alltag zu haben. So haben wir auch das Essverhalten von Klaus, Peter und vielen weiteren Menschen in den Griff bekommen.

ZUSAMMENFASSUNG

1. **Blutzuckermanagement:** Stabiler Blutzucker reduziert Heißhunger und fördert Energie.
2. **Reihenfolge der Nahrung:** Ballaststoffe verlangsamen zuerst die Glukoseaufnahme.
3. **Vollwertiges Frühstück:** Stabilisiert den Blutzucker und vermeidet Energietiefs.
4. **Süßes kontrolliert genießen:** Nur als Nachtisch, um Blutzuckerspitzen zu vermeiden.
5. **Bewegung nach Mahlzeiten:** Fördert Glukoseverwertung und verbessert das Energielevel.

FORMEL 11

EGO-DEPLETION – DIE MACHT DEINER WILLENSKRAFT

IN DIESEM KAPITEL LERNST DU VON TIMO,

was es genau mit der Willenskraft auf sich hat. Können wir unsere Willenskraft trainieren, um so resistenter gegenüber den Versuchungen des Alltags zu werden? Welche Rolle spielt Selbstkontrolle in unserem alltäglichen Leben, aber auch im beruflichen Kontext? Wie können wir diese Erkenntnisse nutzen, um generell erfolgreicher zu sein? Die Hintergründe und praktischen Tipps erfährst du jetzt.

Im vorherigen Kapitel haben wir zum einen darüber gesprochen, welche unterschiedlichen Typen bzw. typischen Situationen es gibt, die Heißhungerattacken auslösen. Um etwas genauer zu verstehen und dann auch umsetzen zu können, ist es immer wertvoll, auch die Theorie dahinter zu verstehen. Also in diesem Fall: Wie funktioniert unser Gehirn wirklich und was sorgt für diese Heißhungerattacken?

Ich habe dir von der Metapher mit dem Glas und dem Wasser darin erzählt, was den Mechanismus hinter unserer Will-Power, also unsere Willenskraft, beschreiben soll. Wenn das Glas voll ist oder überläuft, weil wir den Tag über bereits viele Entscheidungen treffen mussten, dann fällt es uns umso schwerer, abends rationale Entscheidungen zu treffen. Manch einer hält es bis zum Abend durch, andere wiederum treffen bereits tagsüber in Mitarbeitergesprächen, in strategischen oder auch privaten Belangen emotionale Entscheidungen, die rational aber nicht valide sind. Doch daran lässt sich arbeiten.

Jetzt wollen wir erst einmal einen kleinen Exkurs zum Thema Willenskraft machen, um die Hintergründe zu verstehen. Denn JEDER, der abnehmen möchte, muss etwas in seinem Alltag verändern. Wenn du weitermachst wie bisher, wird sich schließlich nichts ändern. Eine Veränderung bedeutet immer erst einmal Widerstand und Widerstand bedeutet, dass wir Willenskraft brauchen, um dagegen anzukommen.

Ego-Depletion-Theorie

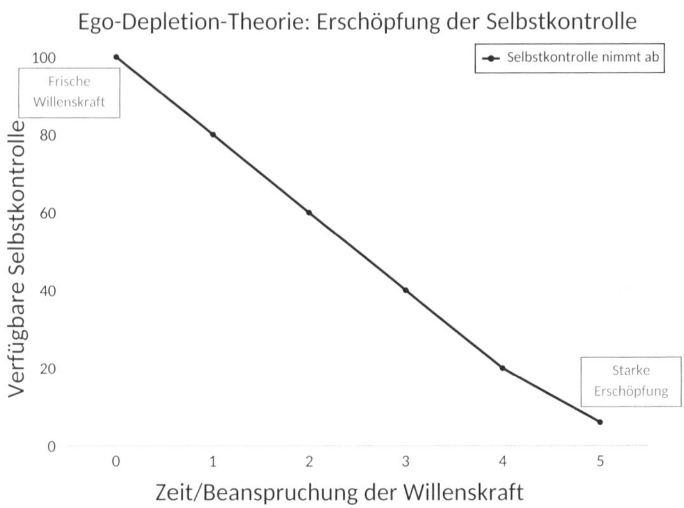

Diese Theorie, vor allem durch den Psychologen Roy Baumeister populär gemacht, besagt, dass Willenskraft wie ein Muskel funktioniert, der bei übermäßigem Einsatz erschöpft werden kann. Frühere Studien zeigten, dass nach Aufgaben, die Willenskraft erforderten, Menschen weniger dazu in der Lage waren, weitere Herausforderungen erfolgreich zu bewältigen.[21] Eine Meta-Analyse von Hagger et al. (2010) unterstützte diese Sichtweise.[22]

Was sagt uns das jetzt aber? Können wir unsere Willenskraft trainieren? Schaffen wir es so, die Chipstüte abends geschlossen zu lassen oder mehr vernünftige und rationale Entscheidungen im Alltag zu treffen? Schauen wir mal weiter.

Allerdings spielt auch die Selbstwahrnehmung eine entscheidende Rolle für deine Willenskraft. Das macht es generell ziemlich schwer, sich auf Studien zu verlassen, da jeder Mensch ein Individuum ist und wir sehr emotionale Lebewesen sind. Zudem sind wir meist Sklaven unserer Erwartungen und verhalten uns oft dem Ziel entsprechend, welches wir gerne erzielen würden.

In einer späteren Studie konnte festgestellt werden, dass der Glaube an die (Un-)Begrenztheit der eigenen Willenskraft eine entscheidende Rolle spielt. Personen, die glaubten, dass Willenskraft unendlich sei, zeigten weniger Anzeichen von Erschöpfung und schnitten bei Tests besser ab. Diese Studie legt nahe, dass unser Glaube an unsere Fähigkeit zur Selbstkontrolle Einfluss darauf hat, wie erschöpft wir uns nach anspruchsvollen Aufgaben fühlen.[23]

Unser Glaube an etwas ist allerdings auch entscheidend, wie wir uns verhalten und auch handeln. Zunächst solltest du dich also selbst darauf konditionieren, an deine Willensstärke zu glauben – eine Fähigkeit, die sich trainieren lässt. Die beste Methode hierfür ist, dir täglich vor Augen zu führen, dass du diese Kraft besitzt. Das kann in unterschiedlichen Formen passieren. Entweder du schreibst es dir in ein Tagebuch oder sagst es dir jeden Morgen vor dem Spiegel selbst ins Gesicht. Hier ist deiner Kreativität freien Lauf gelassen. Ich persönlich schreibe jeden Morgen Tagebuch und setze mir klare Ziele für meinen Tag. Und wichtig: Am Ende des Tages wird abgerechnet: Was hat gut funktioniert? Was hat nicht so gut funktioniert? Probier es mal aus, falls du es bisher noch nicht gemacht hast.

Deine Selbstkontrolle ist trainierbar und sorgt so auch für mehr Willenskraft! Eine Studie aus dem Jahr 1999 deutet darauf hin, dass Menschen, die in einer experimentellen Situation über mehrere Wochen regelmäßig Übungen zur Selbstkontrolle durchführen (z. B. gerade Haltung, Vermeidung ungesunder Snacks – ja du hast richtig gelesen: Auch das ist Training der Selbstkontrolle!), auch in anderen Bereichen ihres Lebens eine gesteigerte Selbstkontrolle zeigen.[24] Wenn du also merkst, dass du oft die Kontrolle verlierst und emotional entscheidest, wenn wieder einmal der „Elefant durchgeht“ und dein Reiter ihn nicht kontrollieren kann, dann trainiere deine Selbstkontrolle und Willenskraft. Ein paar Methoden, wie du das machen kannst, werde ich dir in den folgenden Kapiteln noch erläutern.

Hast du schon einmal von der bekannten Marshmallow-Studie gehört? Hier wurde die Fähigkeit von Kindern, auf eine sofortige Belohnung zu verzichten, untersucht. Die Studie fand heraus, dass Menschen, die eine hohe Willenskraft in jungen Jahren zeigen, später im Leben erfolgreicher sind.[25] Das heißt nicht, dass jetzt alles zu spät ist, wenn du selbst in jungen Jahren eher eine geringe Willenskraft hattest. Die Fähigkeit, Impulse zu kontrollieren, scheint über die Zeit hinweg trainierbar und stabil zu sein. Du hast also genau **jetzt** die Chance, deine Willenskraft zu trainieren.

Zusammenfassend lässt sich also sagen, dass Willenskraft in gewissem Maße trainiert werden kann, ähnlich wie ein Muskel. Das Training deiner Selbstkontrolle durch regelmäßige Übungen und aber auch den Glauben an die eigene Willenskraft können einen entscheidenden Einfluss darauf haben, wie gut du in der Lage bist, Herausforderungen zu bewältigen.

Es geht mir jetzt nicht nur darum, dass du es schaffst, den Schokoriegel mal in der Schublade, oder die Tüte Chips im Küchenschrank zu lassen, sondern dass du deine Selbstkontrolle und dadurch deine Willenskraft weiter trainieren und stärken kannst. Davon profitierst du nicht nur, indem es zu weniger Heißhungerattacken kommt, weil du dich besser kontrollieren kannst, sondern die positiven Effekte werden sich auf dein gesamtes Leben erstrecken. Ein wichtiger Faktor für Erfolg in sämtlichen Bereichen ist, wie sehr du eine Sache verfolgst, wie hoch deine Selbstkontrolle ist, diesem Weg treu zu bleiben und wie lange du durchhalten kannst, bevor du aufgibst.

Dieser Exkurs sollte dir nützliches Hintergrundwissen vermitteln. Losgelöst von der Theorie, dass sich Willenskraft wie ein Muskel physisch trainieren lässt (hier scheiden sich die Meinungen in der Wissenschaft), ist es wichtig, dass du an dich glaubst und von dir überzeugt bist, damit du diese Willenskraft aufbringen kannst.

Wie du eben schon gelesen hast, ist eine Methode, deine Selbstkontrolle zu trainieren, die Vermeidung von ungesunden Snacks. Das ist die typische Henne-Ei-Frage.

1. Zuerst weniger ungesunde Snacks essen, um deine Selbstkontrolle zu steigern?
2. Oder die Selbstkontrolle trainieren, um weniger ungesunde Snacks zu essen?

Beide Wege müssen Hand in Hand gehen. Betrachten wir zuerst einmal Punkt 1: Wenn du aktuell noch dazu neigst, viele Kleinigkeiten, vor allem ungesunde Snacks, zwischendurch zu essen und es dir oft schwerfällt, die Kontrolle zu behalten, dann solltest du schleunigst daran arbeiten.

Durch ungesunde Snacks und Süßigkeiten konditionierst du dein Belohnungssystem falsch!

Ungesunde Snacks, insbesondere stark verarbeitete Lebensmittel, können das Belohnungssystem deines Gehirns überstimulieren. Lebensmittel dieser Kategorie aktivieren das dopaminerge System, was kurzfristig Wohlbefinden erzeugt. Studien zeigen jedoch, dass diese Aktivierung zu Heißhungerattacken und einer geringeren Fähigkeit führen kann, Versuchungen zu widerstehen, da die sofortige Belohnung überbewertet wird.[26] Je öfter du dich dieser Versuchung also hingibst, desto öfter bist du auch geneigt, nach kurzfristigen Belohnungen zu streben, und wie du schon erfahren hast, ist unser „emotionales Hirn" – also der Elefant – für dieses Streben nach kurzfristigen Belohnungen verantwortlich. Wir wollen jedoch den Reiter „trainieren" rationalere, weitreichendere Entscheidungen zu treffen.

Die erste Methode, wie du deine generelle Selbstkontrolle (auch für alle anderen Bereiche deines Lebens) trainieren kannst, ist es, dich nicht jeder „süßen Verführung" hinzugeben, sondern standhaft zu bleiben, die Schublade geschlossen zu lassen und dich auf deine beispielsweise drei Hauptmahlzeiten zu fokussieren.

Es gilt, dich selbst so zu konditionieren, dass du dich nicht diesen Versuchungen hingibst. Natürlich gibt es ein paar Tipps, wie dir das leichter gelingen wird. Wenn du es nicht schaffst, deine Gelüste nach Süßigkeiten zu zügeln und dann in einen Fressrausch verfällst, gibt es einen einfachen „Super-Hack": **Iss den Schokoriegel einfach nicht! Sei es dir selbst wert, an deiner Gesundheit zu arbeiten und mehr Selbstkontrolle zu haben!**

Auswirkungen auf deine langfristige Gesundheit – Nicht nur körperlich!

Vorab ist mir noch wichtig zu sagen, dass immer die Balance entscheidend ist. Das wirst du auch öfter in diesem Buch lesen oder gelesen haben. Alles ist relativ!

Dass sich Übergewicht und überschüssiges Körperfett negativ auf deine Gesundheit auswirken und ein treibender Faktor für alle Zivilisationskrankheiten sind, muss ich dir vermutlich nicht mehr sagen. Das Ganze entsteht durch den übermäßigen Konsum von Süßigkeiten und ungesunden Lebensmitteln. Aber eben nur, wenn du **relativ** gesehen zu viel davon isst. Gegen ein gutes Stück Kuchen am Nachmittag oder ein leckeres Eis als Nachtisch spricht absolut nichts!

Aber auch auf psychischer Ebene kann sich dein Essverhalten negativ auswirken.[27] Mehr Snacks führen zu weniger Selbstkontrolle und weniger Selbstkontrolle kann sich langfristig auf deine Psyche auswirken. Du merkst also: Es ist viel mehr als nur der physische Faktor, dass du irgendwann vermutlich zu viel Körperfett mit dir herumträgst, wenn du dich ständig jeder Versuchung hingibst. Also noch einmal ein Grund mehr, um dich in diesem Bereich in Selbstkontrolle zu üben!

Blutzuckerschwankungen und deine kognitive Leistung

Unter Formel 12 werden wir noch einmal detailliert auf das Thema Blutzucker eingehen. Nachfolgend soll es darum gehen, wie deine kognitive Leistung durch deine Blutzuckerschwankungen beeinflusst wird.

Der Konsum von stark zuckerhaltigen Snacks zwischendurch sorgt dafür, dass dein Blutzuckerspiegel sehr stark ansteigt. Dein Hirn gibt der Bauchspeicheldrüse das Signal, Insulin zu produzieren, dass der Zucker aus dem Blut in die Organe oder Muskeln transportiert werden kann. Je mehr Zucker auf einmal, desto höher der Ausschlag deines Blutzuckerspiegels nach oben und desto mehr Insulin wird ausgeschüttet. Je mehr Insulin ausgeschüttet wird, desto stärker ist auch der Abfall des Blutzuckerspiegels wieder. Diese Schwankungen können sich negativ auf die kognitiven Fähigkeiten auswirken, einschließlich der Selbstkontrolle. Ein niedriger Blutzuckerspiegel wurde mit einem Mangel an Selbstdisziplin und der Tendenz, impulsive Entscheidungen zu treffen, in Verbindung gebracht. Dies liegt daran, dass das Gehirn viel Energie in Form von Glukose benötigt, um komplexe kognitive Aufgaben wie Selbstregulation auszuführen.

Spannend, oder? Wie zuvor erwähnt, kommen wir zum Thema Blutzucker noch detaillierter, mir war es wichtig, dir jetzt nur hier den Zusammenhang zwischen vielen ungesunden Snacks und deiner Selbstkontrolle aufzuzeigen. Du merkst, wie wichtig es ist, dein Essverhalten zu optimieren. Nicht nur auf physischer, sondern auch auf psychischer Ebene und zum Wohle deiner Selbstkontrolle.

ZUSAMMENFASSUNG

- **Willenskraft ist begrenzt, aber trainierbar** – Sie funktioniert wie ein Muskel und kann durch gezielte Selbstkontrolle gestärkt werden.
- **Glaube beeinflusst Willenskraft** – Menschen, die an ihre unbegrenzte Willenskraft glauben, zeigen weniger Erschöpfung.
- **Selbstkontrolle als Schlüssel** – Kleine Übungen wie bewusste Haltung oder Verzicht auf Snacks verbessern die Selbstdisziplin in allen Lebensbereichen.
- **Ernährung & Selbstkontrolle hängen zusammen** – Ungesunde Snacks trainieren das Gehirn auf kurzfristige Belohnungen, schwächen die Impulskontrolle und führen zu Blutzuckerschwankungen, die kognitive Leistung und Disziplin senken.
- **Langfristiger Erfolg durch Disziplin** – Starke Selbstkontrolle führt nicht nur zu besserer Ernährung, sondern auch zu mehr Erfolg im Beruf und Alltag.

FORMEL 12

STRESSABBAU UND FETTVERBRENNUNG: DIE KONTROLLE DEINES CORTISOLSPIEGELS

IN DIESEM KAPITEL LERNST DU VON TIMO,

warum dein Stress-Pensum dir den Weg verbaut, erfolgreich abzunehmen. Außerdem erfährst du mehr darüber, warum Cortisol zum einen super wertvoll ist, sich zum anderen aber ein chronisch erhöhter Spiegel negativ auf deinen Abnehmerfolg und deine allgemeine Gesundheit auswirkt.

Es ist enorm wichtig, die eigenen Impulse durch eine trainierte Willenskraft in Schach zu halten und Entscheidungen smart zu treffen, um dafür zu sorgen, dass dein Glas an Willenskraft nicht, oder zumindest nicht so schnell überläuft. Das sorgt wiederum dafür, dass du auch bessere Entscheidungen hinsichtlich deiner Lebensmittelauswahl treffen und deinen Elefanten (den wir in den vorherigen Kapiteln kennengelernt haben) unter Kontrolle halten kannst. Wie du im vorherigen Kapitel bereits anhand der Beispiele gelernt hast, kann Stress deine Willenskraft negativ beeinflussen.

Ich werde dir jetzt keinen Vortrag darüber halten, wie du deine Work-Life-Balance in den Griff bekommst, denn das hier soll kein Stressmanagement-Buch werden, auch wenn ich sicher einige Seiten dazu schreiben könnte. Stattdessen möchte ich dir einige Tools mitgeben, die ich für mich, aber auch durch die Arbeit mit unseren Klienten, lernen durfte. Wenn du nur einen der nachfolgenden Tipps in deinen Alltag integrieren und dein Essverhalten besser kontrollieren kannst, ist das schon ein großer Gewinn.

Stress verhindert deinen Abnehmerfolg

Ich empfinde es als sehr erstaunlich, wie stark sich das Stress-Pensum auf den Abnehmerfolg auswirkt. Wir haben immer wieder Klienten, denen es trotz einer gesunden und zielführenden Ernährung (im Kaloriendefizit) schwerfällt, abzunehmen, bzw. Körperfett zu reduzieren. Wenn wir dann tiefer bohren und nachfragen, was die Personen gerade beschäftigt und was die alltäglichen Herausforderungen sind, stellt sich oft heraus, dass das subjektive Stressempfinden extrem hoch ist. Genauso aber auch andersherum: Aufgrund der Entspannung nach einer Urlaubsreise purzeln die Kilos auf der Waage. Genau darum ist es auch so wichtig, sein Stress-Pensum im Griff zu haben und für ausreichend Entspannung zu sorgen, oder mit den alltäglichen Herausforderungen anders und besser umzugehen.

Stress und Cortisol – wirklich so schlimm?

In Zusammenhang mit Stress hast du hier im Buch schon vom Hormon Cortisol gehört. Cortisol, **das** Stresshormon. Ergänzend zum Thema Resilienz wird Cortisol zu Unrecht verteufelt, da es auch einige wichtige Eigenschaften in unserem Stoffwechsel besitzt. Gefährlich wird es aber dann, wenn der Cortisolspiegel chronisch und dauerhaft erhöht ist.

Grundlegend spielt Cortisol eng mit dem Hormon Melatonin zusammen. Melatonin macht uns abends müde und hilft uns beim Einschlafen. In den frühen Morgenstunden steigt der

Cortisolspiegel langsam an, während der Melatoninspiegel sinkt – dadurch wachen wir bekanntlich auf. Neben Cortisol werden am Morgen auch andere Hormone, wie Adrenalin und Noradrenalin, freigesetzt, die ebenfalls zur Steigerung der Wachsamkeit beitragen.

Außerdem hat Cortisol eine entzündungshemmende Wirkung, die uns hilft, kleine Entzündungsreaktionen des Körpers zu dämpfen, die über Nacht aufgetreten sein könnten. So fühlen wir uns erfrischt und weniger steif oder „verkatert" nach dem Schlaf. Cortisol hilft, den Blutdruck zu regulieren und die Herzfrequenz zu erhöhen, was notwendig ist, um nach dem Schlafen aufzuwachen und aktiv zu werden. Dies führt dazu, dass das Kreislaufsystem in Gang kommt und die Muskeln und das Gehirn besser durchblutet werden. Der hohe Cortisolspiegel am Morgen unterstützt zudem die Bereitstellung von Energie, indem er den Blutzuckerspiegel erhöht. Cortisol stimuliert die Glukoseproduktion in der Leber und stellt sicher, dass wir ausreichend Energie für den Start in den Tag haben.

Du fragst dich vielleicht, wie du den Anstieg deines Cortisolspiegels am Morgen am besten für dich nutzen kannst. Daher möchte ich dir kurz ein paar Dos and Don'ts vorstellen:

Dos and Don'ts für einen guten Start in den Tag

1. **Begib dich morgens nach dem Aufstehen direkt ins Sonnenlicht**
   Natürliches Licht, besonders blaues Licht, ist ein starker Signalgeber für den Körper, um die Produktion von Cortisol zu fördern und die von Melatonin zu reduzieren. Sonnenlicht am Morgen synchronisiert den zirkadianen Rhythmus und unterstützt den natürlichen Cortisol-Anstieg, der uns wach macht. Ein Spaziergang im Freien direkt nach dem Aufwachen oder die Nutzung einer Tageslichtlampe für ca. 20 bis 30 Minuten, besonders in

den Wintermonaten, kann dafür sorgen, dass du dich wacher und energiegeladener fühlst.

2. **Moderate Bewegung und leichtes Training**
   Ein Spaziergang, leichtes Stretching, Yoga oder andere moderate Bewegungen über zehn bis 20 Minuten genügen. Intensive Workouts sind am frühen Morgen eher zu vermeiden, da sie zu einer Überproduktion von Cortisol führen und deswegen langfristig zu einer Belastung des Körpers beitragen. Das bedeutet aber nicht, dass du vormittags überhaupt nicht trainieren darfst. Du solltest deinem Körper nur ein bis zwei Stunden Zeit geben, auf natürlichem Weg den Cortisolspiegel zu erhöhen.
3. **Trinke deinen ersten Kaffee erst ein bis zwei Stunden nach dem Aufstehen**
   Kaffee oder Tee solltest du erst etwa ein bis zwei Stunden nach dem Aufwachen trinken. Direkt nach dem Aufstehen kann Koffein den Cortisolspiegel zu schnell steigern, besonders wenn der natürliche Cortisolspiegel ohnehin noch hoch ist. Das kann dazu führen, dass du langfristig eine erhöhte Toleranz für Koffein entwickelst, sodass du immer mehr und mehr Koffein benötigst, um fit zu werden.
4. **Schaffe dir eine entspannte Morgenroutine**
   Gerade morgens ist es essenziell, dass du eine Routine für dich etablierst, die nicht sofort das Gedankenkarussell ankurbelt und dich in Stress versinken lässt. Halte dich für ein bis zwei Stunden nach dem Aufstehen von deinem Handy fern, um nicht sofort mit unangenehmen Themen konfrontiert zu werden. Schaffe dir eine entspannte Morgenroutine, mit einer kleinen Meditation, dem Lesen eines guten Buches oder was für dich sonst dafür sorgt, entspannter in den Tag zu starten. Chronischer Morgenstress hat nachweislich negative Effekte auf den Cortisolspiegel und den zirkadianen Rhythmus.

Eine entspannte Morgenroutine kann helfen, den Cortisolspiegel langfristig stabil zu halten.

5. **Etabliere feste Schlafenszeiten**
   Wenn du jeden Abend zur etwa gleichen Zeit ins Bett gehst und auch jeden Morgen zu gleichen Zeit aufstehst, entwickelt dein Körper eine Routine, die dafür sorgt, deinen Cortisolspiegel stabil zu halten. So wirst du automatisch weniger Stress empfinden und nicht dazu neigen, einen chronisch hohen Cortisolspiegel zu entwickeln.

Wenn dir bei einem der Punkte aufgefallen ist, dass du noch Defizite hast, dann arbeite unbedingt an dem Management deines Cortisolspiegels. So wird dir nicht nur das Abnehmen leichter fallen, sondern du wirst dich auch dauerhaft gelassener und entspannter fühlen.

Jetzt kommen wir aber zur Schattenseite, bzw. dem, was du unbedingt beachten solltest. Ein chronisch hoher Cortisolspiegel führt dazu, dass wir mehr viszerales Körperfett einlagern.[28] Das viszerale Körperfett befindet sich im Inneren des Bauchraums und legt sich um die Organe. Wenn wir zu viel viszerales Bauchfett haben, sieht das erstens nicht gut aus und zweitens ist es auch nicht gesund, da es schnell dazu kommt, dass unsere Organe verfetten und nicht mehr richtig funktionieren.

Zudem ist es frustrierend, unter chronischem Stress gegen den Verlust von Körperfett anzukämpfen: Eigentlich ernährst du dich gesund, machst genug Sport und nimmst trotzdem nicht ab. Hier besteht auch schnell die Gefahr, dass du glaubst, noch weniger essen zu müssen und in eine Mangelernährung rutschst. Dies führt dazu, dass du nicht ausreichend mit den essenziellen Nährstoffen versorgt wirst und dein Körper noch mehr unter Stress gesetzt wird. Daher ist es umso wichtiger, dein Stressmanagement und somit deinen Cortisolspiegel unter Kontrolle zu halten.

In einer Studie konnte außerdem herausgefunden werden, dass Personen, die sehr gestresst sind, eher dazu neigen, sogenanntes „Comfort Food“ zu sich zu nehmen, also Lebensmittel und Mahlzeiten, die reich an Kalorien sind.[29] Es fungiert als eine Art Belohnung für deinen emotionalen Elefanten. Aus Sicht des rationalen Reiters allerdings völliger Quatsch.

Stress beeinflusst nicht nur unser Essverhalten, sondern sorgt auch für gewisse Stoffwechselvorgänge, die es dir schwerer machen werden, dein Körperfett zu reduzieren. Nach stressigen Tagen ist es möglich, dass dein Insulinspiegel generell erhöht ist und auch deine Insulinsensitivität abnimmt. Das bedeutet, es muss immer mehr Insulin ausgeschüttet werden, um deinen Blutzucker gleichermaßen zu reduzieren.

Jetzt hast du einige Informationen darüber bekommen, wie sich Stress auf deine Körperzusammensetzung auswirken kann, und gelernt, wie wichtig es ist, auf dein Stresspensum und das Management deines Cortisols zu achten. Nicht nur, dass es wesentlich schwerer fällt, damit lästiges Körperfett loszuwerden, es tut auch deiner allgemeinen Gesundheit und deinem Wohlbefinden nicht gut. Daher kommen wir jetzt zu einigen Tipps, wie du dein Stressempfinden kontrollieren kannst.

1. „Die Situation ist, wie sie ist“

Es ist mir wirklich ein persönliches Anliegen, diesen Punkt mit dir zu teilen. Warum?

„Die Situation ist, wie sie ist.“ Dieser Satz erinnert mich daran, wie ich mich zum ersten Mal mit dem Thema Persönlichkeitsentwicklung beschäftigt habe. Er stammt von Eckhard Tolle aus dem Video *Die Ursache für 90-95 Prozent deines Unglücklichseins.*

Zum Video:

Ein einfaches Beispiel, um dir meine Gedanken dazu näherzubringen: Wenn es draußen regnet, dann ist das einfach eine Situation, die so ist. Komplett wertneutral. **Du** entscheidest, ob das eine gute oder eine schlechte Situation ist. Sonst **niemand**! Und das solltest du dir bewusst machen. Jede Situation, die du in deinem Alltag durchlebst, ist einfach eine Situation. Was du aus ihr machst, liegt an dir!

Mit Sicherheit gibt es in deinem Leben immer wieder Situationen, die du negativ bewertest. Auch ich erwische mich selbst immer wieder dabei – Akzeptanz zu lernen, ist ein Prozess. Im ersten Schritt geht es darum, dass du eine Situation, die du normalerweise als schlechte einstufen würdest, wertneutral betrachtest. Es ist eben, wie es ist.

Im nächsten Schritt, in der Königsklasse, versuchst du dann, in jeder Situation oder jedem Geschehnis auch etwas Positives zu sehen. Nimm irgendeinen Fehler, den du die letzten Tage gemacht hast und überlege dir, was du daraus lernen und beim nächsten Mal besser machen kannst. Durch diese Erkenntnisse ist der Fehler schon gar nicht mehr so negativ.

Das lässt sich auf sämtliche Situationen übertragen. Wichtig ist, dass du mit diesem Bewusstsein durch deinen Alltag gehst. Immer wenn du dich dabei ertappst, dass du dich über etwas aufregst, denke an das Video, atme tief durch, betrachte die Situation neutral und sage zu dir selbst: „Es ist, wie es ist!" Im nächsten Schritt überlege dir, wie du diese Situation in etwas Positives umwandeln oder was du aus ihr lernen kannst.

Wenn du dieses Bewusstsein in dir trägst und damit lebst, wirst du wesentlich resilienter durch den Alltag gehen und Dinge nicht mehr so an dich heranlassen. Aber genauso wie der Muskelaufbau ist es ein Prozess, der trainiert werden will. Also bleib am Ball!

2. Suche die Herausforderung und erweitere deine Komfortzone

Ein weiterer wichtiger Punkt, um resilienter zu werden, ist es, regelmäßig die Komfortzone zu verlassen. Dazu gibt es mittlerweile super viele Ansichten und Modelle. Ich möchte dir hier meine persönliche Einschätzung und Meinung mitteilen, und was ich als am sinnvollsten erachte.

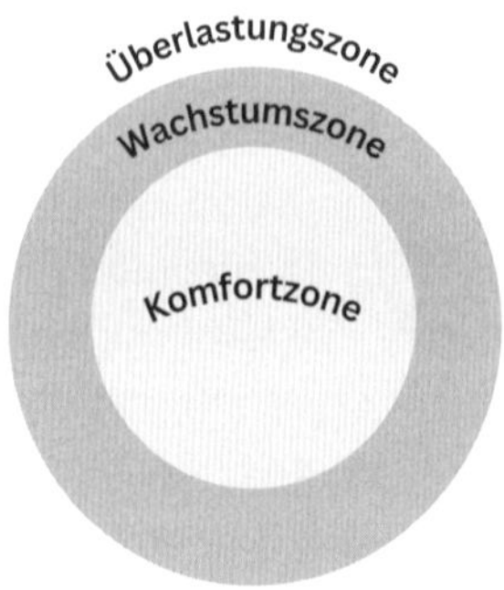

Das Bild veranschaulicht meine Sichtweise perfekt. Die Komfortzone sollte dir bekannt sein. In ihr befinden wir uns, wenn alles entspannt ist. Wenn wir uns dort aufhalten, wachsen wir aber nicht, da dort keine neuen Reize für den Körper und Geist gesetzt werden. Es ist wie im Training: Unser Körper liebt es, in einer Homöostase (also im Gleichgewicht) zu sein. Anpassung findet nur statt, wenn wir einem Reiz ausgesetzt sind, der ungewohnt und neu für uns ist. Wenn du einen Reiz für deinen Muskel erzeugen willst, musst du härter trainieren und nicht nur in deiner Komfortzone. Denn nur mit diesem Reiz wächst dein Muskel. So ist es auch mit deiner Resilienz. Sich immer nur in der Komfortzone aufzuhalten, wird dir nicht weiterhelfen.

Wenn wir uns entwickeln wollen, sollten wir uns also in der Wachstumszone aufhalten. Doch wie kommen wir dorthin? Es wird im Leben und im Alltag immer wieder Situationen geben, vor denen du Angst hast, bzw. welche du als große Herausforderung siehst. Genau solchen Situationen sollten wir uns bewusst stellen und sie dankend annehmen. Ich war zehn Jahre lang bei der Polizei. Während dieser zehn Jahre hat sich eine gewisse Routine und Sicherheit eingestellt. Ich habe mich größtenteils in meiner Komfortzone befunden – auch wenn es natürlich immer wieder gefährliche Situationen gab, die über diese hinausgingen.

Dadurch hatte ich das Gefühl, meine persönliche Entwicklung würde stagnieren. Schließlich kam der Gedanke zu kündigen auf, um dadurch weiter wachsen zu können. Meinen sicheren Job aufzugeben, hat sich damals weit außerhalb meiner Komfortzone befunden und ich dachte immer wieder: „Das kannst du doch nicht machen!" Doch für mich war schnell klar: Ich muss diese Möglichkeit ergreifen, damit ich es später nicht bereue. Denn wir bereuen am Ende unseres Lebens nicht die Dinge, die wir gemacht haben, sondern die, die wir NICHT gemacht haben!

Die neuen Herausforderungen, mit denen ich mich durch die Selbstständigkeit und das Unternehmertum konfrontiert sehe, schaffe ich es ständig, über mich hinauszuwachsen. Auch die Kündigung selbst hat mich enorm wachsen lassen.

Was will ich dir damit sagen? Du kannst versuchen, jeder Herausforderung aus dem Weg zu gehen und dich dadurch immer weiter im Kreis zu drehen. Oder du übernimmst Verantwortung, greifst die Herausforderung an und begibst dich in deine Wachstumszone. Es liegt wie immer an dir!

Du solltest aber auch darauf achten, ab wann du dich in die Überlastungszone begibst. Wenn du dich dort nur manchmal aufhältst, wird es dir nicht wirklich schaden. Bleibst du dort aber dauerhaft, wird es sich negativ auswirken. Um das zu verhindern, empfehle ich dir, regelmäßig zu reflektieren. Dafür eignet sich ein Tagebuch, in dem du dir täglich oder wöchentlich notierst, in welcher Zone du dich aktuell befindest.

Die alltäglichen Herausforderungen anzunehmen, wird dich wachsen lassen, resilienter machen und dafür sorgen, dass du weniger Stress empfindest, weil du dich diesen Aufgaben gewachsen fühlst. Und schließlich entwickelst oder behältst du durch den Abbau von Stress einen gesunden Körper.

3. Die „Pomodoro"-Technik

Die Pomodoro-Technik ist eine effektive Zeitmanagement-Methode, die Francesco Cirillo in den 1980er Jahren entwickelte und die seitdem sehr beliebt ist. Ich selbst integriere diese Technik immer wieder in meinen Alltag, um so für mehr Entlastung zu sorgen.

Der Grundgedanke der Technik besteht darin, Arbeit in feste, kurze Intervalle aufzuteilen, um die Konzentration zu maximieren und Überarbeitung zu vermeiden. Ursprünglich benannte Cirillo die Methode nach der tomatenförmigen Küchenuhr („Pomodoro" bedeutet Tomate auf Italienisch), die er zur Messung seiner Arbeitszeiten verwendete.

Der klassische Ablauf der Pomodoro-Technik beginnt mit der Festlegung einer Aufgabe, die man in Angriff nehmen möchte. Anschließend wird ein Timer auf zum Beispiel 25 Minuten gestellt – das ist ein „Pomodoro", also eine Arbeitseinheit. Während dieser Zeit arbeitet man konzentriert und vermeidet Ablenkungen jeder Art, um sich vollständig auf die Aufgabe zu fokussieren. Wenn der Timer klingelt, ist der erste Arbeitsschritt beendet, und man legt eine kurze Pause von etwa fünf Minuten ein. Diese kurze Pause dient dazu, die Gedanken zu sammeln, kurz zu entspannen und sich auf den nächsten Pomodoro vorzubereiten. Nach vier abgeschlossenen Pomodori – also viermal 25 Minuten konzentrierter Arbeit – folgt eine längere Pause von 15 bis 30 Minuten. Diese längere Erholungspause hilft dabei, die mentalen Ressourcen wieder aufzufüllen und neue Energie zu schöpfen, bevor die nächste Arbeitseinheit ansteht.

Die Vorteile der Pomodoro-Technik liegen in ihrer klaren Struktur, die sowohl die Effizienz als auch die Qualität der Arbeit steigert. Die Methode zwingt dich dazu, bewusst Pausen zu machen, was das Risiko verringert, dass du zu lange ohne Unterbrechung arbeitest und dadurch ineffektiv wirst oder sogar ausbrennst. Die 25-minütigen Blöcke sind ideal, um die Konzentration aufrechtzuerhalten und Ablenkungen zu minimieren, während die regelmäßigen Pausen eine regelmäßige „Akkuladung" für den Geist darstellen. So bleibt man auch über längere Zeiträume hinweg produktiv und motiviert.

Interessant ist, dass die Pomodoro-Technik nicht nur für das individuelle Arbeiten geeignet ist. Sie kann auch in Teams angewendet werden, indem alle Beteiligten denselben Rhythmus einhalten, um synchron zu arbeiten und zugleich genügend Erholungsphasen einplanen. Auch wenn die Technik relativ simpel erscheint, führt die bewusste Einteilung in Arbeit und Pause zu einer nachhaltigeren Arbeitsweise, die nicht nur die Qualität der Ergebnisse steigert, sondern auch zu einem bewussteren Umgang mit der eigenen Energie und Aufmerksamkeit führt.

Die Zeitblöcke kannst du natürlich auch für dich flexibel einteilen. Wenn du dich länger als 25 Minuten fokussiert mit Arbeitsaufgaben beschäftigen kannst, dann weite diesen zeitlichen Rahmen gerne aus. Finde deine perfekten Pomodori! Achte aber trotzdem darauf, ob deine Gedanken abschweifen. Sobald du das bemerkst, solltest du eine Pause einlegen, damit deine Produktivität nicht nachlässt. So sorgst du dafür, dass durch diese regelmäßigen Pausen, deine Willenskraft nicht so schnell erschöpft ist. Dann wird es dir eben nicht mehr oder nicht mehr so häufig passieren, dass du abends noch den Kühlschrank plünderst.

Generell ist es am wichtigsten, Pausenzeiten einzuplanen. Und es ist doch wesentlich sinnvoller, in kürzerer Zeit mehr effektiv zu erledigen, als stundenlang unfokussiert zu arbeiten. In zweiter Instanz ist es auch wichtig, dass du deine Pausenzeiten richtig nutzt, um dich wirklich zu erholen und deine Produktivität anschließend wieder zu steigern. Hier sind ein paar Vorschläge, wie du deine Pausenzeiten sinnvoll verbringst:

Pausenzeiten

1. Bewegungssnack

Bewegung erhöht die Konzentration, weil sie die Durchblutung verbessert, wodurch mehr Sauerstoff ins Gehirn gelangt und die Funktion der Neuronen unterstützt. Dadurch wird das Denken klarer und du fühlst dich wacher. Außerdem setzt sie körperliche Aktivität Neurotransmitter wie Dopamin, Serotonin und Noradrenalin frei, die für eine gute Stimmung sorgen und Fokus und Aufmerksamkeit steigern. Bewegung regt zudem die Produktion von Wachstumsfaktoren wie dem BDNF (Brain-Derived Neurotrophic Factor) an, der das Wachstum und die Vernetzung von Gehirnzellen fördert, was Gedächtnis und Lernfähigkeit verbessert. Ferner hilft Bewegung, Stress abzubauen, der oft die Konzentration blockiert und schafft so einen Zustand, in dem das Gehirn konzentriert arbeiten kann. Ein weiterer Effekt ist, dass Bewegung die Schlafqualität verbessert, was wiederum die kognitive Leistungsfähigkeit und die Fähigkeit zur Konzentration im Wachzustand unterstützt. Schließlich trainiert körperliche Aktivität nicht nur den Körper, sondern auch die Disziplin und das Durchhaltevermögen. Schon kurze Bewegungspausen, wie ein Spaziergang oder leichte Dehnübungen, können für Menschen, die viel am Schreibtisch arbeiten, positive Effekte bringen.

2. Hydrotherapie

Hydrotherapie oder auch Eisdusche genannt, ist genau das: Eine eiskalte Dusche, die unser sympathisches Nervensystem aktiviert, was uns schnell runterkommen lässt. Außerdem wird die Ausschüttung von Adrenalin und Noradrenalin verstärkt, was dafür sorgt, dass du wieder fokussierter bist.

3. Powernap
Ein Powernap ist ein kurzes Schläfchen zwischendurch. Stelle dir dazu am besten einen Wecker auf 20 bis 30 Minuten. Solltest du länger schlafen, kann sich das negativ auf dein Energielevel auswirken. Wenn du hingegen einen ausgiebigen Mittagsschlaf machen möchtest, solltest du mindestens 90 Minuten schlafen, da dann ein Schlafzyklus abgeschlossen ist und du nicht Gefahr läufst, dass dein Wecker in der Tiefschlafphase klingelt.

4. Meditation
Meditation in Form einer klassischen, angeleiteten Meditation oder auch spezielle Atemtechniken helfen dir dabei, zu entspannen. Online findest du viele geführte Meditationen, die super dafür geeignet sind.

4. Kontrolliere dein Zeitmanagement

Ein weiterer wichtiger Punkt, um dein Stress-Pensum zu reduzieren, ist dein Zeitmanagement und wie du richtig damit umgehst. Mit vielen unserer Kunden beleuchten wir deren Alltag und wie die Zeit wirklich genutzt wird. Für eine Woche soll notiert werden, wann welche Aufgaben erledigt werden. Sowohl im Privat- als auch im Berufsleben. Das lässt sich einfach über einen Zeitplan in einer Excel-Tabelle erstellen, oder aber auch mittels diverser Apps, wie Toggl Track.

Im nächsten Schritt geht es darum, Zeitblöcke in deinen Alltag zu integrieren, in welchen du dich um gewisse Themen kümmerst. Neben der Zeit für deine Arbeit sollte es genügend Zeitblöcke geben, in denen du Dinge machst, die dir guttun, wie regelmäßige Sporteinheiten. Auch die solltest du also klar einplanen, damit du sie nicht Tag um Tag aufschiebst, weil der Kalender bereits voll ist. Sieh dein Training als einen Termin mit dir selbst und trage diesen ebenfalls in deinen Kalender ein. Und wenn du dich dann in dem jeweiligen „Block“ befindest, versuche dich ausschließlich darauf zu fokussieren. Wenn etwa Familienzeit ist, dann sei auch für deine Familie da.

Zu strikte Vorgaben führen allerdings oft noch mehr Stress, wenn du in den jeweiligen Blöcken nicht alles erledigt bekommst. Hier gilt es klar zu priorisieren und sich mit dem Gedanken abzufinden, dass nicht alles erledigt werden kann. Sieh es nicht als Scheitern oder Niederlage, wenn du den Terminplan nicht 1:1 einhalten kannst, sondern nimm es eher als Anhaltspunkt zur Organisation deines Alltags.

Wenn du diese Mischung aus Planung, aber auch mentaler Freiheit für dich findest, wirst du wesentlich produktiver arbeiten als vorher und gedanklich weniger ausgelaugt sein, was wiederum für mehr Sicherheit und weniger Stress sorgt. Finde für dich das richtige Mittelmaß.

5. Auch mal NEIN sagen!

In Formel 6 haben wir das „Nein-Sagen“ schon einmal angerissen. Ergänzend soll es jetzt noch einmal darum gehen, wie du das aktive „Nein-Sagen“ und das bewusste Priorisieren als kraftvolle Werkzeuge für dein Stressmanagement einsetzen kannst. Besonders in einer Welt, die ständig neue Anforderungen an dich stellt. Vielleicht kennst du das: Oft neigt man dazu, zu allem Ja zu sagen – sei es, um anderen zu gefallen, sich hilfsbereit zu zeigen oder aus Angst, Chancen zu verpassen.

Doch dieser Automatismus führt schnell zu Überlastung und dauerhaftem Stress. Deshalb ist es wichtig, ein Gespür dafür zu entwickeln, welche Verpflichtungen zu deinen Zielen und Werten passen und wann es besser ist, höflich abzulehnen.

Beginne damit, dir deine langfristigen Ziele und aktuellen Prioritäten bewusst zu machen. Wenn du weißt, was dir wichtig ist, fällt es dir leichter abzuwägen, ob eine neue Aufgabe oder

Anfrage dazu passt. Hier hilft dir das sogenannte „Eisenhower-Prinzip".[30] Sortiere deine Aufgaben danach, wie dringend und wichtig sie sind. Dadurch wird schnell klar, was tatsächlich deine Aufmerksamkeit erfordert, was du vielleicht delegieren kannst und was gar nicht erst auf deine To-do-Liste gehört.

Nimm dir auch die Freiheit, nicht sofort reflexartig mit einem Ja zu reagieren. Eine kurze Bedenkzeit verschafft dir Raum, um bewusst zu entscheiden. So kannst du Verpflichtungen vermeiden, die später zusätzlichen Druck erzeugen. Wenn du merkst, dass eine Aufgabe mehr Belastung als Nutzen bringt, ist es oft besser, von Anfang an Nein zu sagen oder Bedingungen festzulegen. Das Nein wird so zu einem wichtigen Schutz deiner Energie. Denn jedes Ja zu einer Sache bedeutet ein Nein zu etwas anderem – oft zu deiner eigenen Erholung oder deinen persönlichen Projekten. Wenn du deine Ressourcen bewusst einteilst und auf das Wesentliche konzentrierst, bleibt dir mehr Energie und Klarheit für das, was dir wirklich wichtig ist.

Natürlich kannst du ein Nein auch respektvoll und wertschätzend formulieren, um Missverständnisse zu vermeiden. Ein Satz wie: „Ich schätze dein Vertrauen in mich, aber momentan bin ich stark eingespannt und kann dieser Aufgabe nicht die Aufmerksamkeit geben, die sie verdient", zeigt deinem Gegenüber, dass deine Absage nichts mit ihm persönlich zu tun hat, sondern auf einer ehrlichen Einschätzung deiner eigenen Kapazitäten beruht. Oft stößt diese Ehrlichkeit auf Verständnis und kann sogar die Beziehung stärken, weil du authentisch und klar kommunizierst.

Wenn du so deine Prioritäten setzt und unnötige Verpflichtungen ablehnst, gewinnst du mehr Kontrolle über deinen Alltag. Du wirst merken, wie das Gefühl, bewusst zu entscheiden, wofür du deine Zeit und Energie investierst, deinen Stress deutlich reduziert. Langfristig führt das zu mehr Klarheit, weniger Druck und einem größeren Raum für die Dinge, die dir wirklich Freude bereiten und dir Energie zurückgeben.

6. Krafttraining als Stressmanagement-Tool

Ein sehr wertvolles Tool in Bezug auf dein Stressmanagement ist regelmäßiges Krafttraining. Krafttraining hat nachweislich positive Auswirkungen auf die Stressbewältigung, da dadurch sowohl auf physiologischer als auch auf psychologischer Ebene Stress abgebaut wird. Studien belegen, dass moderate körperliche Aktivität dazu beitragen kann, den Cortisolspiegel zu senken, was langfristig stresslindernd wirkt.[31]

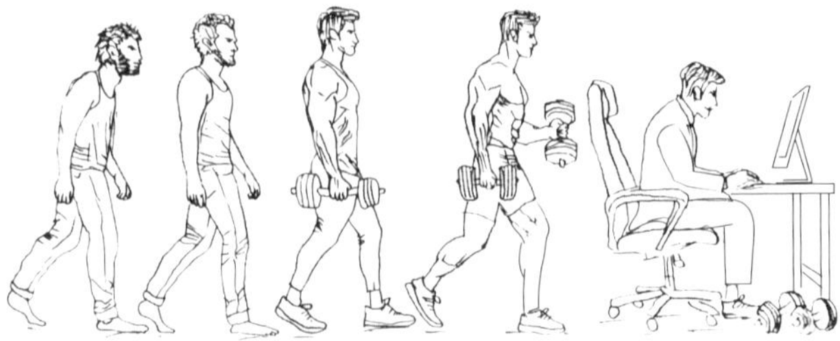

Außerdem werden durch Krafttraining Endorphine ausgeschüttet, die auch als „Glückshormone" bezeichnet werden und das Wohlbefinden steigern. Studien zeigen, dass körperliche Aktivität die Stimmung verbessern kann und als natürliche Methode zur Reduktion von Stress wirksam ist.[32]

Regelmäßiges Krafttraining kann zudem die Schlafqualität verbessern, die wiederum eine zentrale Rolle bei der Stressbewältigung spielt. Ein erholsamer Schlaf ist essenziell, um die kognitive und emotionale Stabilität zu unterstützen und hilft dem Körper, sich nach einem stressigen Tag zu regenerieren. Untersuchungen zeigen, dass Menschen, die körperlich aktiv sind, in der Regel besser schlafen und weniger Schlafstörungen aufweisen.[33]

7. Das Wichtigste: Was tut dir wirklich gut?

Bücher oder Artikel zum Thema Stressmanagement sind schön und gut, doch du musst für dich herausfinden, was davon dir wirklich guttut. Manch einer kommt mit strikten Routinen zurecht, andere setzt das wiederum noch mehr unter Druck, dementsprechend muss manch einer seinen Tag durchplanen, um entspannt zu bleiben, ein anderer ist beim Anblick seines Kalenders kurz vor dem Durchdrehen. Daher finde ich es so wichtig, dass du für dich überlegst, was dir guttut und für dich klar reflektierst, was zu deinem Alltag passt, ohne dich in ein Korsett zu zwängen.

Eine wichtige Erkenntnis daraus, die aus dem Buch von Oliver Burkeman *4000 Wochen* stammt: Auch wenn dein Zeitmanagement noch so gut ist, finde dich mit dem Gedanken ab, dass du nicht alles erledigen kannst. Das hat mir unfassbar im Alltag sehr geholfen.[34]

Bevor ich diese Erkenntnis hatte, ging ich auch eine lange Zeit falsch mit Routinen und To-do-Listen um, obwohl ich davon ein großer Fan bin. Ich bin morgens aufgestanden, habe meine Routine erledigt und dann aufs Handy geschaut. Dort sprang mir eine ellenlange To-do-Liste entgegen. Mein Puls schoss daraufhin direkt auf 180. „Ich habe heute so viel zu tun, wie soll ich das nur schaffen und wo fange ich an?" Und am Ende kam auch noch meine Frau um die Ecke und wollte, dass ich den Müll rausbringe (berechtigterweise).

Genau das ist das Problem. Vielleicht erkennst du dich hier wieder. Sich damit abzufinden, dass man nicht alles schaffen kann und auch nicht muss, ist ein großer Schritt zur geistigen Freiheit, und diese geistige Freiheit ist ein Teil deiner Gesundheit. Wenn du diesen Teil besser gemanagt bekommst, wird es dir leichter fallen, abzunehmen und gibt dir mehr Bewusstsein für deinen Körper und deine Gesundheit.

Und hast du dir schon einmal vor Augen geführt, dass das Leben endlich ist? Irgendwann sind wir alle tot, also sollten wir unsere Zeit sinnvoll nutzen.

Daher beachte folgende Dinge:

1. Wenn du eine Entscheidung treffen musst: Was ist **wirklich** wichtig? Wie ich oben geschrieben habe: Immer wenn du eine Entscheidung **für** etwas triffst, triffst du auch eine Entscheidung **gegen** etwas. Also wähle weise.
2. Jetzt können Zeitmanagement-Tools ins Spiel kommen: Wie schaffe ich es, mehr von den wichtigen Dingen in meinen Alltag zu integrieren?

Darum will ich dich jetzt auch gar nicht mit Zeitmanagement-Tools überschütten. Dafür gibt es bereits viele gute Bücher. Mir war es wichtig, dir diese Sichtweise mit auf den Weg zu geben, damit du mehr geistige Freiheit erlangen kannst.

Dir sollte jetzt klar geworden sein, wie wichtig dein Stressmanagement, aber auch der richtige Umgang mit deiner Zeit für deinen Abnehmerfolg ist. Gefühlt unendlich viele To-dos und der falsche Umgang damit sorgt für Stress.

Dauerhafte hohe Stresspegel werden es dir enorm schwer machen, deine Ziele zu erreichen und ein gesundes, glückliches und fittes Leben zu führen. Hier ist auch mal wieder Reflexion gefragt: Überlege dir, welche Situationen dich stressen und schreibe es dir auf. Dann überlege dir, wie du diese Situationen entspannter gestalten kannst. Sei es durch Zeitmanagement-Methoden oder das richtige Mindset. Ein paar Anhaltspunkte habe ich dir ja in diesem Kapitel mitgegeben.

ZUSAMMENFASSUNG

- Stressmanagement ist entscheidend für Abnehmerfolge und Gesundheit.
- Effektive Zeitplanung und Priorisierung schaffen mehr Raum für Erholung und mindern Stress.
- Morgenroutinen optimieren den Start in den Tag durch Licht, Bewegung und Ruhe, was den Hormonhaushalt positiv beeinflusst.
- Komfortzonen-Erweiterung fördert Resilienz und stärkt den Umgang mit Stresssituationen.
- Bewusste Pausen und Achtsamkeit verbessern die mentale und körperliche Regeneration.

FORMEL 13

DER ENTSCHEIDENDE UNTERSCHIED: GENUSSMITTEL VS. LEBENSMITTEL

IN DIESEM KAPITEL LERNST DU VON TIMO

den wahren Unterschied zwischen Genuss- und Lebensmitteln kennen. Dieses Bewusstsein und Verständnis werden dir mehr Klarheit in der Auswahl deiner Mahlzeiten geben. Egal, ob du vermehrt selbst kochst oder viel auf Reisen, in Meetings oder auf Netzwerktreffen unterwegs bist.

Kennst du den Unterschied zwischen Genussmitteln und Lebensmitteln? Und wenn ja, trennst du das für dich klar? Wie ist dein Bezug zu den jeweiligen Lebensmitteln?

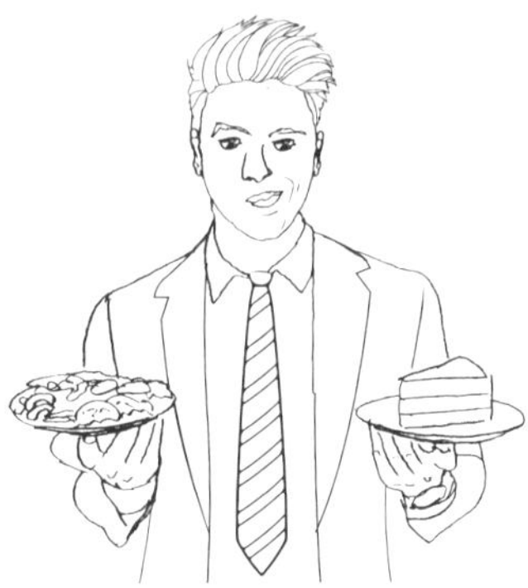

Vielleicht hast du dir auch noch gar keine Gedanken darüber gemacht, dann möchte ich dich jetzt einmal mit meinen Fragen darauf aufmerksam machen.

Schon sind wir wieder beim Thema Bewusstsein, das den meisten Menschen in Bezug auf die Ernährung verloren gegangen ist. Ich kann es verstehen, dass es oft schwerfällt, sich neben den ganzen Projekten und Erledigungen noch Gedanken darum zu machen, was es zu essen geben soll. Du bist den ganzen Tag unterwegs, da bleibt auch nicht viel Zeit zum Vorkochen, wenn die Familie am Abend auch noch genügend Aufmerksamkeit erhalten darf.

Das Problem ist, dass die Ernährung, bzw. das, was wir essen, als nebensächlich empfunden wird. Wenn ich an meine Schulzeit zurückdenke, wurde kaum über gesunde Ernährung und ein gesundes Essverhalten aufgeklärt. Ein paar biologische Grundlagen waren sicher dabei, aber was gesunde Ernährung wirklich bedeutet? Fehlanzeige.

Dabei strebt doch jeder danach, mehr Energie zu haben, besser performen zu können und das lästige Mittagstief endlich loszuwerden.

Um das zu erreichen, ist es hilfreich – neben den Tipps zum Blutzuckermanagement im vorangegangenen Kapitel (Formel 10) – zwischen Genussmitteln und Lebensmitteln klar unterscheiden zu können und aufgrund dieser Klassifizierung Entscheidungen zu treffen. Das Thema gesunde Ernährung muss also nicht so kompliziert sein, wie du es dir vielleicht bisher ausgemalt hast.

Das richtige Bewusstsein und die richtige Einordnung der Lebensmittel, die du zu dir nimmst, tragen schon einen großen Teil dazu bei, um die Dinge in deinem Gedächtnis zu aktivieren, die du über gesunde Ernährung ohnehin bereits weißt. Sei es aus Social Media, Zeitschriften, TV oder deinem Umfeld. Nicht alle Informationen daraus sind direkt Bullshit.

Eine weitere Klassifizierung für Genuss- und Lebensmittel könnte genauso gut sein, dass Genussmittel eher die Energieräuber sind und Lebensmittel die Energielieferanten. Letztendlich kannst du es wie auf einer Waage sehen: Gibt es zu viele Genussmittel und zu wenig richtige Lebensmittel, wird es dir Energie rauben. Andersherum wirst du dich fit fühlen und deine Gesundheit wird es dir auch in der Zukunft danken.

Lebensmittel – Die Basis des Lebens

Lebensmittel sind, wie der Name schon sagt, essenziell für dein Leben und damit auch für deinen beruflichen Erfolg. Sie sind die Quelle für Energie und die Bausteine, die dein Körper braucht, um Höchstleistungen zu erbringen. Ohne diese Basis läuft dein System früher oder später ins Leere. Jedes Gewebe unseres Körpers, jedes Organ, das Nervensystem, das Gehirn, einfach alles ist aus Zellen aufgebaut. Somit wird selbst unsere Gefühlslage, unsere Motivation und unser genereller Antrieb durch unsere Ernährung maßgeblich beeinflusst.

Unsere DNA enthält den Bauplan, wie die Zellen zusammengestellt und aufgebaut werden, damit sich daraus das jeweilige Gewebe bildet. Dazu wird aber auch der richtige Baustoff benötigt, und das ist zu einem riesigen Teil das Essen, das du dir tagtäglich in den Mund schiebst. Wenn du ein Haus für dich und deine Familie baust, wirst du dafür ja sicher auch keine minderwertigen Materialien verwenden. Also achte darauf, was du isst und dass du mehr nährstoffreiche, gesunde Lebensmittel zu dir nimmst.

Wenn du morgens aufstehst, vielleicht nach einer kurzen Nacht, und direkt in deinen Tag startest, dann sorgt ein vollwertiges Frühstück – mit echten Lebensmitteln, dafür, dass du deine Konzentration und Energie aufrechterhalten kannst. Denk zum Beispiel an eine Schüssel mit Beeren, Nüssen, Skyr und etwas Haferlocken, wie es hier im Buch oft empfohlen wird. Ein solches Frühstück liefert dir:

- Komplexe Kohlenhydrate, die dir lange Energie liefern,
- Eiweiß und gesunde Fette, die deine Muskeln, dein Gehirn und die Hormonproduktion unterstützen
- sowie Vitamine und Mineralstoffe, die deine Immunfunktion stärken und sämtliche Prozesse in deinem Körper geschmeidiger ablaufen lassen.

Lebensmittel liefern dir nicht nur Kalorien, sondern auch Substanzen, die dein Körper aktiv nutzen kann, um optimal zu funktionieren. Lebensmittel sind die Bausteine deines Erfolgs: Sie versorgen dich mit allem, was du brauchst, um klar zu denken, Entscheidungen zu treffen und körperlich leistungsfähig zu bleiben.

Auf den nächsten Seiten findest du eine ausführliche **Lebensmittel**-Liste, aufgeteilt in die unterschiedlichen Nährstoffprofile. Anhand dieser kannst du dir ganz einfach deine Mahlzeiten zusammenstellen. Das funktioniert sowohl, wenn du eher selbst kochst, als auch, wenn du häufig unterwegs bist und eher nur auswärts isst. Wenn du selbst kochst, optimiere einfach deine Einkaufsliste dahingehend, dass du immer mehr richtige Lebensmittel auf deine Einkaufsliste setzt. Gerne kannst du dafür auch unsere Liste verwenden, um ein besseres Gefühl dafür zu bekommen. Wenn du eher viel unterwegs bist, auf Geschäftsreisen, in Meetings oder Ähnlichem, und dazu neigst, auswärts zu essen, dann nimm dir diese Liste ebenfalls zur Hand oder verschaffe dir zumindest einen Überblick und ein Verständnis, was gesunde Lebensmittel sind. Mit diesem Wissen im Hinterkopf kannst du dann von der Speisekarte das für dich passende Gericht auswählen, das möglichst diese Kriterien erfüllt. Natürlich darf es dann im Anschluss auch noch die Mousse au Chocolat als Genussmittel sein.

Als Ergänzung zu den Listen, die du bereits aus Formel 3 zum Thema Resilienz kennst, hier nochmal weitere Tipps, Erläuterungen und grobe Einteilungen dazu:

Die Liste wahrer Lebensmittel

Obst

- **Kernobst:** Äpfel, Birnen, Quitten
- **Beeren:** Himbeeren, Brombeeren, Heidelbeeren, Johannisbeeren, Cranberrys, Stachelbeeren
- **Zitrusfrüchte:** Orangen, Mandarinen, Grapefruits, Zitronen, Limetten, Kumquats
- **Steinobst:** Kirschen, Aprikosen, Pfirsiche, Nektarinen, Zwetschgen, Mirabellen
- **Tropische Früchte:** Mango, Papaya, Ananas, Guave, Drachenfrucht, Litschi, Rambutan, Sternfrucht
- **Melonen:** Wassermelone, Honigmelone, Galiamelone, Netzmelone

Mit dem richtigen Obst nimmst du viele wichtige Vitamine und Mineralstoffe zu dir. Achte generell darauf, dass du sowohl Obst als auch Gemüse möglichst farbenfroh zu dir nimmst, um eine breite Palette an Nährstoffen abzudecken. Beachte jedoch bei einigen Obstsorten den erhöhten Fructosegehalt. Zu viel Fructose auf einmal kann zu Verdauungsproblemen führen, da unser Körper Fructose nur langsam aufnehmen kann und der Darm somit Schwierigkeiten bekommen könnte. Außerdem solltest du dir den Kaloriengehalt anschauen und nicht unbegrenzt viel Obst essen. Bananen haben zum Beispiel wesentlich mehr Kalorien als Beeren.

Gemüse

- **Blattgemüse:** Kopfsalat, Eichblattsalat, Feldsalat, Endivie, Romanasalat, Chicorée, Löwenzahnblätter
- **Kreuzblütler:** Brokkoli, Blumenkohl, Rosenkohl, Rotkohl, Weißkohl, Wirsing, Chinakohl, Grünkohl

- **Wurzelgemüse:** Karotten, Pastinaken, Petersilienwurzel, Rettich, Schwarzwurzeln, Rote Bete, Radieschen, Steckrüben
- **Stängelgemüse:** Spargel (grün und weiß), Fenchel, Staudensellerie, Rhabarber
- **Knollen:** Kartoffeln, Süßkartoffeln, Maniok, Topinambur, Yams
- **Nachtschattengewächse:** Tomaten, Paprika (rot, gelb, grün, orange), Auberginen, Chilis, Physalis
- **Pilze:** Champignons, Steinpilze, Pfifferlinge, Shiitake, Kräuterseitlinge, Morcheln, Trüffel
- **Exotisches Gemüse:** Okra, Wasserspinat, Pak Choi, Bittergurke

Im Gegensatz zu Obst kannst du Gemüse jedoch nahezu unbegrenzt in deine Ernährung integrieren. Gemüse enthält wenige Kalorien und viel Volumen, weshalb es ein wahrer Sattmacher ist. Zu jeder deftigen Mahlzeit darf auch Gemüse oder Salat nicht fehlen. Hier gilt es ebenso, so farbenfroh wie möglich zu essen.

Vollkornprodukte

- **Getreideprodukte:** Vollkornbrot, Vollkornbrötchen, Vollkornnudeln, Roggenbrot, Dinkelbrot, Pumpernickel, Knäckebrot
- **Pseudogetreide:** Quinoa, Amaranth, Buchweizen
- **Reis:** Naturreis, Wildreis, roter Reis, schwarzer Reis
- **Hafer:** Haferflocken (grob und fein), Haferkleie, Hafergrütze
- **Weitere Körner:** Gerste, Hirse, Kamut, Farro, Einkorn, Emmer, Teff
- **Snacks:** Reiswaffeln, Maiswaffeln, Dinkel-Cracker

Vollkornprodukte liefern uns komplexe Kohlenhydrate und dadurch langfristig Energie. Außerdem erhalten sie viele wertvolle Ballaststoffe, die Nahrung für unsere Darmbakterien darstellen und damit essenziell für eine gesunde Verdauung und eine gute Nährstoffaufnahme sind. Zudem halten ballaststoffreiche Lebensmittel bzw. Mahlzeiten viel länger satt – um nur mal ein paar Vorzüge zu nennen. Die Liste positiver Eigenschaften ist eigentlich noch viel länger.

Proteinhaltige Lebensmittel

- **Tierische Quellen:**
  - Fleisch: Rindfleisch, Schweinefleisch (mager), Wildfleisch (Reh, Hirsch, Wildschwein), Lamm
  - Geflügel: Hähnchen, Ente, Pute, Gans
  - Fisch: Lachs, Forelle, Thunfisch, Hering, Makrele, Sardinen, Heilbutt, Dorsch, Seelachs
  - Meeresfrüchte: Garnelen, Hummer, Langusten, Miesmuscheln, Jakobsmuscheln, Tintenfisch, Krabben
  - Eier: Hühnereier, Wachteleier, Enteneier
- **Pflanzliche Quellen:**
  - Hülsenfrüchte: Erbsen, Kidneybohnen, schwarze Bohnen, Borlottibohnen, Mungobohnen, Sojabohnen
  - Tofu und Tempeh (aus Soja)
  - Nüsse: Mandeln, Cashews, Walnüsse, Paranüsse, Macadamianüsse, Haselnüsse, Pekannüsse
  - Samen: Kürbiskerne, Sonnenblumenkerne, Leinsamen, Chiasamen, Sesam, Hanfsamen
  - Algen: Nori, Wakame, Kombu, Spirulina, Chlorella

Wie du bereits weißt, sind Proteine die wahren Baustoffe unseres Körpers. Ein weiterer positiver Effekt, der dir wahrscheinlich noch nicht bekannt war: Wenn Proteine verdaut werden, wird mehr Energie benötigt als bei anderen Nährstoffen. Das bedeutet, dass du bei ihrer Verdauung schon wesentlich mehr Energie verbrauchst und somit leichter abnehmen oder eben mehr essen kannst.

Fette und Öle

- **Pflanzliche Öle:** Olivenöl, Rapsöl, Leinöl, Walnussöl, Avocadoöl, Kokosöl, Sesamöl, Traubenkernöl, Macadamiaöl
- **Fette Lebensmittel:** Avocados, Kokosnüsse, Oliven (grün und schwarz), Tahini (Sesampaste), Erdnussbutter (zuckerfrei), Mandelmus
- **Nüsse und Samen:** Walnüsse, Pekannüsse, Pistazien, Kürbiskerne, Sonnenblumenkerne
- **Tierische Quellen:** Butter (in Maßen), Ghee, Schmalz, Fischöl

Fett und Öle sind enorm wichtig für unsere Hormonproduktion. Nimm dir als Grundsatz, deine Fette überwiegend über diese Lebensmittel zu dir zu nehmen und weniger aus tierischen Fleischprodukten oder Transfetten, wie zum Beispiel aus Frittiertem.

Milch- und Milchersatzprodukte

- **Milchprodukte:** Kuhmilch (verschiedene Fettstufen), Schafsmilch, Ziegenmilch
- **Käse:** Hartkäse (Parmesan, Cheddar, Gouda), Weichkäse (Camembert, Brie, Mozzarella), Frischkäse, Feta, Ricotta, Mascarpone
- **Fermentierte Milchprodukte:** Joghurt (Natur, griechisch), Buttermilch, Kefir, Skyr
- **Pflanzliche Milchalternativen:** Sojamilch, Mandelmilch, Hafermilch, Reismilch, Kokosmilch, Cashewmilch, Hanfmilch

Getränke

- **Wasser:** Stilles Wasser, Sprudelwasser, Infused Water (mit Früchten oder Kräutern)
- **Ungesüßte Tees:** Grüner Tee, Schwarzer Tee, Kräutertee (z. B. Pfefferminz, Kamille, Rooibos), Mate-Tee
- **Kaffee:** Schwarz, mit pflanzlicher Milch
- **Andere Getränke:** Kokoswasser, Kombucha (naturbelassen), ungesüßte Fruchtsäfte (in Maßen)

Auch Getränke sind ein sehr wichtiger Punkt und sollten in die Kategorie Lebensmittel fallen. Viele Menschen ernähren sich zwar gesund, aber dann kommen doch mal schnell zwei bis drei Gläser Cola dazwischen. Dann wird es ebenfalls schwer mit dem Abnehm-Vorhaben.

Kräuter und Gewürze

1. Klassische und regionale Kräuter

- **Basilikum:** Entzündungshemmend, fördert die Verdauung
- **Petersilie:** Reich an Vitamin C, gut für das Immunsystem
- **Schnittlauch:** Unterstützt das Herz-Kreislauf-System
- **Dill:** Beruhigt die Verdauung, wirkt antioxidativ
- **Minze:** Hilft bei Magen-Darm-Beschwerden, erfrischend
- **Rosmarin:** Fördert die Durchblutung, verbessert die Konzentration
- **Thymian:** Antibakteriell, gut bei Atemwegsinfektionen
- **Salbei:** Entzündungshemmend, gut für Mund- und Rachenhygiene
- **Oregano:** Antioxidativ, unterstützt das Immunsystem
- **Bärlauch:** Senkt Blutdruck, antibakteriell

2. Mediterrane Kräuter

- **Lorbeerblätter:** Fördern die Verdauung, wirken entzündungshemmend
- **Estragon:** Unterstützt die Verdauung, leicht entgiftend
- **Majoran:** Entzündungshemmend, beruhigt den Magen

3. Heilkräuter

- **Melisse (Zitronenmelisse):** Beruhigend, hilft bei Nervosität
- **Kamille**: Entzündungshemmend, bei Magenbeschwerden
- **Brennnessel:** Entwässernd, reich an Mineralstoffen
- **Schafgarbe:** Verdauungsfördernd, entzündungshemmend
- **Verbene (Zitronenverbene):** Beruhigend, fördert den Schlaf
- **Minze:** Erfrischend, lindert Verdauungsbeschwerden
- **Rosmarin:** Fördert die Durchblutung, stärkt das Gedächtnis

Kräuter und Gewürze werden heutzutage sehr vernachlässigt. Immer öfter kommen Geschmacksverstärker, vor allem in Fertiggerichten, zum Einsatz, um das Essen schmackhaft zu machen. Achte darauf, dass du zu einem natürlicheren Kochverhalten kommst und mehr Gewürze und Kräuter in deinen Speiseplan integrierst, oder bei der Auswahl deines Restaurants darauf achtest, dass dort „natürlich" gekocht wird.

Diese Liste soll dir dabei helfen zu verstehen, was Lebensmittel sind und wie sie zu unterteilen sind. In nächster Instanz gilt es, zu unterscheiden, welche Lebensmittel für dich richtig sind. Wo bestehen eventuell Unverträglichkeiten, und so weiter? Hier wird es aber so individuell, dass es den Rahmen sprengen würde. Mit diesen Lebensmitteln und diesem Bewusstsein wird es dir jedoch schon einmal wesentlich leichter fallen, die richtige Auswahl zu treffen.

Genussmittel – Verlockung mit Nebenwirkungen

Genussmittel hingegen sind keine Notwendigkeit, sondern ein Extra, das du dir bewusst gönnst. Gerade, wenn du gestresst bist, greifst du vielleicht häufiger zu Genussmitteln, ohne es zu merken. Das Beispiel mit dem Schokoriegel aus dem Thema Blutzuckermanagement sollte dir ja noch ein Begriff sein.

Ein weiteres Beispiel: Dein Arbeitstag war lang, und abends greifst du zu einem Glas Wein oder einem Bier, um abzuschalten. Hier sprechen wir nicht mehr von einem Lebensmittel, sondern eindeutig von einem Genussmittel. Es gibt dir vielleicht kurzfristig das Gefühl, herunterzukommen, belastet aber tatsächlich deinen Körper – besonders, wenn solche Momente zur Gewohnheit werden.

Auch Kaffee ist ein Klassiker in deinem Alltag. Du trinkst ihn wahrscheinlich, um wach und leistungsfähig zu bleiben. Doch Vorsicht: Wenn der Kaffee zu einer Mischung aus Zucker und Sirup wird, verwandelt er sich von einem potenziell unterstützenden Genussmittel in eine versteckte Kalorienbombe. Wenn Kaffee für dich zum Lebensmittel wird, also notwendig ist, um es energiegeladen durch den Tag zu schaffen, dann solltest du deinen Umgang damit mal genauer unter die Lupe nehmen. Das ist nämlich nicht normal und auch wenn es unterbewusst dazu gekommen ist, darfst du das ab heute verändern , denn Kaffee darf auch Genuss sein. Auch ich trinke gerne eine gute Tasse Kaffee, aber er darf eben nicht dazu dienen, dein Energielevel irgendwie aufrechtzuerhalten.

Ich denke, du hast verstanden, worauf ich hinaus möchte und was ich mit Genussmitteln meine. Wenn du den Unterschied zwischen Lebensmitteln und Genussmitteln kennst und in deinem Alltag anwendest, legst du die Basis für mehr Energie, Konzentration und Gesundheit. Lebensmittel sind die Grundlage, die dich trägt – Genussmittel sind der Bonus, der dein Leben bereichert, wenn du sie richtig einsetzt. Es geht nicht darum, Genussmittel komplett aus deinem Alltag zu streichen.

Erinnere dich lediglich an die Waage, von der ich bereits in Formel 8 gesprochen habe.

Auch ich baue mir bewusst Genussmomente in meinen Alltag ein. Ich liebe guten Kaffee, leckeres Eis oder eine Pizza, wenn ich mit Freunden oder der Familie ausgehe. Das solltest auch du dir auf keinen Fall entgehen lassen. Das richtige Maß ist dabei entscheidend.

Du bist viel beschäftigt und möchtest Großes erreichen. Sorge dafür, dass du deinem Körper die richtigen Mittel gibst, um dich optimal zu unterstützen – und gönn dir den Genuss, wenn der Moment passt! Stelle dir beim nächsten Mal, wenn du dir ein Genussmittel einverleibst, die Frage, ob du deinem Körper und deiner Seele damit etwas Gutes oder weniger Gutes tust. Der Genuss sollte für dich etwas Positives sein!

Mit der nächsten Formel möchte ich dir noch einige wertvolle, alltagstaugliche Tipps geben, wie du mit solchen Genussmomenten richtig umgehst.

ZUSAMMENFASSUNG

- Kenne den Unterschied zwischen Genuss- und Lebensmittel.
- Sieh Lebensmittel als Basis deiner Ernährung. Du entscheidest, welchen Treibstoff du deinem Körper gibst.
- Gönne dir Genussmomente bewusst und in Maßen. Werde dir deiner Genussmittel bewusst!
- Egal, ob im Restaurant, auf der nächsten Gala oder zu Hause: Kategorisiere deine Mahlzeiten und Lebensmittel richtig.

FORMEL 14

BEWUSSTER ESSEN, BESSER LEBEN

IN DIESEM KAPITEL FASST DIR TIMO

noch einmal die wichtigsten Punkte bezüglich eines bewussten Umgangs mit Lebens- und Genussmittel zusammen. Du erfährst in übersichtlichen und einfachen Checklisten, wie du gesunde Entscheidungen triffst, Genussmomente richtig erkennst und kleine Ausnahmen gezielt einsetzen kannst, ohne deinen Fortschritt zu gefährden. Es geht nicht darum, dir alles zu verbieten, sondern den richtigen Platz für Genussmittel in deinem Alltag zu finden.

Ich hoffe, ich konnte dir im vorherigen Kapitel etwas Klarheit über die unterschiedliche Betrachtungsweise deiner Nahrungsmittel, bzw. dem, was du dir tagtäglich zuführst, verschaffen. Wie immer ist in erster Instanz das Bewusstsein für und das Verständnis von einem gewissen Thema wichtig, sodass du anschließend etwas ändern und verbessern kannst.

Vielleicht war dir diese Betrachtungsweise auch schon bewusst, aber ist etwas in Vergessenheit geraten oder du setzt es in deinem Alltag noch gar nicht um. Keine Sorge, so geht es mir auch in anderen Bereichen. In Bezug auf Training und Ernährung ist mein Fokus und Bewusstsein natürlich sehr hoch, da ich mich jeden Tag durch meine Arbeit damit beschäftige.

Dafür gibt es andere Bereiche, in welchen ich immer wieder froh und dankbar bin, eine kleine Auffrischung zu bekommen.

Es geht nicht darum, das Rad neu zu erfinden oder die neue Spezialmethode für deinen Abnehmerfolg zu finden, sondern die Dinge, die du ohnehin schon weißt, wieder aus deinem Gedächtnis auszugraben und für dich alltagstauglich umzusetzen. Gleichzeitig solltest du darauf achten, dass du die Dinge, die für DICH wirklich wichtig sind und den größten Hebel darstellen, umsetzt. Es ist ganz klar, dass gelegentlich der Fokus flöten geht. Man kann schließlich nicht an alles denken. Oft ergibt es deswegen Sinn, jemanden an der Seite zu haben, der dir genau diese Strukturen schafft, den Fokus auf die wirklich wichtigen Dinge legt und eine objektive und effiziente Sichtweise nahebringt. Seit knapp zehn Jahren machen wir nichts anderes, und an dieser Stelle nehme ich mir mal etwas Eigenwerbung raus. Du weißt, wo du uns findest!

So, jetzt wollen wir aber mal tiefer in die Thematik dieses Kapitels einsteigen: Wie schaffst du es, gesunde Entscheidungen zu treffen, aber auch Genussmomente und Ausnahmen zuzulassen?

1. Plane deine Lebensmittel bewusst

Gute Planung ist die halbe Miete, besonders wenn die Zeit knapp ist – das kennst du sicher aus deinem Alltag. Seien es familiäre Verpflichtungen, berufliche Meetings oder auch Freizeitaktivitäten. Eine durchdachte Einkaufs- und Mahlzeitenplanung reduziert Stress, spart Zeit und verhindert impulsive Entscheidungen, die oft ungesunde Folgen haben. Denn wenn du wieder mal den Burger zum Mittagessen oder den Schokoriegel als Nachmittagssnack brauchst, hängt das meist damit zusammen, dass du nicht ordentlich vorbereitet bist.

Planung ist so wichtig, da unser Gehirn Abkürzungen liebt! Wenn du unvorbereitet bist und der Hunger zuschlägt, greifst du automatisch zu schnellen, aber oft ungesunden Optionen und die eigentlichen Genussmittel werden zu deinen Lebensmitteln. Fatal! Wenn hingegen gesunde Alternativen griffbereit sind, wird es viel leichter sein, die richtige Wahl zu treffen.

Als berufstätige Mutter oder Familienvater mit Verantwortung kannst du am Wochenende größere Mengen an Mahlzeiten vorkochen und portionieren. Diese kannst du für dich und deine Familie in den nächsten Tagen nutzen.

Für Unternehmer, die den ganzen Tag im Büro sitzen, ist ein gesunder Snack-Vorrat in der Schreibtischschublade Gold wert. Noch wichtiger ist es allerdings, eine ordentliche Mahlzeiten-Routine aufzubauen, dass es gar nicht erst zu Heißhungerattacken kommt. Außerdem ist es bedeutungsvoll, dass du dir direkt im Vorfeld gute Restaurantoptionen aussuchst. Checke also kurz, je nachdem, wo dein nächstes Meeting stattfinden wird, ob du gute Alternativen in der Nähe finden kannst. Das ist gerade wichtig, wenn du keine Zeit hast, dein Essen für mehrere Tage vorzubereiten. Die bewusste Planung ist nicht nur eine praktische Lösung, sondern auch eine Form der Selbstfürsorge, die dir erlaubt, die Kontrolle über deine Entscheidungen zu behalten und das gibt wiederum ein Gefühl von Sicherheit.

So funktioniert's in der Praxis

✔ **Vorräte auffüllen:** Halte Basics wie Haferflocken, Nüsse, Samen, Dosenbohnen, Reis oder Vollkornnudeln immer im Haus. Sie bilden die Grundlage für schnelle und gesunde Gerichte.

✔ **Vorbereitung ist alles:** Bereite am Vorabend dein Frühstück oder Mittagessen vor. Overnight-Oats, selbstgemachte Wraps oder ein Salat mit Hähnchen und Gemüse lassen sich leicht am Vorabend zubereiten.

- ✔ **Für unterwegs:** Packe Snacks ein wie Obst, Nüsse oder Vollkornriegel, damit du nicht hungrig wirst und in Versuchung gerätst, ungesunde Alternativen zu wählen.

2. Erkenne Genussmomente bewusst

Hast du dich schon einmal dabei ertappt, dass du etwas isst, ohne wirklich darüber nachzudenken? Oft greifen wir automatisch zu bestimmten Lebensmitteln, ohne den eigentlichen Grund dafür zu hinterfragen. Genau hier setzt Achtsamkeit an. Unser Gehirn reagiert auf Genussmittel wie Schokolade oder Chips mit einem Dopamin-Ausstoß – einem Glückshormon, das uns kurzzeitig besser fühlen lässt. Doch wenn Genussmittel zur Kompensation von Emotionen genutzt werden, verlieren sie ihren echten Genusswert und können langfristig schaden.

Wenn also bei dir ein Verlangen nach etwas zu essen aufkommt, oder du ein Hungergefühl verspürst und etwas essen möchtest, überlege dir zum einen, ob das jetzt wirklicher Hunger ist und gib der Verführung nicht direkt nach. Zum anderen solltest du für dich überlegen, ob das, was du jetzt essen möchtest, ein Genussmittel oder ein richtiges Lebensmittel ist. Ein Beispiel: Wenn du nachmittags noch im Büro bist und das Verlangen nach einem Snack verspürst, überlege dir, ob es nicht sinnvoller wäre, bis zum Abendessen zu warten, was es ohnehin schon in ein bis zwei Stunden geben wird.

Wenn du dich dazu entscheidest, wirklich bewusst ein Genussmittel zu genießen, dann ist es auch wichtig, richtig damit umzugehen, dass du dir die Mahlzeit nicht gedankenlos und unnötig einverleibst, sondern es auch wirklich genießen kannst. Es macht einen Unterschied, ob du dir einfach einen Schokoriegel reinschiebst, oder das leckere Stück Torte beim Konditor mit deiner Familie genießt, und genau das ist entscheidend.

So kannst du bewusster genießen

- ✔ Vermeide Ablenkungen wie Fernsehen oder das Handy beim Essen. Konzentriere dich stattdessen auf den Geschmack und die Textur deines Essens.
- ✔ Frage dich vor dem Griff zu einem Genussmittel: „Brauche ich das jetzt wirklich, oder ist es nur eine Reaktion auf Stress?“ – Wenn es eine Reaktion auf Stress oder sonstige Emotionen ist, dann finde andere Möglichkeiten, mit diesen Emotionen klarzukommen.
- ✔ Übe Alternativen: Ein kurzer Spaziergang, eine Tasse Tee oder eine wohltuende Atemübung können oft genauso gut helfen, den Moment zu überbrücken.
- ✔ Verknüpfe deine Genussmomente auch mit emotional wertvollen Momenten.

Achtsamkeit bedeutet nicht, auf Genuss zu verzichten, sondern den Moment bewusst zu erleben und ihm so wieder mehr Wert zu geben.

3. Setze Genussmittel gezielt ein

An dieser Stelle habe ich eine Bitte an dich: Baue dir bewusst kulinarische Genussmomente ein! Diese gehören zum Leben dazu – und das ist gut so! Der Schlüssel liegt darin, sie nicht beiläufig zu konsumieren, sondern bewusst zu genießen und ihre Menge zu kontrollieren. Ich selbst baue mir auch ganz bewusst solche Genussmomente ein und nehme mir dann auch die Zeit zu genießen. In meinem Lieblings-Steak-Restaurant gibt es einen unheimlich guten American Cheesecake. Jedes Mal, wenn ich mit meinem Liebsten in diesem Restaurant bin, gönne ich mir ein Stück dieses Cheesecakes bewusst, auch wenn es schätzungsweise 600 kcal hat (das Teil ist wirklich mächtig!). Ich entscheide mich allerdings bewusst dafür, genieße es in vollen Zügen und habe danach auch kein schlechtes Gewissen. Genau so solltest auch du damit umgehen. Baue dir gezielt Genussmomente ein und streiche ungesunde und einfach unnötige Snacks aus deinem Alltag.

Wenn du dir regelmäßig kleine Freuden erlaubst, entsteht kein Gefühl des Verzichts. Das schützt dich davor, bei der nächsten Gelegenheit in alte Muster zurückzufallen. Also erlaube dir bewusst Ausnahmen.

So genießt du mit Strategie

- ✔ Wähle Qualität über Quantität. Ein Stück hochwertiger Schokolade ist oft befriedigender als eine ganze Tafel durchschnittlicher Qualität. Oder aber auch das leckere Eis deines Lieblingsitalieners ist doch wesentlich genussvoller als ein billiges Eis aus dem Supermarkt.
- ✔ Gönn dir Genussmittel bewusst: Schaffe dir einen Moment der Ruhe und genieße mit allen Sinnen. So schaffst du auch wirklich Befriedigung und fühlst dich danach wirklich gut.
- ✔ Wenn du dich dafür entschieden hast, dein Eis zu essen, dann bereue es danach auch nicht. Wenn es dafür sorgt, dass du dich danach schlecht fühlst, dann lass es sein.
- ✔ Vergiss den Cheatday: Bewusst einen Tag einzubauen, an dem es keine Grenzen gibt und alles sinnlos in sich hineingeschaufelt wird, ist einfach nur dumm. Sorry, aber das muss ich jetzt mal so direkt sagen. Viel sinnvoller ist es, immer wieder kleine, bewusste Genussmomente einzubauen und nicht einen festen Tag dafür zu definieren, an dem du sämtliche Hemmungen verlierst.

4. Baue gesunde Routinen auf

Die Struktur ist besonders in stressigen Zeiten ein verlässlicher Anker. Sie hilft dir, Entscheidungen zu automatisieren und so gesündere Gewohnheiten zu etablieren. Heutzutage wird überall in festen Prozessen und Strukturen gearbeitet. Das kennst du sicher auch von dir selbst oder deinem Unternehmen. Warum solltest du also nicht auch deine Ernährung einem gewissen Prozess unterwerfen? Natürlich in einem gesunden Maße.

Du solltest jetzt auch nicht alles zerdenken und unnötig kompliziert machen, aber gewisse Strukturen helfen dir auch einfach dabei, den Fokus auf richtige Lebensmittel zu legen und Genussmittel auch wirklich als solche wahrzunehmen. Außerdem gibt Regelmäßigkeit deinem Körper Orientierung und reduziert die Wahrscheinlichkeit von Heißhungerattacken.

So genießt du mit Strategie

- ✔ **Feste Mahlzeiten:** Halte dich an fixe Essenszeiten, um deinen Blutzuckerspiegel stabil zu halten.
- ✔ **Ausreichend trinken:** Stelle sicher, dass du genügend Wasser trinkst. Oft wird Durst mit Hunger verwechselt.
- ✔ **Schlaf optimieren:** Guter Schlaf reguliert deinen Hormonhaushalt und reduziert ungesunden Appetit.

Etabliere, wenn du Mama oder Papa bist, auch mit deinen Kindern feste Mahlzeiten-Routinen. Regelmäßige Essenszeiten helfen auch den Kleinsten, ein gesundes Essverhalten zu entwickeln. Integriere vor allem auch deine Kinder aktiv in die Mahlzeitenplanung.

5. Werde Experte deiner eigenen Bedürfnisse

Jeder Mensch ist einzigartig – und das gilt auch für den Umgang mit Genussmitteln. Während der eine abends vor dem Fernseher Heißhunger auf Chips bekommt, greift der andere aus Stress oder Frust tagsüber zu Süßigkeiten. Der Schlüssel liegt darin, deine persönlichen Muster zu erkennen und zu verstehen, was dich wirklich antreibt. Nur so kannst du gezielt Strategien entwickeln, um bewusster und gesünder mit Genussmitteln umzugehen.

Unser Essverhalten ist oft nicht rein rational, sondern wird stark von Emotionen, Gewohnheiten und äußeren Einflüssen geprägt. Häufig greifen wir zu Genussmitteln nicht aus echtem Hunger, sondern aus Langeweile, Stress, Überforderung oder schlichtweg aus Gewohnheit. Indem du diese Auslöser erkennst, kannst du die Kontrolle über deine Entscheidungen zurückgewinnen und Alternativen finden, die dich langfristig zufriedener machen.

Ein besseres Verständnis für deine eigenen Bedürfnisse hilft dir auch, unbewusste Verhaltensweisen zu reflektieren. Frage dich:

- Was passiert, wenn ich müde, frustriert oder gestresst bin? Zu welchen Lebensmitteln greife ich dann?
- Gibt es bestimmte Orte oder Situationen, die mich immer wieder in Versuchung bringen?
- Welche Alternativen könnten mir genauso viel Freude bereiten, ohne meinen Fortschritt zu gefährden? (Ein Telefonat mit einem guten Freund, ein ausgiebiger Spaziergang mit der Familie, oder auch einfach nur ein paar Push-ups).

Das Ziel ist nicht, Genussmittel vollständig zu vermeiden, sondern sie so in deinen Alltag zu integrieren, dass sie dir Freude bereiten, ohne deinen Zielen im Weg zu stehen.

So wirst du Experte deiner Bedürfnisse

1. **Führe ein Ernährungstagebuch:** Ein Ernährungstagebuch kann dir helfen, Muster und Auslöser zu erkennen. Notiere, wann und warum du zu Genussmitteln greifst, und halte auch fest, wie du dich danach fühlst. War es Hunger, Langeweile, Stress oder einfach nur eine Gewohnheit? Nach einigen Wochen wirst du Muster erkennen, die dir wertvolle Einblicke geben.
2. **Vermeide Trigger-Situationen:** Trigger-Situationen sind Momente, in denen du besonders anfällig für ungesunde Entscheidungen bist. Wenn du beispielsweise weißt, dass du abends vor dem Fernseher oft zu Chips greifst, schaffe eine neue Routine: Bereite dir vor dem Hinsetzen eine Schale mit gesünderen Alternativen wie Popcorn, Gemüsechips oder Nüssen vor. Auch der Standort von Lebensmitteln spielt eine Rolle. Positioniere gesunde Snacks wie Obst oder Nüsse gut sichtbar und verstaue Süßigkeiten und andere Versuchungen außer Sichtweite.
3. **Baue positive Rituale auf:** Erschaffe neue, gesunde Gewohnheiten, die dir Freude bereiten und dich entspannen. Wenn du oft aus Stress zu Süßigkeiten greifst, probiere stattdessen Alternativen wie eine Atemübung, einen kurzen Spaziergang oder das Hören deiner Lieblingsmusik. Diese Rituale können ebenso wirksam sein, um dein Wohlbefinden zu steigern, ohne dass Essen im Mittelpunkt steht.
4. **Investiere in hochwertige Produkte:** Wähle Genussmittel, die dir wirklich Freude bereiten und hochwertig sind. Ein Stück edle Schokolade kann oft mehr Genuss bringen als eine ganze Tafel minderwertiger Qualität. Indem du Qualität über Quantität stellst, wirst du bewusster genießen und dich schneller zufrieden fühlen.

Indem du Experte für deine eigenen Bedürfnisse wirst, baust du eine gesunde und nachhaltige Beziehung zu Lebensmitteln auf. Es geht darum, bewusste Entscheidungen zu treffen, statt dich von alten Mustern leiten zu lassen. Je besser du dich selbst verstehst, desto leichter fällt es dir, Genussmittel mit Freude, ohne schlechtes Gewissen und im Einklang mit deinen Zielen zu genießen. Am besten lernst du dich auch selbst kennen, indem du offen mit einer Vertrauensperson darüber redest, oder aber dir auch bewusst die Zeit dafür nimmst und dir gewisse Punkte aufschreibst.

Mit diesen Strategien kannst du Genussmittel gezielt und ohne schlechtes Gewissen in deinen Alltag integrieren und eine ausgewogene Ernährung sicherstellen. Es ist oft nur eine Frage deines Mindsets und deiner inneren Einstellung. Du musst kein Experte auf dem Gebiet der Ernährungslehre sein, um ein gesundes und fittes Leben zu führen.

ZUSAMMENFASSUNG

So gehst du richtig mit deinen Genussmomenten um:

- **Planung und Bewusstsein sind das A und O:** Plane deine Lebensmittelzufuhr bewusst.
- **Erkenne Genussmomente bewusst:** Wenn du das nächste Mal zu einem Snack greifst, überlege dir, ob es sich um ein Genuss- oder Lebensmittel handelt.
- **Setze Genussmittel gezielt ein** und behandle sie nicht inflationär. Schaffe dir damit schöne Momente.
- **Baue Routinen auf:** Mit der richtigen Struktur und den richtigen Leitplanken gibt es weniger Ausrutscher.
- **Werde Experte für deine Bedürfnisse:** Jeder Mensch ist anders und du musst dir im Klaren sein, wie du auf welche Situationen reagierst.

FORMEL 15

DIE WAHREN FATBURNER – OBST UND GEMÜSE

IN DIESEM KAPITEL LERNST DU VON TIMO,

warum Obst und Gemüse die wahren Fatburner sind und was es trotzdem beim Verzehr zu beachten gilt.

„Obst und Gemüse sind gesund!"

„Besser einen saftigen Salat mit Rinderstreifen als die Pizza beim Italiener!"

„Ich müsste einfach öfter mal einen Salat essen."

Es scheint allgemein verbreitet zu sein, dass Obst und Gemüse gesund sind, und doch stellen wir anhand unserer Kunden immer wieder fest, dass Menschen viel zu wenig davon konsumieren. Selbst bei denjenigen, die denken, sie würden genügend Gemüse zu sich nehmen, ist oft noch deutlich Luft nach oben. Da stellen sich immer direkt die Fragen: Wie viel soll ich denn essen, und wie kann ich dafür sorgen, dass ich mehr esse?

Laut einer Studie des Robert Koch-Institutes werden in Deutschland pro Kopf gerade einmal 285 Gramm Gemüse täglich konsumiert.[35] Selbst die Empfehlung der Deutschen

Gesellschaft für Ernährung liegt bei mindestens 400 Gramm täglich.[36] Meiner Meinung nach ist diese Empfehlung aber oft noch zu tief gestapelt. Eine gute Faustregel lautet: 500 g Obst und Gemüse pro Tag. Das könnte beispielsweise so aussehen:

- 130 g Apfel (1x mittelgroß)
- 100 g Blaubeeren (eine Handvoll)
- 150 g Möhre (2x mittelgroß)
- 120 g Brokkoli (3 – 4 Röschen)

Die Menge ist überschaubar und sollte jeder hinbekommen. Die Erfahrung zeigt jedoch, dass es sich leichter anhört, als es ist. In der Regel sehen wir bei 99 Prozent aller Kunden, mit denen wir in den vergangenen Jahren zusammengearbeitet haben, dass sie es einfach nicht schaffen, eine ausreichende Menge an Obst und Gemüse pro Tag zu sich zu nehmen. Die Ursachen sind vielfältig, aber gleichwohl solltest du dich hinterfragen und diese Menge ab heute in deinen Lebensmittelplan integrieren.

Obst und Gemüse solltest du allerdings etwas differenziert betrachten. Obst sollte ebenfalls ein fester Bestandteil unserer Ernährung sein, allerdings gilt es hier mit der Menge schon etwas mehr aufzupassen. Obst enthält Fruchtzucker und mehr Kalorien als Gemüse. Ganz bedenkenlos solltest du es also nicht konsumieren. Auf das Thema Fruchtzucker kommen wir später in diesem Kapitel noch zu sprechen. Warum ist es aber so vorteilhaft, ausreichend Gemüse zu essen? Das wollen wir jetzt noch näher beleuchten.

1. Wenig Kalorien, viele Nährstoffe

Gemüse ist extrem kalorienarm und gleichzeitig reich an Nährstoffen. Es liefert deinem Körper lebenswichtige Vitamine, Mineralstoffe und Antioxidantien, die deine Gesundheit fördern, dein Immunsystem stärken und dich leistungsfähig halten. Außerdem sind viele wertvolle sekundäre Pflanzenstoffe enthalten. Sekundäre Pflanzenstoffe sind gut für das Herz-Kreislauf-System, sie dienen als Antioxidantien (sorgen also dafür, dass die chemischen Reaktionen in unserem Körper harmloser ablaufen), kontrollieren den Cholesterinspiegel und sind gut für das Immunsystem.

2. Ballaststoffe für lang anhaltende Sättigung

Nicht nur die Nährstoffe (Vitamine, sekundäre Pflanzenstoffe usw.) sind ein ausschlaggebendes Argument, wieso du mehr Obst und Gemüse in deinen Alltag integrieren solltest, sondern auch die so wichtigen Ballaststoffe. Ballaststoffe sind unser Vehikel für ein längeres Sättigungsgefühl – und demnach weniger Heißhunger – da sie unter anderem für einen langsameren Anstieg des Blutzuckerspiegels sorgen und die Aufnahme der Nährstoffe verlangsamen.

Sie regulieren unsere Darmgesundheit, wodurch die Verträglichkeit mancher Lebensmittel sich immens verbessert. Dies hat häufig einen leichteren Verdauungsprozess und weicheren Stuhlgang zur Folge. Anstatt von teuren Darmsanierungen und sonstigem Gedöns Gebrauch zu machen, wäre eine vernünftige und ausreichende Aufnahme von Obst und Gemüse also die effektivere und Geldbeutelschonende Methode. Auch hier ist die Menge, die du tagsüber aufnehmen solltest, wirklich überschaubar:

- Frauen: 25 g pro Tag
- Männer: 30 – 38 g pro Tag

Allein durch den Verzehr nach der Faustformel – 500 Gramm Obst und Gemüse pro Tag – erreichst du bereits über die Hälfte der empfohlenen Ballaststoffmenge pro Tag (als Mann). Bei Frauen sind es schon drei Viertel der empfohlenen Menge.

Schlussendlich sind Ballaststoffe ein entscheidender Faktor für deinen Gewichtsverlust. In der Regel sind ballaststoffreiche Lebensmittel kalorienärmer, was dir wiederum dabei hilft, in ein Kaloriendefizit zu gelangen. Die Lebensmittel sind voluminöser, enthalten mehr Nährstoffe und sättigen (wie bereits angesprochen) länger. Durch ihre vielfältigen Vorteile sind Ballaststoffe wahre Wunderwaffen, weshalb ich dir ihre weiteren Vorteile nicht vorenthalten möchte:

- Verminderung von Entzündungen, die mit chronischen Krankheiten einhergehen
- Verminderung des Risikos von Diabetes durch die Verbesserung der Insulinsensitivität
- Natürliche Cholesterinsenker
- Natürliche Blutdrucksenker

3. Hoher Wassergehalt für Hydration und Effizienz

Der hohe Wasseranteil in Gemüse unterstützt deinen Körper, hydriert zu bleiben und effizient zu arbeiten. Gleichzeitig trägt es dazu bei, dass du dich voller fühlst, ohne viele Kalorien aufzunehmen. Durch die Ausdehnung des Magens entsteht ein Reiz an unseren Rezeptoren, der dafür sorgt, dass mehr Sättigungshormone ausgeschüttet werden. Das ist ein Mechanismus, um unseren Hunger besser unter Kontrolle zu bekommen. Wenn zwischendurch mal der kleine Hunger aufkommt, ist es also besser, zu ein paar Gemüsesticks, statt direkt zum Schokoriegel zu greifen, und schon sollte der Hunger weniger werden.

4. Volumen ohne schlechtes Gewissen

Gemüse bringt Volumen auf deinen Teller. Eine große Portion macht deine Mahlzeit optisch und physisch sättigender, ohne dein Kalorienbudget zu sprengen. Das ist ideal, um nachhaltig in einem Kaloriendefizit zu bleiben. Wie voll unser Teller ist, entscheidet auch darüber, wie üppig wir eine Mahlzeit wahrnehmen und beeinflusst unser Essverhalten dadurch. Wenn wir einen großen Teller vor uns haben, der nur zur Hälfte gefüllt ist, ist das wesentlich weniger befriedigend als ein Teller, der komplett voll ist. Also versuch auch einfach mal kleinere Teller zu nehmen.

5. Vielfalt für Nährstoffbalance

Die bunte Vielfalt von Gemüse sorgt nicht nur für Abwechslung, sondern auch dafür, dass dein Körper eine breite Palette an Nährstoffen erhält. Von Vitamin C in Paprika, über Eisen in Spinat bis hin zu den entzündungshemmenden Eigenschaften von Brokkoli – jedes Gemüse hat seine eigenen Vorteile. Deswegen ist es auch wichtig, so viel und farbenfrohes Gemüse zu konsumieren, dass du die ganze Bandbreite an Nährstoffen abdeckst. Ganz grob gesagt, enthält jede Farbe von Gemüse andere Nährstoffe. Hier gilt: **Treib's bunt** oder auch einfach gesagt „**Eat the Rainbow**".

Das bedeutet ganz einfach: Je bunter dein Gemüse und Obst, desto mehr verschiedene Nährstoffe nimmst du zu dir. Die Wahrscheinlichkeit, bei einer bunten Auswahl an Mängeln zu leiden, sinkt damit signifikant. Deine Aufgabe besteht nun darin, deinen Kühlschrank bzw. dein Tiefkühlfach zu inspizieren und zu überprüfen, wie bunt deine Auswahl bislang ist. Wenn du darin kaum bis wenig Gemüse und Obst oder sogar gar keines findest, wird es höchste Zeit, das zu ändern!

Ich kann dich beruhigen: Es wird anfangs Aufwand bedeuten, deine Lebens- bzw. Essgewohnheiten zu verändern. Jeder, der sagt, dass es einfach wäre, hat gewissermaßen recht, denn die Theorie ist wirklich simpel, aber nicht immer einfach umzusetzen. Das ist ein Unterschied. Du musst dir die Mühe machen, deine Einkaufsliste bzw. dein Einkaufsverhalten nach den positiven Aspekten für deine Gesundheit auszurichten, aber es wird sich auszahlen. So wirst du Positives in deinem eigenen und im Leben deiner Familie bewirken.

Um es dir zu erleichtern, habe ich dir hier eine kleine Tabelle zusammengestellt, mit der du einen Anhaltspunkt für deinen nächsten Einkauf bekommst:

Rot	**Gelb**	**Grün**	**Lila**	**Weiß**
Zwiebel	Paprika	Gurke	Aubergine	Blumenkohl
Paprika	Zitrone	Zucchini	Blaubeeren	Kohlrabi
Tomate	Banane	Brokkoli	Brombeeren	
(Kürbis)	Möhre	Lauch		
Radieschen	Mango	Kiwi		
Himbeeren	Ananas	Spinat		
		Avocado		

Gehe mit uns einkaufen! Wir erklären dir bei unserem Wocheneinkauf direkt im Supermarkt, worauf wir besonders achten und welche Lebensmittel wir dir empfehlen.

Zum Video:

Ich denke, du merkst, was für ein Gamechanger es sein kann, mehr Gemüse zu essen und doch legen so wenige Menschen den Fokus darauf. Packe dir ab morgen (oder am besten heute) zu jeder Mahlzeit mindestens 200-300 Gramm Gemüse, Rohkost oder einen üppigen Salat, statt wieder den neuesten Hack aus dem Internet zu testen. In der Box habe ich dir alle Tipps und Tricks für einen höheren Gemüsekonsum zusammengefasst. Das sind unsere „Gemüseregeln“, die wir so auch im Coaching verwenden:

Die Gemüseregeln

Regel 1: Hälfte des Tellers = Gemüse
Mindestens aber 200–300 Gramm pro Mahlzeit (bei zwei bis drei Mahlzeiten täglich).

Regel 2: Gemüse teilweise roh und teilweise gegart
Durch verschiedene Garvorgänge sind unterschiedliche Vitamine für unseren Körper verfügbar. Zwei exemplarische Beispiele: In Karotten wird Beta-Carotin durch das Kochen oder Dünsten besser freigesetzt, da die Zellwände aufgebrochen werden. Besonders mit etwas Fett (z. B. Öl) aufgenommen, kann der Körper es besser verwerten. In Paprika, Brokkoli oder Spinat ist Vitamin C in roher Form besser erhalten, da es hitzeempfindlich ist und beim Kochen teilweise zerstört wird. Besonders schonende Zubereitungsmethoden wie Dampfgaren können den Verlust reduzieren.

Regel 3: Saisonal und regional statt importiert (Alternativ: TK Gemüse)
Bevor du zu importiertem Obst und Gemüse greifst, besser auf TK-Gemüse umsteigen. Es ist nicht so verkehrt, wie sein Ruf es vermuten lässt.

Regel 4: Eat the Rainbow – Treib's bunt!
Gehe durch den Supermarkt und packe so viele unterschiedliche Farben wie möglich ein, wenn du dein Gemüse auswählst.

Regel 5: Mindestens 3x pro Woche Hülsenfrüchte einbauen
Hülsenfrüchte sind reich an Proteinen. Übertreibe es damit aber nicht. Hülsenfrüchte sind gesund, können aber in großen Mengen Blähungen verursachen und die Nährstoffaufnahme hemmen, da sie Antinährstoffe wie Phytinsäure enthalten, die Mineralstoffe wie Eisen und Zink binden. Balance ist hier der Schlüssel!

Das Thema Obst habe ich eben schon einmal angerissen. Auch hierfür gelten natürlich die Regeln, dass es reich an Vitaminen ist und daher auch ein fester Bestandteil der Ernährung sein sollte. Doch viele Personen vertragen Obst (oder bestimmte Sorten) nicht gut, was am Fruchtzucker liegen kann. Hier gilt es, auf die Menge zu achten. Das lässt sich aber ganz einfach einschätzen und ist kein Grund, sich verrückt zu machen.

Ein bedeutender Unterschied zwischen Obst und Gemüse: Obst ist oft wesentlich kalorienreicher als Gemüse. Dies bedeutet, dass man hier auch mehr auf die Menge achten sollte. Allerdings ist der Apfel immer noch wesentlich kalorienärmer als der Schokoriegel in der Schreibtischschublade!

Besonders empfehle ich dir, viele Beeren zu konsumieren. Dabei ist ganz egal welche Sorte – Berberitzen, Blaubeeren, Cranberries, Himbeeren, Stachelbeeren, Johannisbeeren, Brombeeren, Preiselbeeren, Sanddorn, Weinbeeren – sie sind alle reich an Ballaststoffen. Diese halten den Blutzuckerspiegel konstant und senken den Cholesterinspiegel. Wenn wir mehr Ballaststoffe essen, muss unsere Leber mehr Gallensäure produzieren. Dafür wird Cholesterin benötigt und von der Leber aus der Blutbahn gezogen. Zudem haben Beeren verhältnismäßig wenig Fruchtzucker und sind reich an wertvollen Mikronährstoffen (Vitamine, Spuren- und Mengenelemente).

Was hat es mit dem „bösen“ Fruchtzucker auf sich?

Fruchtzucker (Fructose) ist ein natürlicher Bestandteil vieler Früchte und ein gängiger Zuckerzusatz in Lebensmitteln. Doch nicht jeder Körper kann große Mengen davon problemlos verarbeiten. Schon mehr als 35 Gramm Fruchtzucker auf einmal können bei vielen Menschen zu unangenehmen Symptomen wie Bauchgrummeln führen. Der Grund dafür liegt in der begrenzten Menge des Proteins GLUT5 im Dünndarm. Dieses Transportprotein ist für die Aufnahme von Fruchtzucker verantwortlich. Wenn Fruchtzucker im Dünndarm nicht vollständig aufgenommen wird, gelangt er in den Dickdarm. Dort übernehmen Bakterien den Abbau, wobei Gase entstehen, die Blähungen und andere Beschwerden auslösen können. Zusätzlich wird weniger Wasser aus dem Speisebrei gezogen, was zu Durchfall führen kann.

In schwereren Fällen spricht man von einer Fructosemalabsorption, einer Unverträglichkeit, bei der der Körper nur geringe Mengen Fruchtzucker – oft weniger als 20 Gramm pro Mahlzeit – verträgt. Auch hier ist die geringe Anzahl an GLUT5-Transportern der Hauptgrund für die Beschwerden. Das Fazit: Achte auf die Menge an Fruchtzucker, die du zu dir nimmst, und höre auf die Signale deines Körpers, um Verdauungsprobleme zu vermeiden. Jetzt kannst du dir vermutlich schwer vorstellen, welches Obst wie viel Fruchtzucker hat. Für ein besseres Gefühl habe ich dir eine Tabelle mit Beispielen erstellt:

Obstsorte	**Fruchtzucker (g/100 g)**	**Hinweis**
Apfel	5,7	Mittelmäßiger Fruchtzuckeranteil.
Banane	4,9	Reifere enthalten mehr Zucker.
Birne	6,2	Höherer Fruchtzuckeranteil, kann Beschwerden auslösen.
Mango	4,7	Verträglich in moderaten Mengen.
Trauben	7,6	Sehr zuckerreich, oft als „Trigger" für Symptome.
Kirschen	6,0	Moderater Fruchtzuckeranteil, vorsichtig testen.
Wassermelone	3,7	Geringer Fruchtzuckeranteil, gut verträglich.
Erdbeeren	2,0	Sehr wenig Fruchtzucker, meist gut verträglich.
Heidelbeeren	3,6	Geringer bis moderater Anteil.
Ananas	3,8	Abhängig vom Reifegrad.

Du siehst: Du kannst normalerweise ziemlich viel Obst auf einmal verzehren, bis Fruchtzucker wirklich zum Problem wird. Welcher Mensch, wo genau seine Toleranzschwelle hat, ist individuell. Viel mehr solltest du auf den zugesetzten Fruchtzucker in verarbeiteten Speisen achten. Hier lohnt sich immer ein Blick auf die Nährwerttabelle und vor allem auf die Menge an Fruchtzucker, die enthalten ist. Fruchtzucker hat eine sehr starke Süßkraft, weshalb er häufig in der Lebensmittelindustrie verwendet wird. Da man sich teilweise auf der Nährwerttabelle vor lauter Fremdwörtern gar nicht mehr auskennt, habe ich dir in der Infobox ein paar synonyme, gängige Bezeichnungen für Fruchtzucker zusammengestellt.

1. Direkt als Fructose

- Fructose
- Fruchtzucker

2. Als Bestandteil von Zuckerarten

- Glukose-Fructose-Sirup bzw. Fructose-Glukose-Sirup (unterschiedliche Reihenfolge zeigt die Hauptkomponente)
- Maissirup bzw. High-Fructose Corn Syrup (HFCS)

3. In Form natürlicher Zuckerquellen

- Honig (enthält einen hohen Anteil an Fructose)
- Agavendicksaft
- Obstkonzentrat (z. B. Apfelsaftkonzentrat, Traubensaftkonzentrat)
- Trockenfrüchte (oft als natürlicher Fructose-Lieferant)

4. In Zuckerzusätzen oder Süßungsmitteln

- Fructosehaltiger Sirup

- Fructose-Maltose-Mischung (seltener)
- Sorbit (ein Zuckeraustauschstoff, der zu Fructose im Körper abgebaut wird)

5. Bei Inhaltsstoffen aus Obst

- „Natürlich enthaltene Zucker“
- „Fruchtzucker aus konzentriertem Fruchtsaft“
- Auf der Nährwerttabelle wird Fruchtzucker nicht separat ausgewiesen, sondern fällt unter „Zucker“.

Obst und vor allem Gemüse sollten ein wesentlicher Bestandteil deiner Ernährung sein, und warum das so ist, habe ich dir mit diesem Kapitel hoffentlich klargemacht. Nicht nur die enthaltenen Nährstoffe sind wichtig für deine Gesundheit, Gemüse ist aufgrund seiner niedrigen Kaloriendichte auch der perfekte Unterstützer für deinen Fettverlust.

ZUSAMMENFASSUNG

- Achte auf eine ausreichende Zufuhr von Gemüse (ca. 400 Gramm täglich).
- Nimm das richtige Obst in den richtigen Dosierungen zu dir.
- Greife abends auf der Couch eher mal zu leckeren Gemüsesticks mit Dip, statt zu Chips.
- Achte beim Einkaufen darauf, dass du dein Gemüse so farbenfroh wie möglich auswählst.
- Stelle dir zur Not einen Reminder oder eine Checkliste, wenn du sonst immer wieder vergisst, Gemüse oder einen Salat zu jeder Mahlzeit zu ergänzen.

FORMEL 16

KOHLENHYDRATE, GLUTEN & CO.: WAS DEIN KÖRPER WIRKLICH VERTRÄGT

IN DIESEM KAPITEL LERNST DU VON TIMO,

wie wichtig es ist, die richtigen Kohlenhydrate zu konsumieren. Ziel ist dabei, mit einigen Mythen rund um Kohlenhydrate aufzuräumen. Außerdem gibt er dir in diesem Kapitel einen klaren Leitfaden an die Hand, wie du mit Lebensmitteln umgehen solltest, die du nicht so gut verträgst. Solltest du allerdings schwerwiegende Probleme haben, solltest du immer eine Fachkraft oder einen Arzt aufsuchen!

Low Carb ist perfekt zum Abnehmen? Aber Vollkornprodukte sind doch auch gesund? Was ist dann aber mit dem bösen Gluten? Keine Kohlenhydrate nach 18 Uhr? Wenn es um das Thema Kohlenhydrate geht, kursieren sehr viele Mythen, vor allem auch, was das Thema Gluten angeht. Dabei ist Getreide ein Grundnahrungsmittel, das seit Jahrtausenden Teil unserer Ernährung ist. Doch wie bei vielen Dingen im Leben gilt auch hier: Es kommt darauf an!

Nicht alle Getreideprodukte sind gleich, und ihre gesundheitlichen Auswirkungen hängen stark von ihrer Verarbeitung und

Qualität ab. Es ist wichtig zu verstehen, was **dein** Körper verträgt bzw. was deinem Körper guttut. Jeder Mensch kann auf unterschiedliche Nahrungsmittelkategorien unterschiedlich reagieren. Für den einen stellt Weizen oder Gluten ein Problem dar, dem anderen macht das gar nichts aus. Daher darfst du diese Themen auf keinen Fall pauschalisieren. Nur weil dir jemand sagt, dass er kein Gluten verträgt, heißt das nicht, dass das wirklich so ist oder auch für dich gelten muss. Was du in welchen Mengen verträgst, gilt es für dich herauszufinden. Wie das genau geht, beschreibe ich dir später noch.

Wir Menschen sind ständig Opfer unserer Erwartungen – wir sind nun einmal sehr subjektive Wesen. In diesem Kontext bedeutet das: Allein dass wir glauben, dass Gluten ein Problem für uns sein könnte, reicht aus, um es zu einem Problem für uns zu machen. Die Erwartung kann dafür sorgen, dass wir bestimmte Lebensmittel weniger vertragen, ohne dass es wirklich eine physische Ursache hat. Das Ganze nennt sich „Nocebo-Effekt". Allein der Glaube an eine bestimmte Wirkung sorgt dafür, dass es tatsächlich so eintritt. Der Nocebo-Effekt konnte auch schon in Studien nachgewiesen werden.[37]

Ergeben Low Carb oder No Carb überhaupt Sinn?

Um darauf eine Antwort zu finden, teilen wir die Makronährstoffe (Proteine, Kohlenhydrate und Fette) in ihre Bestandteile auf. Da haben wir Proteine, welche essenziell für unseren Körper sind. Welche Funktionen sie genau haben, haben wir schon häufiger erläutert (siehe Formel 3). Fette sind ebenfalls wichtige Bestandteile unserer Ernährung, da sie an vielen Körperfunktionen (Hormonproduktion, Futter für Darmbakterien, Schmier- und Gleitmittel an Gelenken …) beteiligt sind.

Und dann haben wir eben noch die Kohlenhydrate. Sie sind nicht essenziell. Das Gehirn braucht zwar Kohlenhydrate zum Überleben, diese können aber auch aus Proteinen und Fetten (Gluconeogenese) hergestellt werden.

Wenn es also darum geht, abzunehmen und in ein Kaloriendefizit zu kommen, sind Kohlenhydrate die geeignete Variable, die nach unten korrigiert werden kann. Sprich, am ehesten sollten wir an den Kohlenhydraten sparen, wenn wir in ein Kaloriendefizit kommen möchten.

Ein vollständiger Verzicht auf Kohlenhydrate birgt allerdings Risiken. In einer Low-Carb-Diät nimmst du nur sehr wenige bis gar keine Ballaststoffe zu dir. Weniger Ballaststoffe bedeuten eine eingeschränkte Darmgesundheit, was Verdauungsprobleme und langfristig auch chronische Erkrankungen begünstigen kann. Zudem enthalten Vollkorngetreide wichtige Mikronährstoffe wie B-Vitamine, Eisen und Magnesium, die bei einer kohlenhydratarmen Ernährung oft zu kurz kommen.

Kohlenhydrate sind die perfekten Energielieferanten, wenn es um körperliche Leistungsfähigkeit oder auch sportliche Betätigung geht. Gezielt eingesetzt, liefern sie unserem Körper also die notwendige Energie. Du merkst: So ganz ohne Kohlenhydrate könnte es problematisch werden. Was sind denn aber jetzt gute und was weniger gute Kohlenhydrate?

Die Guten: Vollkorn und natürlich verarbeitete Lebensmittel

Handwerklich hergestellte Vollkornlebensmittel wie Haferflocken, Sauerteigbrot und Vollkornnudeln sind wahre Kraftpakete für deinen Körper. Sie enthalten eine Vielzahl an Vitaminen, Mineral- und Ballaststoffen, die deine Ernährung bereichern und gleichzeitig deine Gesundheit fördern.

Ein herausragendes Beispiel ist Sauerteigbrot. Durch den natürlichen Fermentationsprozess werden die enthaltenen Nährstoffe leichter verfügbar gemacht, sodass dein Körper sie besser aufnehmen kann. Gleichzeitig sorgt die Fermentation dafür, dass das Brot bekömmlicher wird – perfekt für Menschen, die empfindlich auf bestimmte Bestandteile von Getreide reagieren. Haferflocken, insbesondere in ihrer unverarbeiteten Form, sind ein weiteres Top-Beispiel: Sie liefern nicht nur Energie, sondern auch Beta-Glucane, die den Cholesterinspiegel senken und das Herz-Kreislauf-System unterstützen. Weitere gute Kohlenhydratquellen sind:

- **Naturreis:** Er ist reich an Ballaststoffen und Mineralien wie Magnesium.
- **Quinoa:** Es ist Pseudogetreide, das zusätzlich eine gute Menge pflanzliches Eiweiß liefert.
- **Hirse:** Sie ist eine leicht bekömmliche, glutenfreie Option, die viele Mikronährstoffe enthält.
- **Süßkartoffeln:** Sie sind nicht nur sättigend, sondern auch reich an Vitaminen wie Vitamin A und liefern langanhaltende Energie.
- **Hülsenfrüchte wie Linsen, Bohnen und Kichererbsen:** Sie kombinieren komplexe Kohlenhydrate mit pflanzlichem Eiweiß und sättigen dadurch besonders lange.

Wenn du auf diese guten Kohlenhydrate setzt, stabilisierst du deinen Blutzuckerspiegel, vermeidest Heißhungerattacken und versorgst deinen Körper mit gleichmäßiger Energie über den Tag hinweg.

Die Schlechteren: Weißmehlprodukte und verarbeitete Kohlenhydrate

Weißmehlprodukte wie Toastbrot, Croissants oder herkömmliche Pasta schneiden im Vergleich deutlich schlechter ab. Sie enthalten kaum Ballaststoffe, und die meisten ihrer Nährstoffe gehen während des Herstellungsprozesses verloren. Ihr Hauptproblem ist jedoch, wie schnell sie den Blutzuckerspiegel in die Höhe treiben. Durch diese rasche Freisetzung von Energie fühlt man sich zwar kurzzeitig wach und gestärkt, doch dieses Gefühl hält nicht lange an. Bereits nach kurzer Zeit sinkt der

Blutzuckerspiegel wieder ab – oft sogar unter das Ausgangsniveau –, was Heißhunger und ein Gefühl von Energielosigkeit zur Folge hat. Besonders kritisch sind stark verarbeitete Lebensmittel wie:

- **Zuckerhaltige Frühstücksflocken:** Oft als „gesund" beworben, sind sie größtenteils mit raffiniertem Zucker vollgepumpt und haben kaum Ballaststoffe.
- **Kekse, Kuchen und Gebäck:** Diese liefern nicht nur leere Kalorien, sondern fördern durch den hohen Zucker- und Fettgehalt auch Heißhungerattacken.
- **Tiefkühlpizza und Fertiggerichte:** Neben Weißmehl enthalten sie oft versteckte Zucker, die den Blutzuckerspiegel in die Höhe treiben.
- **Fruchtjoghurts und gesüßte Milchprodukte:** Sie sehen harmlos aus, sind aber oft Zuckerbomben, die starke Blutzuckerschwankungen verursachen.
- **Softdrinks und Fruchtsäfte:** Diese flüssigen Zuckerquellen geben kurzzeitig Energie, verursachen jedoch schnell ein Energietief und liefern keinerlei sättigende Nährstoffe.

Der Schlüssel liegt darin, diese schnellen Kohlenhydrate weitgehend zu reduzieren und auf vollwertige Alternativen zu setzen. Vollkornprodukte, Hülsenfrüchte und natürliche Lebensmittel bieten deinem Körper die Nährstoffe, die er braucht, um langfristig leistungsfähig und gesund zu bleiben – ohne die Nebenwirkungen von starken Blutzuckerschwankungen.

Diese schnellen, bzw. kurzkettigen Kohlenhydrate sollten aber auch nicht per se verteufelt werden, da sie zum Beispiel vor einer Sporteinheit Energie liefern können, sodass du effektiver und mit mehr Leistungsfähigkeit trainieren kannst.

Und was ist mit dem „bösen“ Gluten?

Gluten – ein Begriff, der für viele zum Inbegriff des „Bösen“ in der Ernährung geworden ist. Doch wie problematisch ist es wirklich? Gluten ist ein Protein, das in Getreidesorten wie Weizen, Gerste und Roggen vorkommt. Es sorgt für die Elastizität des Teigs und ist verantwortlich für die fluffige Konsistenz von Brot und Gebäck. Daher wird es auch oft als das „Kleber-Eiweiß“ bezeichnet.

Die Angst vor Gluten wird häufig durch mediale Berichte und individuelle Erfahrungsberichte geschürt. Viele Menschen vermuten, dass Gluten für ihre Beschwerden verantwortlich ist, ohne dass dies je medizinisch bestätigt wird. Tatsächlich ist es kompliziert, eindeutig herauszufinden, welche Krankheit oder Unverträglichkeit vorliegt. Es gibt viele unterschiedliche Möglichkeiten, wie sich Gluten, Weizen und Kohlenhydrate negativ auf deinen Körper auswirken können:

- **Zöliakie:** Eine Autoimmunerkrankung, bei der Gluten die Darmschleimhaut schädigt.
- **Weizenintoleranz:** Eine Unverträglichkeit gegenüber bestimmten Bestandteilen des Weizens.
- **Nicht-Zöliakie-Weizensensitivität (NZWS):** Eine Diagnose, die oft gestellt wird, wenn weder Zöliakie noch Weizenallergie vorliegen, aber dennoch Beschwerden auftreten.
- **Reizdarm-Syndrom:** Eine funktionelle Störung, die oft mit ähnlichen Symptomen einhergeht. Dabei geht es nicht speziell darum, dass Gluten oder Weizen nicht vertragen werden.

Die Symptome all dieser Krankheiten sind sehr identisch und daher auch sehr schwer auseinanderzuhalten. Nur etwa fünf bis sechs Prozent der Bevölkerung in Deutschland leiden wirklich unter einer Glutenunverträglichkeit, der „Zöliakie“.

Der beste Weg zur Klärung ist eine sogenannte Eliminationsdiät (E-Diät) und ein Ernährungstagebuch. Schreibe dir genau auf, was du gegessen und wie du ein bis drei Stunden danach darauf reagiert hast. Hattest du Schmerzen im Magen? Hattest du Verdauungsprobleme? Hast du dich träge und energieloser gefühlt als sonst? Warst du stark aufgebläht?

Das sind erste Signale, dass du ein gewisses Lebensmittel nicht gut verträgst. Erstelle dir hierfür gerne eine kleine Tabelle bzw. Tagebuch. Wenn du das für ein paar Tage geführt hast, kannst du eventuell erste Muster erkennen. Ging es dir nach Milchprodukten immer nicht so gut? Warst du nach übermäßigem Konsum von Obst stark aufgebläht?

Im Folgenden findest du ein vereinfachtes Beispiel, wie ein solches Ernährungstagebuch aussehen kann. Natürlich kannst du die Spalten auch noch um die Fragen erweitern, die ich oben genannt habe.

Erstelle eine Tabelle. Füge für jeden der folgenden Punkte eine Spalte ein:

1. **Datum:** Das aktuelle Datum eintragen.
2. **Mahlzeit/Zeit:** z. B. Frühstück, Mittagessen, Abendessen oder Zwischenmahlzeit/Snack.
3. **Was habe ich gegessen?** Schreibe hier die genauen Lebensmittel und Gerichte auf.
4. **Portion/Größe:** Notiere die ungefähre Menge (z. B. 200 Gramm Haferflocken, 1 Teller Nudeln, 1 Banane).
5. **Reaktion des Körpers:** Beobachte, wie dein Körper darauf reagiert. Mögliche Hinweise: Verdauungsprobleme, Blähungen, Energieanstieg oder -abfall.
6. **Wie habe ich mich gefühlt?** Beschreibe dein allgemeines Wohlbefinden, z. B. energiegeladen, träge, zufrieden, hungrig.

Wenn du das für dich festgestellt hast, geht es darum, bestimmte Lebensmittelgruppen zu eliminieren.

Dabei werden im ersten Schritt die potenziell problematischen Lebensmittel für eine gewisse Zeit komplett gemieden (**Karenzphase**), bevor sie schrittweise wieder eingeführt werden, um die individuelle Toleranzschwelle zu ermitteln. Das bedeutet, du testest für dich, wie viel du pro Mahlzeit von dem jeweiligen Lebensmittel verträgst, ohne dass es zu Problemen führt. Am Ende sollte eine Dauerernährung stehen, die auf den persönlichen Bedarf abgestimmt ist.

Außerdem solltest du dich nicht selbst mit einer Lebensmittelunverträglichkeit diagnostizieren, denn die Erwartungshaltung, dass du Lebensmittel möglicherweise nicht verträgst, kann dazu führen, dass du sie tatsächlich schlechter verträgst. Eine neutrale Einstellung gegenüber Lebensmittelgruppen und eine fundierte Herangehensweise an das Thema „Unverträglichkeiten" sind der Schlüssel zu einer nachhaltigen, gesunden Ernährung.

Wenn es speziell um deinen Abnehmerfolg geht, ist auch immer die Frage, was du dauerhaft durchziehen kannst. Ich für meinen Teil würde niemals auf sämtliche Kohlenhydrate verzichten wollen, nur um abzunehmen. Gelegentlich eine leckere Pizza oder auch Sushi aus meinem Lieblingsrestaurant sind für mich essenziell und gehören für mich auch zu meiner sozialen und emotionalen Gesundheit einfach dazu. Aber eben alles in der richtigen Menge und in passender Qualität.

Mein Rat an dich: Nimm das alles nicht zu ernst, aber wenn du wirkliche Probleme hast, dann gehe den Problemen auch auf den Grund, damit du wieder energiegeladener bist und dich einfach rundum wohler fühlst.

ZUSAMMENFASSUNG

- **Qualität der Kohlenhydrate zählt:** Vollkorn und natürliche Lebensmittel besser als verarbeitete Produkte.
- **Gluten meist unproblematisch:** Nur wenige Menschen haben echte Unverträglichkeiten, Nocebo-Effekt beachten.
- **Low Carb nicht zwingend nötig:** Kann helfen, aber langfristig Risiken wie Nährstoffmangel und Verdauungsprobleme.
- **Individuelle Verträglichkeit:** Ernährungstagebuch und Eliminationsdiät helfen, persönliche Unverträglichkeiten zu erkennen.
- **Balance statt Verbote:** Ernährung soll nachhaltig und alltagstauglich bleiben, auch Genuss gehört dazu.

FORMEL 17

REDUZIERE STARK VERARBEITETE LEBENSMITTEL

IN DIESEM KAPITEL LERNST DU VON TIMO,

was verarbeitete Lebensmittel genau sind und was es zu beachten gilt. Außerdem wird er dir näher bringen, wie du diese besser erkennst und wie du dich Stück für Stück von ihnen lösen kannst, um nachhaltig mehr Energie zu haben, abzunehmen und gesund zu sein und zu bleiben.

Wenn an Abnehmen und Fitter-Werden gedacht wird, werden sich im selben Atemzug auch Fragen gestellt, wie:

- Was ist das beste Superfood?
- Was sind die perfekten Fatburner-Lebensmittel?
- Ist es besser, morgens oder abends mehr zu essen?
- Ist intermittierendes Fasten notwendig oder gut geeignet, um abzunehmen?
- Sind Kohlenhydrate am Abend wirklich so schlecht?

Einige dieser Fragen begegnen uns immer wieder im Netz und lassen uns daran zweifeln, was wirklich stimmt. Intermittierendes Fasten (eine Ernährungsstrategie, bei der Essens- und

Fastenphasen wechseln, z. B. 16:8 oder 5:2, um den Stoffwechsel zu verbessern und Fettabbau zu fördern) kann ein Tool sein, um abzunehmen, wenn du dadurch generell weniger Kalorien zu dir nimmst. Es bringt dir aber nichts, wenn du dein Frühstück ausfallen lässt, dich durch den Vormittag quälst und kaum Energie hast, um klare Gedanken zu fassen.

Dazu ein Beispiel von einem unserer Kunden: Wir haben intermittierendes Fasten mit ihm getestet und nach wenigen Wochen festgestellt, dass er abends immer extra große Portionen aß, weil er wusste, dass es am nächsten Morgen nichts geben wird. Das schießt dann natürlich völlig am Ziel vorbei. Schwarz-Weiß-Denken ist hierbei also nicht angebracht.

Statt Feinheiten optimieren zu wollen, solltest du den Fokus erst einmal auf die Basics legen. Sonst werden all deine Maßnahmen zum Abnehmen, wie ein Tropfen auf dem heißen Stein verpuffen oder nicht zu anhaltendem Erfolg führen. Zu diesen Basics gehört es, verarbeitete Lebensmittel zu reduzieren.

Auch dabei ist es wichtig, das Ganze genauer zu betrachten. „Verarbeitet" ist nicht per se schlecht. Es gibt auch verarbeitete Lebensmittel, die gesund sind. Hier möchte ich etwas Licht ins Dunkel bringen. Dazu gebe ich dir zunächst eine Übersicht darüber, was „verarbeitet" überhaupt bedeutet und welche unterschiedlichen Stufen es gibt. Am besten eignet sich dafür die sogenannte „Nova-Klassifizierung".

Die Nova-Klassifizierung[38]

Gruppe 1: Unverarbeitete Lebensmittel

Diese Lebensmittel kommen in ihrer natürlichen Form auf den Teller – ohne Zusatzstoffe oder industrielle Verarbeitung. Dazu gehören Wasser, Rohkost, Eier, Milch, Nüsse, Samen und Algen. Sie sind besonders nährstoffreich und bilden die Basis einer gesunden Ernährung.

Gruppe 2: Lebensmittel mit verarbeiteten Zutaten
Hierzu zählen Produkte, die nicht direkt gegessen, sondern zur Zubereitung genutzt werden, wie Öl, Butter, Mehl, Zucker und Salz. Sie entstehen durch einfache Verarbeitungsschritte wie Pressen oder Mahlen. In Maßen sind sie völlig in Ordnung, aber zu viel Zucker, Salz oder Fett kann auf Dauer ungesund sein.

Gruppe 3: Verarbeitete Lebensmittel
Lebensmittel aus Gruppe 1 und 2 werden hier weiterverarbeitet – z. B. durch Backen, Braten oder Frittieren. Dazu gehören Brot, gekochte Gerichte oder gebratene Speisen. Sie sind nicht automatisch schlecht, aber stark erhitzte Fette und frittierte Speisen können problematisch für die Gesundheit sein und liefern oft viele Kalorien.

Gruppe 4: Hochverarbeitete Lebensmittel
Diese Produkte enthalten nicht nur natürliche Zutaten, sondern auch Zusatzstoffe wie künstliche Aromen, Süßstoffe oder Konservierungsmittel. Typische Beispiele sind Fertiggerichte, Softdrinks oder Snacks mit langer Zutatenliste. Sie schmecken oft gut, sind aber meist nährstoffarm und können in großen Mengen ungesund sein. Ein Blick auf die Verpackung lohnt sich!

Was ist jetzt aber genau das Problem an verarbeiteten Lebensmitteln? **(Hoch-)Verarbeitete Lebensmittel sind reich an gesättigten Fettsäuren und Transfetten.**

Vor allem frittierte Lebensmittel der Gruppe 3 und 4 sind reich an Transfettsäuren und generell gesättigten Fettsäuren, welche sich negativ auf deine Herzgesundheit auswirken können. Viele Menschen machen sich Gedanken über Zucker, Kohlenhydrate oder gesättigte Fette, aber nur wenige haben Transfettsäuren auf dem Schirm. Dabei zählen sie zu den schädlichsten Fetten, die du konsumieren kannst – insbesondere für dein Herz-Kreislauf-System.

Doch was genau sind Transfettsäuren? Warum gelten sie als so gefährlich? Und vor allem: Wie kannst du sie vermeiden? Lass uns das genauer unter die Lupe nehmen. Transfettsäuren entstehen hauptsächlich durch die industrielle **Teilhydrierung** von pflanzlichen Ölen. Bei diesem Prozess wird das Öl chemisch verändert, sodass es länger haltbar und hitzestabiler wird. Dadurch eignen sich diese Fette besonders gut für die Lebensmittelindustrie, weil sie Produkte knuspriger machen, ihren Geschmack verbessern und ihnen eine längere Lagerfähigkeit verleihen. Transfettsäuren kommen häufig in folgenden Lebensmitteln vor:

- **Frittierte Lebensmittel** (Pommes, Chips, Chicken-Nuggets)
- **Fertiggerichte** und **Tiefkühlpizza**
- **Industriegebäck** (Donuts, Croissants, Kekse, Kuchen)
- **Margarine** und **Streichfette**
- **Fast Food** (Burger oder panierte Produkte)

Manchmal entstehen Transfettsäuren auch auf natürliche Weise, zum Beispiel in sehr geringen Mengen in tierischen Produkten wie Butter oder Käse. Diese natürlichen Varianten sind allerdings nicht annähernd so problematisch wie die industriell hergestellten Transfette. Dein Herz-Kreislauf-System ist auf ein feines Gleichgewicht von Fetten und Cholesterin angewiesen. Transfettsäuren greifen jedoch genau hier an – und zwar auf eine Weise, die gleich mehrere Risikofaktoren für Herzkrankheiten verstärkt:

1. Erhöhung des „schlechten" LDL-Cholesterins

Transfette steigern nachweislich das LDL-Cholesterin (Low-Density Lipoprotein).[39] LDL wird oft als „schlechtes" Cholesterin bezeichnet, weil es sich an den Wänden der Blutgefäße ablagern kann. Diese Ablagerungen – auch als Plaques bekannt – können die Arterien verengen und verhärten, was das Risiko für Bluthochdruck, Herzinfarkt und Schlaganfall drastisch erhöht.

2. Senkung des „guten“ HDL-Cholesterins

Das HDL-Cholesterin (High-Density Lipoprotein) ist das „gute“ Cholesterin, das überschüssige Fette aus dem Blut entfernt und zur Leber transportiert, wo sie abgebaut werden. Transfettsäuren blockieren diesen Schutzmechanismus, sodass gefährliche Fette länger in deinem Blut verbleiben.

3. Förderung von Entzündungen im Körper

Studien zeigen, dass Transfettsäuren entzündliche Prozesse im Körper verstärken. Diese sogenannten „silent inflammations“ (stille Entzündungen) bleiben oft lange unbemerkt, können aber die Entstehung von Herzkrankheiten, Diabetes und sogar Alzheimer fördern.

4. Erhöhung des Risikos für Insulinresistenz und Diabetes

Neben Herz-Kreislauf-Erkrankungen können Transfettsäuren auch deine Insulinempfindlichkeit reduzieren, was das Risiko für Typ-2-Diabetes erhöht. Eine schlechte Insulinregulation trägt außerdem zur Gewichtszunahme bei – ein weiterer Faktor, der sich negativ auf dein Herz auswirkt. Kurz gesagt: Transfettsäuren verschlechtern dein Cholesterinprofil, fördern Entzündungen und erhöhen das Risiko für Herzkrankheiten und Diabetes. Kein Wunder, dass sie von vielen Gesundheitsexperten als die „schädlichste Fettart“ überhaupt bezeichnet werden.

Wenn du jetzt wissen möchtest, wie du oft auch versteckte Transfettsäuren auf die Schliche kommst und den Konsum deutlich reduzieren kannst, dann schau in die nachfolgende Infobox.

Wie kannst du Transfettsäuren vermeiden?

Die gute Nachricht: Du kannst Transfettsäuren **komplett aus deiner Ernährung verbannen**, wenn du bewusster auswählst, was du isst. Hier sind einige Tipps dafür:

1. Vermeide stark verarbeitete Lebensmittel
Viele Fertigprodukte enthalten versteckte Transfette. Achte auf die Zutatenliste – steht dort „teilweise gehärtetes Pflanzenöl", solltest du das Produkt meiden.

2. Greife zu natürlichen Fetten
Gesunde Alternativen zu Transfetten sind:

- **Olivenöl** (besonders kalt gepresstes, extra natives)
- **Avocados**
- **Nüsse** und **Samen**
- **Fetter Fisch** (Lachs, Makrele oder Sardinen)
- **Butter in Maßen**, anstelle von Margarine

3. Meide Fast Food und frittierte Speisen
Pommes, Burger, Chicken-Nuggets oder frittierte Snacks sind wahre Transfett-Bomben. Wenn du solche Speisen trotzdem gelegentlich genießen möchtest, dann bereite sie lieber selbst zu – zum Beispiel Pommes aus dem Backofen mit hochwertigem Öl.

4. Wähle die richtigen Öle zum Kochen
Nicht jedes Öl ist gleich gut für dein Herz. Hochverarbeitete Pflanzenöle wie Sonnenblumenöl, Sojaöl oder Palmöl enthalten oft versteckte Transfette oder oxidieren schnell bei hohen Temperaturen. Bessere Alternativen:

- **Olivenöl** für kalte Speisen oder leichtes Braten
- **Kokosöl** oder **Ghee** für hohe Temperaturen
- **Leinöl** oder **Walnussöl** für Salate

5. Backe selbst, anstatt Fertiggebäck zu kaufen
Viele industrielle Backwaren – wie Croissants, Kekse oder Blätterteig-Produkte – enthalten versteckte Transfette, die für eine lange Haltbarkeit sorgen. Eine gesunde Alternative ist, mit natürlichen Zutaten **selbst zu backen**:

- **Ersatz für Margarine:** Butter, Kokosöl oder griechischer Joghurt
- **Ersatz für Weißmehl:** Dinkelmehl, Hafermehl oder Mandelmehl
- **Ersatz für raffinierten Zucker:** Honig, Datteln oder Kokosblütenzucker

Hoch verarbeitete Lebensmittel: Kalorienreich, nährstoffarm und problematisch für deine Ziele.

Das nächste Problem besteht darin, dass hoch verarbeitete Lebensmittel sehr viele Kalorien enthalten. Dadurch liefern sie sehr viel Energie trotz relativ geringer Masse. Wir wollen aber genau das Gegenteil erreichen: viel Volumen und wenige Kalorien. Zudem sind in solch verarbeiteten Lebensmitteln oft wesentlich weniger Nährstoffe enthalten. Sie enthalten weniger Ballaststoffe, weniger Vitamine und weniger Mengen- und Spurenelemente (Magnesium, Calcium, Selen, usw.).

Auch in diesem Kontext ist es also wichtig, vernünftige Essensroutinen zu entwickeln. Am besten ist hierbei, dass du dir dein Essen selbst planst und vorbereitest – was aber natürlich in einem vollgepackten Alltag nicht immer umsetzbar ist. Denke hier einfach an das Pareto-Prinzip (80 Prozent der Ergebnisse kommen von 20 Prozent des Aufwands) und mache es Stück für Stück besser. Lege aber vor allem den Fokus auf „echte“ Lebensmittel, wie Gemüse, Obst, Vollkornprodukte und unverarbeitete Proteinquellen.

Wenn du ein Produkt vor dir hast, lohnt sich auch immer der Blick auf die Zutatenliste. Je länger diese ist, umso verarbeiteter ist auch das Lebensmittel. Meistens ist es auch so: Je weniger du von der Zutatenliste verstehst, desto eher solltest du das Lebensmittel vermeiden. Ein Beispiel für ein hoch verarbeitetes Lebensmittel sind **Paprikachips**.

Zutatenliste eines typischen Chips-Produkts

- Kartoffelstärke
- Pflanzenöl (z. B. Sonnenblumenöl, Palmöl)
- Maltodextrin
- Salz
- Zucker
- Gewürze (Paprika, Zwiebelpulver, Knoblauchpulver)
- Geschmacksverstärker (Mononatriumglutamat – E621, Dinatriuminosinat – E631)
- Hefeextrakt
- Säuerungsmittel (Citronensäure – E330)
- Farbstoffe (Paprikaextrakt – E160c)

Warum sind diese Chips hoch verarbeitet?

✔ **Kartoffelstärke statt echte Kartoffeln:** Oft bestehen Chips nicht aus frischen Kartoffelscheiben, sondern aus Kartoffelpulver oder Stärke.

✔ **Hoher Fettanteil durch raffinierte Öle:** Industriell verarbeitetes Sonnenblumen- oder Palmöl mit Omega-6-Fettsäuren.

✔ **Viele künstliche Zusätze:** Geschmacksverstärker (E621), künstliche Aromen, Farbstoffe.

✔ **Zucker & Maltodextrin:** Versteckte Zuckerquellen, die unnötige Kalorien liefern und Heißhunger fördern.

Alternative?
Stattdessen kannst du selbstgemachte Chips aus Süßkartoffeln oder Zucchini machen: Dünn schneiden, mit Olivenöl, Meersalz und Paprikapulver würzen, im Ofen bei 160 °C knusprig backen

Es gibt allerdings auch viele Produkte, vor allem Fleischersatzprodukte, die zwar eine lange Zutatenliste haben, aber dennoch nicht schlecht sind, da sie auch viele gute Zutaten enthalten. Du solltest dich also nicht alleine durch die Länge der Zutatenliste abschrecken lassen, sondern genau darauf schauen, was auch tatsächlich enthalten ist.

Und wie immer gilt: Die Dosis macht das Gift. Auch ich esse gerne mal einen leckeren Burger! Achte einfach darauf, dass du es Stück für Stück besser machst. Streiche verarbeitete Lebensmittel nach und nach aus deinem Speiseplan und ersetze sie durch mehr Unverarbeitete. Du wirst langfristig deiner Gesundheit etwas Gutes tun, aber auch kurzfristig deutlich mehr Energie verspüren. Deinem Abnehmerfolg steht somit auch nichts mehr im Wege!

ZUSAMMENFASSUNG

- Achte darauf, dass du verarbeitete Lebensmittel nicht grundsätzlich verteufelst, sondern zwischen verschiedenen Verarbeitungsstufen unterscheidest.
- Prüfe bei Lebensmitteln die Zutatenliste. Je kürzer und verständlicher, desto besser.
- Vermeide hoch verarbeitete Lebensmittel mit künstlichen Zusatzstoffen, Konservierungsmitteln und Transfetten, da sie das Risiko für Herz-Kreislauf-Erkrankungen und Diabetes erhöhen.

- Reduziere frittierte und industriell hergestellte Produkte, da sie oft versteckte Transfette enthalten, die sich negativ auf deine Gesundheit auswirken.
- Setze auf natürliche Fettquellen wie Olivenöl, Avocados, Nüsse oder fetten Fisch anstelle von industriellen Streichfetten oder Margarine.
- Ersetze Fertiggerichte und Fast Food so oft wie möglich durch selbst gekochte Mahlzeiten, um unnötige Zusatzstoffe und übermäßige Kalorien zu vermeiden.
- Greife zu frischen, unverarbeiteten Lebensmitteln wie Gemüse, Obst, Vollkornprodukten und natürlichen Proteinquellen, um eine bessere Nährstoffversorgung zu gewährleisten.
- Verstehe, dass hoch verarbeitete Lebensmittel oft kalorienreich, aber nährstoffarm sind, was langfristig zu Übergewicht und Energieverlust führen kann.
- Entwickle Essensroutinen, die dir helfen, gesunde Entscheidungen im Alltag zu treffen, ohne dich unter Druck zu setzen.
- Denke daran, dass es nicht darum geht, perfekt zu essen, sondern stetig kleine Verbesserungen vorzunehmen. Je mehr du auf natürliche Lebensmittel setzt, desto mehr wirst du langfristig profitieren.

FORMEL 18

DENK AN DEINE NÜSSE!

IN DIESEM KAPITEL LERNST DU VON TIMO,

warum Nüsse echte Nährstoffbomben sind und wie sie dich mit gesunden Fetten, Proteinen und wichtigen Mikronährstoffen versorgen. Du erfährst, wie sie deinen Blutzuckerspiegel stabil halten, Heißhunger reduzieren und deine Gesundheit fördern – ohne dass du ungewollt in die Kalorienfalle tappst. Am Ende bekommst du praktische Tipps, wie du gesunde Fette ganz einfach in deinen Alltag integrieren kannst.

Im letzten Kapitel haben wir darüber gesprochen, warum du unbedingt darauf achten solltest, stark verarbeitete Lebensmittel zu reduzieren. Zum einen sind sie oft sehr hochkalorisch, wodurch du mehr Kalorien zu dir nimmst, als du verbrauchst und dadurch überschüssiges und ungesundes Körperfett ansetzt. Dieses ungesunde und überschüssige Körperfett sorgt dafür, dass das Tor für die typischen Zivilisationskrankheiten wie Herzinfarkte etc. weiter und weiter geöffnet wird und wirklich wohl wirst du dich langfristig damit nicht fühlen.

Ein weiterer Aspekt sind auch ungesunde Fette, wie Transfettsäuren, gehärtete Fette etc., die in solchen stark verarbeiteten Lebensmitteln vermehrt enthalten sind. Diese begünstigen ebenfalls, dass wir an Herz-Kreislauf-Erkrankungen erkranken und unsere Arterien „verkalken".

Noch ein kleiner Sidefact an dieser Stelle: Bevor du dir Sorgen machst, dass zwei oder drei Eier täglich deinen Cholesterinspiegel negativ beeinflussen, solltest du mehr darauf achten, weniger Transfette und mehr gesunde Fette zu konsumieren. Durch diese ungesunden Fette werden deine Blutfettwerte (LDL-Cholesterin und HDL-Cholesterin) nämlich negativ beeinflusst. Cholesterin, das wir über die Ernährung und speziell durch Eier zu uns nehmen, kann der Körper ohne Probleme ausgleichen. Der Großteil des Cholesterins wird in der Leber produziert, und wenn du mehr über die Ernährung zu dir nimmst, wird diese Produktion eben heruntergefahren. Der menschliche Körper ist hierbei ein hervorragender Regulator.

Allerdings gibt es auch gesunde Fette, wie sie in Nüssen enthalten sind. Deswegen: **Iss jeden Tag eine Handvoll Nüsse.** „Wenn Nüsse so gesund sind, warum kann ich dann nicht so viele essen, wie ich möchte?", diese Frage bekomme ich regelmäßig gestellt. Und ja, Nüsse enthalten gesundes Fett, aber trotzdem gilt es vorsichtig zu sein. Denn wie du bereits in diesem Buch erfahren hast, ist die Kalorienbilanz ein entscheidender Faktor, ob du Körperfett aufbaust oder abnimmst. Die in Nüssen enthaltenen Fette sind zwar gesund, aber dennoch enthalten Nüsse gut und gerne 450 bis 550 kcal pro 100 Gramm. Speziell, wenn du Körperfett reduzieren möchtest, kann das schnell zum Verhängnis werden.

Ein Kunde von uns dachte, es wäre eine gute Idee, seinen täglichen Schokoladen-Cravings mit Nüssen entgegenzuwirken. Doch wenn er eine Packung Nüsse öffnete, um seinen Heißhunger zu stillen, kam es nicht selten vor, dass er direkt die ganze Packung Nüsse mit 250 Gramm Inhalt aufaß. Das sind locker 1.500 kcal. **auf einmal**! Also sei mit der Menge vorsichtig. Außerdem sollten Nüsse nie eine komplette Mahlzeit ersetzen, denn dafür werden sie dich viel zu wenig sättigen.

Wie kannst du Nüsse jetzt aber sinnvoll einsetzen?

Nimm dir als Faustregel vor, täglich mindestens 30 bis 40 Gramm Nüsse zu essen. Du kannst dir die Menge auch einmal abwiegen, damit du ein Gespür dafür bekommst, wie viel das ist. Was der Sinn dahinter ist, möchte ich dir jetzt erläutern.

Nüsse jeglicher Art enthalten viele ungesättigte Fettsäuren

Ungesättigte Fettsäuren sind so etwas wie die VIPs unter den Fetten – sie machen deinem Körper richtig gute Laune! Statt sich in deinen Arterien festzusetzen wie gesättigte Fette, helfen sie dabei, dein Herz-Kreislauf-System in Schwung zu bringen. Sie senken das „schlechte" LDL-Cholesterin, pushen das „gute" HDL-Cholesterin und wirken sogar entzündungshemmend.

Besonders wertvoll sind Omega-3-Fettsäuren, die du z. B. in fettem Fisch wie Lachs, Walnüssen oder Leinsamen findest. Sie sorgen nicht nur für ein starkes Herz, sondern unterstützen auch dein Gehirn und können sogar deine Stimmung aufhellen. Omega-6-Fettsäuren sind ebenfalls wichtig, stecken in Nüssen, Sonnenblumenkernen oder hochwertigen Pflanzenölen, und helfen deinem Körper bei vielen Stoffwechselprozessen. Hier noch ein tieferer Einblick in das Thema Omega-3- und Omega-6-Fettsäuren:

Omega-3- und Omega-6-Fettsäuren sind beides essenzielle Fettsäuren – das bedeutet, dein Körper kann sie nicht selbst herstellen, sondern du musst sie über die Ernährung aufnehmen. Aber Achtung: Es kommt nicht nur darauf an, genug davon zu essen, sondern vor allem auch auf das richtige Verhältnis!

Omega-3: Alleskönner für Herz, Gehirn & Entzündungen
Omega-3-Fettsäuren sind echte Multitalente! Sie wirken entzündungshemmend, schützen dein Herz, unterstützen

dein Gehirn und fördern sogar die Regeneration nach dem Sport. Besonders wichtig sind die drei Hauptformen:

- ALA (Alpha-Linolensäure) – steckt in Leinsamen, Chiasamen und Walnüssen. Dein Körper kann ALA aber nur begrenzt in die wertvolleren Formen umwandeln.
- EPA (Eicosapentaensäure) & DHA (Docosahexaensäure) – diese beiden Superstars sind vor allem in fettem Fisch (Lachs, Makrele, Hering) enthalten und direkt verwertbar. Sie verbessern die Gehirnfunktion, reduzieren Entzündungen und können sogar das Risiko für Depressionen senken.

Omega-6: Wichtig, aber oft zu viel!
Omega-6-Fettsäuren sind ebenfalls essenziell, denn sie unterstützen das Immunsystem und sind wichtig für die Zellfunktion. Sie stecken in Sonnenblumenöl, Maisöl, Sojaöl, aber auch in Nüssen und Samen. Der Haken? Viele Menschen nehmen heutzutage zu viel Omega-6 auf – vor allem durch stark verarbeitete Lebensmittel und minderwertige Pflanzenöle.

Das richtige Verhältnis ist entscheidend!
Idealerweise sollte das Verhältnis von Omega-6 zu Omega-3 **etwa 3:1 bis 5:1** betragen. In der westlichen Ernährung liegt es aber oft bei **15:1 oder sogar 20:1** – viel zu viel Omega-6 – was Entzündungen im Körper fördern kann.

Was kannst du tun?

✔ Mehr Omega-3-reiche Lebensmittel essen: Fisch, Algenöl, Leinsamen, Chiasamen, Walnüsse

✔ Hochwertige Öle wählen: Olivenöl statt Sonnenblumenöl

- ✔ Verarbeitete Lebensmittel und billige Pflanzenöle reduzieren
- ✔ Falls du wenig Fisch isst: Omega-3-Supplemente (z. B. Fischöl oder Algenöl) können helfen

Wenn du das beachtest, gibst du deinem Körper genau das, was er braucht, um leistungsfähig zu bleiben – sei es fürs Training, die Konzentration im Job oder einfach dein allgemeines Wohlbefinden.

Diese gesunden Fette sind also ein natürlicher Boost für Energie, Konzentration und langfristige Gesundheit. Also ruhig öfter mal eine Handvoll Nüsse snacken oder das Salatdressing mit einem Schuss hochwertigem Olivenöl aufpeppen – dein Körper wird es dir danken!

Die Fette aus den Nüssen stabilisieren deinen Blutzuckerspiegel und sorgen so für weniger Heißhungerattacken

Kennst du das? Du isst eine Mahlzeit, fühlst dich kurz satt – und zwei Stunden später knurrt dein Magen wieder, als hättest du nie etwas gegessen? Das liegt oft an stark schwankendem Blutzucker. Hier kommen die Fette aus Nüssen ins Spiel – echte Gamechanger für deinen Energiehaushalt!

Die gesunden ungesättigten Fette in Nüssen sorgen dafür, dass Kohlenhydrate langsamer ins Blut abgegeben werden. Das hält deinen Blutzuckerspiegel stabil, verhindert die typischen Energie-Durchhänger und schützt dich vor plötzlichen Heißhungerattacken. Besonders in Kombination mit Eiweiß sind Nüsse eine echte Wunderwaffe gegen unkontrolliertes Snacken.

So nutzt du Nüsse für stabilen Blutzucker & weniger Heißhunger:

- ✔ **Eine Handvoll Nüsse als Snack:** am besten naturbelassen, ohne Zucker oder Salz
- ✔ **Nüsse in deine Mahlzeiten einbauen:** z. B. Mandeln ins Müsli, Walnüsse in den Salat oder Cashews in dein Gemüsegericht
- ✔ **Mit Eiweiß kombinieren:** z. B. griechischer Joghurt mit Walnüssen oder Mandelmus mit Apfelscheiben für eine noch bessere Sättigung

Besonders Mandeln, Walnüsse und Cashews haben sich als Blutzucker-Freunde bewährt. Also, statt zur Schokoriegel-Falle zu greifen – schnapp dir ein paar Nüsse und bleib länger satt und energiegeladen!

Nüsse sind eine wertvolle Proteinquelle

Nüsse schmecken nicht nur lecker, sondern sind auch eine fantastische pflanzliche Proteinquelle. Sie enthalten zwischen 10 und 25 Gramm Eiweiß pro 100 Gramm, was sie zu einer großartigen Ergänzung für eine proteinreiche Ernährung macht. Doch nicht nur die Menge, sondern auch die Qualität des Proteins macht Nüsse so wertvoll. In erster Instanz ist es natürlich wichtig, überhaupt genügend Eiweiß zu konsumieren. Im nächsten Schritt kannst du dann auch auf die Qualität achten. Was die angeht, sind Nüsse echte Überflieger.

Proteine bestehen aus Aminosäuren, den Bausteinen unseres Körpers. Nüsse enthalten viele essenzielle Aminosäuren, die der Körper nicht selbst herstellen kann. Besonders Arginin, eine Aminosäure, die die Durchblutung verbessert und das Muskelwachstum unterstützt, ist in Nüssen reichlich enthalten. Das Eiweiß aus Nüssen ist leicht verdaulich und kann vom

Körper effizient genutzt werden. Besonders in Kombination mit anderen pflanzlichen Proteinquellen wie Hülsenfrüchten oder Getreide ergibt sich ein vollständiges Aminosäuren-Profil – ideal für Sportler und aktive Menschen.

Anders als schnelle Proteinquellen wie Molke oder Ei setzt das Protein in Nüssen seine Aminosäuren über einen längeren Zeitraum frei. Das bedeutet eine anhaltende Versorgung für die Muskeln und eine längere Sättigung – perfekt für alle, die Muskeln aufbauen oder ihr Gewicht kontrollieren wollen. Neben Protein liefern Nüsse auch wertvolle Nährstoffe wie Magnesium, Zink und B-Vitamine, die den Muskelstoffwechsel unterstützen und die Regeneration fördern. Besonders Magnesium ist entscheidend für eine gute Muskelfunktion und hilft, Krämpfe zu vermeiden.

Welche Nüsse haben das meiste Protein?

Hier die Top 3 Protein-Lieferanten unter den Nüssen:

1. Erdnüsse (ca. 25 g Protein/100 g) – Besonders proteinreich, dazu reich an Arginin für bessere Durchblutung.
2. Mandeln (ca. 21 g Protein/100 g) – Hoher Eiweißgehalt und viel Magnesium für die Muskelregeneration.
3. Cashews (ca. 18 g Protein/100 g) – Enthalten wichtige B-Vitamine für den Energiestoffwechsel.

Aber nicht nur Nüsse haben diese positiven Eigenschaften. Weitere ausgezeichnete Fettlieferanten sind zum Beispiel Leinsamen, Kürbiskerne, Sesamsamen, Chiasamen und Hanfsamen. Diese kannst du ganz leicht zu unterschiedlichen Mahlzeiten ergänzen!

Wie ich eingangs schon gesagt habe, ist es bei den Fetten wichtig, auf eine hervorragende Qualität zu achten. Gleichzeitig sollltest du aber daran denken, dass auch gesunde Fette viele Kalorien haben und so deinem Abnehmerfolg im Weg stehen können. Dabei musst du aber nicht päpstlicher als der Papst werden. Wenn du mal Lust auf einen leckeren Burger oder etwas Frittiertes hast, dann wird das auch nicht direkt dein Herzinfarktrisiko erhöhen.

Wichtig ist, dass du deine Ernährung reflektierst. Wenn du merkst, dass in deiner Ernährung eher ungesunde, fette und stark verarbeitete Lebensmittel vorkommen, solltest du deine Essgewohnheiten überdenken. Wenn du es schaffst, dass ca. 70 bis 80 Prozent unserer Hinweise zu deiner neuen Basis werden, dann ist das völlig ausreichend und du kannst auch weiterhin in Ruhe deinen Burger oder die Geburtstagsfeier deiner Oma mit leckerem Schweinebraten genießen.

Um das Kapitel noch abzurunden, findest du hier zum Abschluss noch eine kleine Zusammenstellung mit den wichtigsten Informationen zu Fetten und Möglichkeiten, wie du unsere Tipps in deinen Alltag integrieren kannst.

1. **Setze auf hochwertige Pflanzenöle:**
   Leinöl, Algenöl, Walnussöl, Weizenkeimöl und Olivenöl liefern gesunde ungesättigte Fettsäuren und Omega-3 – super für Herz und Gehirn. Zum Braten lieber Rapsöl nehmen, das hält die Hitze besser aus.
   So geht's im Alltag: Einen Löffel Leinöl ins Müsli oder in den Quark, Olivenöl über den Salat träufeln und zum Braten statt Butter und Rapsöl verwenden.
2. **Iss mehrmals pro Woche fettreichen Fisch:**
   Lachs, Makrele, Hering oder Sardinen sind kleine Omega-3-Bomben, die deine Gesundheit auf das nächste Level bringen.
   So geht's im Alltag: Zwei bis drei Fischgerichte pro Woche einplanen – egal ob Lachsfilet mit Gemüse, Thunfisch im Salat oder Hering auf Vollkornbrot. Tiefgekühlter Fisch ist eine praktische Alternative, wenn es schnell gehen muss.

3. **Pflanzliche Fette bevorzugen:**
   Ungesättigte Fettsäuren aus Nüssen, Samen, Avocados oder pflanzlichen Ölen sind die bessere Wahl für deine Gesundheit.
   So geht's im Alltag: Butter aufs Brot durch Avocado oder Nussmus ersetzen, ein paar Walnüsse in den Joghurt streuen oder Chiasamen über den Salat geben.
4. **Weniger tierische Fette essen:**
   Butter, Sahne, fettes Fleisch und Wurst enthalten viele gesättigte Fettsäuren, die in großen Mengen nicht gerade förderlich für die Gesundheit sind.
   So geht's im Alltag: Wurst auf dem Frühstücksbrot reduzieren, stattdessen mal Hummus oder Avocado probieren. Sahne durch Joghurt in Soßen ersetzen und beim Fleisch öfter zu mageren Varianten wie Hähnchen oder Fisch greifen.
5. **Frittiertes und stark erhitztes vermeiden:**
   Frittieren und langes Braten auf hoher Hitze erzeugen ungesunde Transfette, die deinem Körper mehr schaden als nützen.
   So geht's im Alltag: Braten mit mäßiger Hitze, öfter mal Dampfgaren oder Schmoren. Falls es doch mal knusprig sein soll, ist eine Heißluftfritteuse die bessere Wahl.
6. **Öle nicht über den Rauchpunkt erhitzen:**
   Wenn Öl zu heiß wird, raucht es und bildet schädliche Stoffe. Nicht gerade das, was man sich auf dem Teller wünscht.
   So geht's im Alltag: Olivenöl und Leinöl nur für kalte oder lauwarme Speisen nutzen. Zum Braten besser Rapsöl oder Kokosöl nehmen.
7. **Gehärtete Fette, so gut es geht, meiden:**
   Industriell verarbeitete Fette, die in vielen Fertigprodukten, Chips und Backwaren stecken, enthalten Transfette – und die sind richtig mies für deine Gesundheit.
   So geht's im Alltag: Zutatenlisten checken und Produkte

mit teilweise gehärteten Fetten im Regal lassen. Lieber zu frischen, unverarbeiteten Lebensmitteln greifen.

ZUSAMMENFASSUNG

- **Stark verarbeitete Lebensmittel meiden**
  - Kalorienreich: fördert Gewichtszunahme
  - Enthalten ungesunde Fette: Risiko für Herz-Kreislauf-Erkrankungen steigt
- **Gesunde Fette sind essenziell**
  - Ungesättigte Fettsäuren: Gut für Herz, Cholesterin & Entzündungshemmung
  - Omega-3 (Lachs, Walnüsse, Leinsamen): Unterstützt Herz, Gehirn & Regeneration
  - Omega-6 (Nüsse, Pflanzenöle): Wichtig, aber in Balance zu Omega-3 halten
- **Nüsse – gesund, aber kalorienreich**
  - 30-40 g täglich für gesunde Fette, stabilen Blutzucker, weniger Heißhunger
  - Gute Proteinquelle für Muskelaufbau & Regeneration
- **Nutze hochwertige Fettquellen**
  - Öle: Leinöl, Algenöl, Olivenöl (kalt); Rapsöl zum Braten
  - Fisch: 2-3x pro Woche (Lachs, Makrele, Hering)
  - Pflanzliche Alternativen: Avocado, Chiasamen, Hanfsamen
- **Vermeide ungesunde Fette**
  - Weniger Wurst, fettes Fleisch, Transfette aus Fertigprodukten

Fazit: Gesunde Fette bewusst in die Ernährung integrieren, Omega-3 optimieren und verarbeitete Lebensmittel meiden!

FORMEL 19
FERMENTIERTES: DER NATÜRLICHE BOOSTER FÜR DARM & FETTVERBRENNUNG

IN DIESEM KAPITEL LERNST DU VON TIMO,

warum fermentierte Lebensmittel ein echter Gamechanger für deine Darmgesundheit und deinen Fettverlust sind. Sie unterstützen deine Verdauung, stabilisieren den Blutzuckerspiegel und helfen, Heißhungerattacken zu vermeiden. Außerdem erfährst du, wie du sie einfach in deine Ernährung integrieren kannst, um langfristig von ihren Vorteilen zu profitieren.

Vorab sei gesagt: Fermentiert bedeutet nicht direkt vergammelt. Fermentierte Lebensmittel sind seit Jahrhunderten ein fester Bestandteil vieler traditioneller Ernährungsweisen. Doch in der modernen Ernährung werden sie oft vernachlässigt – zu Unrecht! Denn fermentierte Lebensmittel bieten nicht nur gesundheitliche Vorteile, sondern können auch eine wichtige Rolle beim Fettverlust spielen.

Als Erstes stellt sich für dich jetzt wahrscheinlich die Frage: Was sind fermentierte Lebensmittel überhaupt? Fermentierte Lebensmittel sind Nahrungsmittel, die durch natürliche Mikroorganismen wie Milchsäurebakterien, Hefen oder andere gute Bakterien verarbeitet werden. Während der Fermentation bauen diese Mikroorganismen Zucker und Stärke ab und wandeln sie in organische Säuren oder Alkohol um. Dadurch wird das Lebensmittel haltbarer und sein Nährwert verändert sich.

Typische fermentierte Lebensmittel sind zum Beispiel: Sauerkraut, Kimchi, Joghurt, Kefir, Miso, Tempeh, Kombucha, Fermentiertes Gemüse.

Deswegen sind Kefir oder Skyr häufig auch besser verträglich als andere Milchprodukte, da die enthaltenen Bakterien durch die Fermentation die Verdauung verbessern.

Warum fermentierte Lebensmittel wahre Gesundheitsbooster sind

Der Konsum fermentierter Lebensmittel kann darüber hinaus beim Abnehmen helfen und das auf unterschiedlichen Ebenen. Natürlich ist der wichtigste Punkt weshalb du zu- oder abnimmst die Kalorienbilanz. Allerdings können vor allem fermentierte Lebensmittel dazu beitragen, dass deine Darmaktivität verbessert wird und so Nährstoffe aus der Nahrung besser aufgenommen werden.

Fermentierte Lebensmittel verbessern also die Darmgesundheit und sorgen für eine bessere Nährstoffaufnahme und Verdauung.

Hast du schon mal nach dem Essen das Gefühl gehabt, als hätte dir jemand einen Backstein in den Bauch gelegt? Oder kennst du diese Heißhungerattacken, bei denen du plötzlich unbedingt etwas Süßes brauchst – und dann eine halbe Tafel Schokolade später merkst, dass du trotzdem nicht richtig satt bist? Ein Grund dafür könnte in deinem Darm liegen.

Dein Verdauungstrakt ist nicht nur für die Zerkleinerung und Verarbeitung von Essen zuständig, sondern auch für die Aufnahme von Nährstoffen. Wenn dein Darm nicht richtig funktioniert, kann dein Körper viele Vitamine und Mineralstoffe nicht richtig verwerten – selbst wenn du dich eigentlich gesund ernährst. Und hier kommen fermentierte Lebensmittel ins Spiel!

Sauerkraut, Kimchi, Joghurt, Kefir oder Kombucha – all diese Lebensmittel enthalten lebende Mikroorganismen, die deine Darmflora unterstützen. Sie liefern gute Bakterien, die dabei helfen, deine Verdauung zu verbessern, Entzündungen zu reduzieren und deinen Stoffwechsel auf Trab zu halten.

Stell dir deinen Darm wie deine eigene Firma vor. Wenn dort nur Mitarbeiter beschäftigt sind, die unordentlich sind, nicht hören, was du sagst und ihre Arbeit nicht gewissenhaft erledigen, dann entsteht schnell Chaos. Genau so ist es mit schlechten Bakterien in deinem Darm – sie sorgen für Chaos, Blähungen und Verdauungsprobleme. Gute Bakterien hingegen sind die ordentlichen Mitarbeiter, die alles in Schuss halten und dein Unternehmen voranbringen. Und fermentierte Lebensmittel liefern genau diese ordentlichen Bakterien, die aufräumen und dafür sorgen, dass du dich besser fühlst.

Eine gesunde Darmflora ist ein echter Gamechanger, wenn es um nachhaltigen Fettverlust geht. Sie sorgt dafür, dass dein Körper die Nährstoffe aus der Nahrung besser aufnehmen kann. Das bedeutet, dass du mehr Vitamine und Mineralstoffe verwertest, was dich länger satt hält und Heißhungerattacken vorbeugt. Doch das ist nicht alles: Ein ausgeglichener Darm trägt auch dazu bei, Entzündungen zu reduzieren – ein wichtiger Faktor, denn chronische Entzündungen stehen in direktem Zusammenhang mit Übergewicht. Indem du sie senkst, erleichterst du es deinem Körper deutlich, überschüssiges Fett abzubauen.

Zusätzlich profitiert dein Stoffwechsel von einer gesunden Darmflora. Studien zeigen, dass Menschen mit einer vielfältigen Bakterienzusammensetzung im Darm oft einen niedrigeren Körperfettanteil haben als jene mit einer gestörten Darmflora. Kurz gesagt: Ein gesunder Darm macht das Abnehmen nicht nur einfacher, sondern auch effektiver.

Ich habe es gerade schon etwas angerissen: Fermentierte Lebensmittel regulieren den Blutzuckerspiegel! Warum das für dein Abnahme-Vorhaben wichtig ist, erfährst du in einem anderen Kapitel im Detail. Jetzt geht es nur darum, dass auch fermentierte Lebensmittel dazu beitragen, deinen Insulinspiegel zu regulieren.

Eine gesunde Darmflora sorgt dafür, dass dein Körper Nährstoffe optimal verwerten kann, insbesondere Kohlenhydrate. Wenn dein Darm gut aufgestellt ist, gelangt Zucker langsamer ins Blut, wodurch dein Insulinspiegel stabil bleibt. Das bedeutet: weniger starke Blutzuckerspitzen, weniger Insulin und damit weniger Fetteinlagerung. Fermentierte Lebensmittel liefern genau die Bakterien, die deine Darmflora braucht, um diesen Prozess zu unterstützen.

Ein weiterer großer Vorteil ist die Wirkung der während der Fermentation entstehenden Säuren, zum Beispiel Milchsäure in Sauerkraut oder Essigsäure in Apfelessig. Diese Stoffe helfen deinen Zellen, sensibler auf Insulin zu reagieren, sodass dein Körper weniger davon braucht, um Zucker aus dem Blut in die Zellen zu transportieren. Das ist besonders wichtig, denn wenn dein Körper ständig hohe Mengen Insulin ausschütten muss, kann das langfristig zu Insulinresistenz führen – der erste Schritt in Richtung Übergewicht und sogar Diabetes.

Und dann gibt's da noch den vielleicht besten Effekt: Ein stabiler Insulinspiegel verhindert plötzlichen Heißhunger. Du kennst das bestimmt – erst bist du satt, und eine Stunde später knurrt dein Magen, als hättest du den ganzen Tag nichts gegessen. Das liegt oft an schwankenden Blutzuckerwerten. Fermentierte Lebensmittel können genau diese Achterbahnfahrt bremsen und dafür sorgen, dass deine Energie stabil bleibt.

Viele fermentierte Lebensmittel, wie Sauerkraut oder Kimchi, sind außerdem kalorienarm, enthalten aber viele Ballaststoffe, die lange satt machen. Das hilft dir, weniger zu essen und trotzdem zufrieden zu sein.

Betrachten wir das Thema Entzündungen. In Formel 3 haben wir schon kurz angeschnitten, warum sich Entzündungen negativ auf deine Resilienz auswirken. Zudem sind chronische Entzündungen wie ein versteckter Bremsklotz für deine Fettverbrennung. Sie stören den Stoffwechsel, fördern Heißhunger und können langfristig sogar zu Gewichtszunahme führen. Ein großer Teil dieser Entzündungen entsteht im Darm, und genau hier können fermentierte Lebensmittel Wunder wirken! Sie liefern nicht nur wertvolle probiotische Bakterien, sondern enthalten auch entzündungshemmende Stoffe, die dein Immunsystem unterstützen und deinem Körper helfen, in einen optimalen Fettverbrennungsmodus zu schalten.

Zu guter Letzt: Dein Darm hat mehr Einfluss auf deine Hormone, als du vielleicht denkst! Besonders wichtig für den Fettabbau sind zwei zentrale Player: Ghrelin, das Hungerhormon, und Leptin, das Sättigungshormon. Wenn dein Darmmikrobiom aus dem Gleichgewicht gerät – zum Beispiel durch eine einseitige Ernährung oder viel Stress – kann das dazu führen, dass dein Körper mehr Ghrelin produziert (du hast öfter Hunger) und weniger Leptin aktiv ist (du fühlst dich seltener satt). Eine gesunde Darmflora kann genau hier eingreifen: Sie hilft, das Gleichgewicht dieser Hormone zu stabilisieren, sodass dein Körper wieder zuverlässig erkennt, wann er wirklich Nahrung braucht und wann es genug ist.

Ein paar Dinge gibt es jedoch auch zu beachten, wenn du fermentierte Lebensmittel bisher noch nicht wirklich in deine Ernährung integriert hast, dies aber jetzt umsetzen möchtest: Du solltest deinem Verdauungssystem Zeit geben, sich an die neuen Mikroorganismen zu gewöhnen. Unser Darm ist ein hochsensibles Ökosystem, das auf Veränderungen reagiert –

positiv wie negativ. Deshalb gilt: Weniger ist am Anfang mehr! Starte mit kleinen Mengen, um deinem Körper die Möglichkeit zu geben, sich langsam anzupassen. Ein Esslöffel Sauerkraut zu deiner Mahlzeit, ein paar Schlucke Kombucha oder ein halbes Glas Kefir am Morgen zu deinem Frühstück reichen vollkommen aus. Nach und nach kannst du die Menge steigern und beobachten, wie dein Körper darauf reagiert. So kannst du unangenehme Nebenwirkungen wie Blähungen, Völlegefühl oder leichtes Unwohlsein vermeiden.

Besonders wenn du bisher wenig ballaststoffreiche oder probiotische Lebensmittel gegessen hast, kann dein Verdauungssystem ein paar Tage brauchen, um sich anzupassen. Ein gutes Zeichen dafür, dass dein Darm beginnt, von den gesunden Bakterien zu profitieren, ist eine stabile Verdauung und ein allgemein besseres Bauchgefühl. Hier gilt es, dass du deinen „Sweetspot“ findest. Also: Geduld haben, langsam steigern und deinem Darm Gutes tun!

So integrierst du fermentierte Lebensmittel sinnvoll in deine Ernährungsroutine

Fermentierte Lebensmittel schmecken nicht nur gut, sondern sind auch unglaublich vielseitig! Du musst sie nicht pur essen – im Gegenteil, sie lassen sich wunderbar in deine täglichen Mahlzeiten integrieren. Eine einfache Möglichkeit ist es, Kimchi oder Sauerkraut als würzige Beilage zu deinen Gerichten zu kombinieren. Besonders gut harmonieren sie mit proteinreichen Lebensmitteln wie gebratenem Hähnchen, Fisch oder Rührei. Die probiotischen Bakterien unterstützen die Verdauung von Proteinen, sodass dein Körper die Nährstoffe noch besser verwerten kann.

Wenn du es lieber etwas milder magst, probiere Joghurt oder Kefir als Basis für ein Dressing, eine cremige Soße oder einen Smoothie. Kefir kann wunderbar mit Beeren, Bananen oder etwas Honig kombiniert werden – so bekommst du ein leckeres und nährstoffreiches Frühstück oder einen gesunden Snack. Auch Sauerteigbrot ist eine großartige Möglichkeit, fermentierte Lebensmittel in deine Ernährung zu integrieren. Belege es mit Hüttenkäse und ein paar fermentierten Gurken oder genieße es mit einem selbst gemachten Kräuterquark.

Ein weiterer Tipp: Fermentierte Lebensmittel eignen sich super als Topping! Ein wenig Kimchi auf einer Bowl, etwas eingelegter Ingwer zu Sushi oder ein Löffel Joghurt in einer Suppe – das gibt deinen Mahlzeiten nicht nur eine Extraportion Geschmack, sondern auch wertvolle probiotische Kulturen. Experimentiere ein wenig herum und finde heraus, wie du fermentierte Lebensmittel am liebsten genießt!

Aber Achtung: Nicht alle fermentierten Produkte, die du im Supermarkt findest, sind gleich gut für deine Gesundheit. Viele industriell hergestellte Varianten enthalten Zucker, künstliche Zusätze oder wurden pasteurisiert – wodurch die wertvollen probiotischen Bakterien zerstört werden.

Ein echter Gesundheitsbooster sind hingegen fermentierte Produkte in ihrer naturbelassenen Form, also ohne Konservierungsstoffe oder unnötige Zusätze. Achte beim Kauf darauf, dass die Produktbeschreibung Begriffe wie „lebendige Kulturen“ oder „unpasteurisiert“ enthält – das ist ein gutes Zeichen dafür, dass noch gesunde Mikroorganismen enthalten sind. Am besten sind aber natürlich selbst fermentierte Lebensmittel oder Produkte aus dem Bioladen oder von kleinen Manufakturen, die auf traditionelle Herstellungsverfahren setzen. Gerade bei Joghurt, Sauerkraut oder Kimchi lohnt es sich, einen Blick auf die Zutatenliste zu werfen. Je kürzer die Liste, desto besser! Fermentierte Lebensmittel sind echte Superfoods für deine Darmgesundheit, deinen Stoffwechsel und deine Fettverbrennung. Sie helfen dir, dich langfristig gesünder zu fühlen, deine Ernährung zu optimieren und dein Gewicht besser zu kontrollieren. Also, warum nicht gleich heute eine Portion probiotischer Power in deinen Speiseplan einbauen?

Der allerwichtigste Punkt jetzt noch hier zum Schluss: An Geburtstagen und Weihnachten ist es auch mal in Ordnung, die Formeln aus diesem Buch zu brechen und einfach nur zu genießen. Viel wichtiger ist, dass die grundlegende Basis passt.

ZUSAMMENFASSUNG

Fermentierte Lebensmittel:

- **Was sind sie?** Natürlich gereifte Lebensmittel mit probiotischen Bakterien (z. B. Sauerkraut, Kimchi, Joghurt, Kefir).
- **Wie helfen sie?** Verbessern die Darmgesundheit, stabilisieren den Blutzucker, reduzieren Entzündungen, regulieren Hungerhormone.
- **Wie nutzen?** Langsam starten, als Beilage, Topping oder im Smoothie integrieren.
- **Worauf achten?** Unpasteurisiert, lebendige Kulturen, naturbelassen oder selbst fermentieren.
- **Fazit:** Fördern Verdauung, Stoffwechsel und Fettabbau – jetzt ausprobieren!

TEIL III:

TRAINING

FORMEL 20

SCHRITTE RETTEN LEBEN

IN DIESEM KAPITEL LERNST DU DURCH TOBIAS

die Wichtigkeit von Bewegung und Sport in deinem Alltag kennen und wie sie deinen Fortschritt beim Fettverlust nachhaltig beeinflusst.

Seitdem ich im Jahr 2022 meinen vorherigen Beruf als Polizeibeamter gekündigt habe, sitze ich täglich in unserem Büro und kümmere mich um die Belange unserer Kunden. Coaching-Calls hier, Trainings da, Akquise dort oder der nächste Newsletter muss geschrieben werden. Auch während meiner Arbeit als Polizist saß ich immer wieder vor dem Computer. Damals musste ich die aufgenommenen Sachverhalte manchmal innerhalb von nur wenigen Minuten am PC erfassen und mich auf das Wesentliche beschränken, um dann zum nächsten Einsatz zu fahren.

Dennoch war es in der Regel so, dass ich täglich in den Streifenwagen einstieg, ausstieg, einem Verdächtigen hinterherrannte – also auch wirklich mal einen Sprint hinlegte – oder mich wieder an den PC setzte. Es gab aber auch Tage, an denen ich selten aus dem Streifenwagen ausstieg und während meiner Zeit im Unterstützungskommando Bayerns manchmal während eines ganzen Einsatzes das Fahrzeug nicht verließ.

Heutzutage sieht der Arbeitsalltag vieler Menschen ähnlich inaktiv aus, wie hin und wieder bei mir damals im Polizeidienst – welcher teilweise einem Bürojob glich.

Wir stehen morgens auf, gehen in die Küche, machen uns einen Kaffee, ziehen uns an und sammeln, bis wir in die Arbeit fahren, maximal 300 Schritte. Zur Arbeit fahren wir natürlich mit dem Auto, das in der Tiefgarage steht und bequem mit dem Fahrstuhl erreichbar ist. Unseren Familien-SUV parken wir dann direkt vor dem Firmengebäude, schließlich haben wir unseren eigenen Parkplatz direkt vor der Tür, oder? Nach dem Treppensteigen in den dritten Stock brauchen wir dann erst einmal vier bis fünf Minuten, um wieder Luft zu bekommen und vor den Mitarbeitern nicht allzu erschöpft dazustehen. Diesen Umstand können wir geschickt umgehen, denn die Firma hat mitgedacht und einen Fahrstuhl eingebaut – eigentlich für Gehbehinderte –, den wir zukünftig nutzen werden, genauso wie die anderen 98 Prozent der Belegschaft. Im Büro angekommen, gibt es noch einen Kaffee aus der Küche, und das Arbeiten beginnt. Am Schreibtisch, im Bürostuhl – sitzend – für die nächsten acht bis zehn Stunden. Der einzige Bewegungssnack, den dein Körper noch erhält, ist der Gang zur Toilette oder zur Küche, um dir einen weiteren Kaffee zu holen.

Beim dritten Gang in die Küche erinnerst du dich daran, dass die Assistenzmitarbeiterin Moni heute Geburtstag hat. Das weißt du aber auch nur, weil plötzlich Kuchen in der Küche steht. Deine Lieblings-Schokotorte – sieht die wieder gut aus! Moni kann einfach unfassbar gut backen!

„Na ja, ein Stück ist kein Stück, oder?“ Das Messer wird angesetzt, und ein Viertel des Kuchens landet auf deinem Teller, inklusive Kaffee mit Milch, mit dem du die restlichen Stunden in deinem Büro verbringst. Es ist 14:30 Uhr. Stand: 2.225 Schritte. Bis zum Feierabend ist die weitere Bewegung marginal. Das Sitzen hat mittlerweile deinen Rücken so geschwächt, dass du mit Mitte 30 schon gelegentlich Rückenschmerzen hast. Das ist aber noch nicht so schlimm, sagst du dir. „Ich müsste mal wieder zum Physiotherapeuten… Na ja – später."

Feierabend. Der Gang zum Auto wird mit dem Fahrstuhl abgekürzt, und Zuhause angekommen lacht die Couch förmlich. „Puh, was für ein stressiger Tag im Büro, Schatz! Drölf Kundenaufträge erledigt und den ganzen Tag nur telefoniert. Ach, übrigens, Moni hatte heute Geburtstag. Ich habe ihr einen Gruß von dir ausgerichtet!"

Für diesen stressigen Tag sollten wir uns erst einmal belohnen. Die Frau hat lecker gekocht – das kann sie richtig gut, schließlich essen wir für unser Leben gern. Das Abendessen wird mit der Familie am Esstisch genossen, und dabei wird auch ordentlich zugelangt. Das einzige Essen heute war schließlich der Kuchen und fünf Kaffees (Dass davon niemand satt wird, sollte jedem klar sein. Das zeigt dir dein Körper jetzt auch so richtig!).

„Schatz, ich habe so richtig Hunger! Haben wir noch etwas zu essen da?" – „Na klar, hol dir doch noch den Rest aus der Küche."

Nach dem Essen, satt und zufrieden, machen wir es uns auf der Couch bequem: Arbeitskleidung aus, Wohlfühl-Kleidung an, Beine hoch und entspannen. Das haben wir uns nach so einem stressigen Tag mehr als verdient. Die Kinder sind im Bett, und jetzt haben wir Zeit für uns.

„Mhhh … irgendwie kommt doch noch ein kleiner Appetit auf. Haben wir noch etwas in der Süßigkeitenschublade, Schatz?"

„Na klar, schau mal rein, da ist noch einiges vom letzten Kindergeburtstag, das muss weg." Bevor du dich versiehst, ist die Schokolade vernichtet, und der weitere Weg ins Bett führt über das Bad. Es ist 23:15 Uhr. Stand: 3.136 Schritte.

So oder so ähnlich sieht der Alltag vieler Menschen aus, die einem Job nachgehen, in dem Bewegung Mangelware ist. Seitdem wir mit unseren PCs den Großteil unserer Arbeit verrichten, mit unserem Kopf statt mit unserem Körper Geld verdienen (nicht falsch verstehen ;-)), und teilweise nicht einmal mehr das Haus verlassen müssen, kommt Bewegung in unserem Alltag massiv zu kurz.

Wir sind faul geworden. Aber nicht, weil wir das wollen, sondern weil der technologische Fortschritt es uns so einfach wie möglich macht. Die positiven Errungenschaften der Neuzeit sind super und auch notwendig, aber sie machen uns faul und bequem, indem sie unseren Alltag erleichtern. Diese Filme aus den 80ern und 90ern, die eine dystopische Zukunft im Jahr 2450 zeigen, in der wir überfett und bequem sind, weil wir uns nicht mehr bewegen müssen, sind mittlerweile gar nicht mehr so übertrieben.

Eine Analyse des American College of Cardiology aus dem Jahr 2023 ergab, dass die durchschnittliche tägliche Schrittzahl global etwa 5.323 Schritte beträgt.[40] Dies liegt unter der empfohlenen Menge von 7.000 bis 10.000 Schritten, die für eine gute Gesundheit förderlich, wenn nicht gar notwendig ist.

Personen, die weniger als 5.000 Schritte pro Tag machen, gelten als weitgehend **sesshaft**, was mit einem erhöhten Risiko für Herz-Kreislauf-Erkrankungen, Diabetes und einer höheren Sterblichkeitsrate verbunden ist. Ein sesshafter Lebensstil mit weniger als 5.000 Schritten täglich kann dich im schlimmsten Fall zwei Jahre deines Lebens kosten. Kein guter Deal, oder? Zumal dieser Dispo deines Gesundheitskontos so einfach ausgeglichen werden kann! Eine großangelegte Metaanalyse zeigt, dass bereits **1.000 Schritte pro Tag** das Risiko, vorzeitig zu sterben, um 15 Prozent senken können

Bei normalem Gehtempo bedeutet das einen Zeitaufwand von etwa zehn bis zwölf Minuten pro Tag, insgesamt rund 800 Meter. Das klingt nun wirklich nicht so, als wäre es kein guter Deal, zehn bis zwölf Minuten täglich zu investieren, um zwei Jahre länger zu leben, oder?

Darüber hinaus solltest du aber noch mehr sportliche Betätigung in deinen Alltag integrieren. Jetzt könnten wir mit tollen Tipps daherkommen, wie:

- Treppe statt Aufzug nutzen
- Das Auto beim Einkaufen nicht in der ersten Reihe parken
- Mit dem Fahrrad zur Arbeit fahren

Alles richtig und hilfreich, um mehr Bewegung in den Alltag zu integrieren, keine Frage. Aus der Erfahrung unserer Kundenarbeit seit fast einem Jahrzehnt haben sich jedoch zwei größere Hebel herauskristallisiert, die nicht nur den einen Benefit – mehr Bewegung im Alltag – mit sich bringen, sondern viele Benefits miteinander verbinden:

Mittagsspaziergang & Abendspaziergang

Mittagsspaziergang

Wie du bereits eingängig im Buch erfahren hast, ist es wichtig, nicht nur auf das „Was", sondern auch auf das „Wann" und „Wie" des Essens zu achten. Wer kennt es nicht – das berühmte Mittagstief? Das können wir einerseits durch die Wahl der Nahrungsmittel beeinflussen, aber auch, indem wir unser Verhalten rund um das Essen optimieren. Auch die allgemeinen Vorteile des Mittagsspaziergangs solltest du bereits erfahren haben. Hier nochmal in dem Kontext eine wichtige Ergänzung.

Hinzu kommt: Du hast etwa 2.000 bis 2.500 zusätzliche Schritte gemacht, was einem Kalorienverbrauch von 100 bis 125 kcal entspricht. Statt also vom Sitzen am PC zum Sitzen am Esstisch zu wechseln, nutze deine Mittagspause für einen kurzen Spaziergang und profitiere von zahlreichen positiven Effekten. Es ist lediglich eine Gewohnheit, die du bewusst in den Alltag integrieren kannst.

Abendspaziergang

Beim Abendspaziergang kommen die positiven Effekte des Mittagsspaziergangs ebenfalls zum Tragen. Der Effekt ist hier sogar noch größer und aus meiner Sicht besonders wichtig. Schnapp dir nach dem Abendessen deine Frau und, wenn möglich, dein Kind und plant 15 bis 20 Minuten für einen Spaziergang ein. Dieser Spaziergang wird sich positiv auf deine Stressresilienz, Partnerschaft, deinen Schlaf, deine Energie, dein Wohlbefinden usw. auswirken. Das ist kein Witz, und ich übertreibe damit keineswegs. Abgesehen von den zusätzlichen 150 kcal, die du dadurch verbrennst (insgesamt schon knapp 300 kcal durch einfache Methoden), hast du die Möglichkeit, mit deinem Partner tiefgründige Gespräche zu führen – ohne Fernseher, Handy und Social Media.

Außerdem hilft dir die zunehmende Dunkelheit bzw. Dämmerung beim Einschlafen. Die körpereigene Produktion von Melatonin (Schlafhormon) wird durch Dämmerung und Dunkelheit gefördert, während das blaue Licht von Bildschirmen die Wirkung von Melatonin vermindert und das Einschlafen erschwert. Wie mittags wird auch hier deine Verdauung angeregt, und du kannst mit einem reduzierten Völlegefühl ins Bett gehen, was deinen Schlaf zusätzlich verbessert. So kannst du deinen Stress abbauen und die Gedanken des Tages loslassen.

Noch einmal: Ich übertreibe nicht mit den Benefits. Diese einfachen Spaziergänge haben einen großen Einfluss auf deinen Alltag und machen dich fast wütend, wenn du realisierst, dass du sie nicht früher genutzt hast.

Wie viele Schritte sollte ich täglich machen?

Es gibt darauf keine klare Antwort. Wahrscheinlich hast du die 10.000 Schritte täglich im Kopf, obwohl diese Zahl keine wissenschaftliche Basis hat. Wichtig ist, dass du deine Alltagsaktivität in Schritten messen kannst. Was messbar ist, lässt sich bewusst verfolgen, vergleichen und verbessern. Das Bewusstmachen ist hoffentlich durch dieses Kapitel ausreichend geschehen. Jetzt geht es darum, deinen Ist-Zustand herauszufinden und zu optimieren.

Hast du eine Smartwatch oder ein Smartphone? Perfekt, dann kannst du deine Schritte grob aufzeichnen. Diese Aufzeichnungen sind meist nicht absolut exakt, aber das ist irrelevant. Perfektionismus ist hier fehl am Platz.

Die Herangehensweise für neue Gewohnheiten: Betrachte jeden Schritt zur Verbesserung deiner Gesundheit und Fitness als Prozess, denn die Definition eines Prozesses lautet wie folgt: „Ein über eine gewisse Zeit verlaufender Vorgang, bei dem etwas entsteht oder abläuft."[41] Durch das Buch entstehen neue Gewohnheiten, die nicht sofort umgesetzt werden müssen. Diesen essenziellen Gedanken, Gesundheit und Fitness als Prozess anzusehen, den 98 Prozent der Menschen nicht verstehen, wirst du zukünftig beherrschen.

Füge also am besten wöchentlich 1.000 Schritte zu deinem Tagesziel hinzu, um dich an den neuen Rhythmus zu gewöhnen. Du wirst proaktiv Wege finden, diese Schritte in den Alltag zu integrieren. Das ist der nachhaltige Ansatz, um neue Gewohnheiten langfristig umzusetzen, anstatt sie nur für eine kurze Diät-Phase zu verwenden. Eines Tages wirst du deine Schritte verdoppelt oder sogar verdreifacht haben, ohne dass es dir schwerfällt. Und keine Sorge, wenn du an einem Tag die angepeilte Schrittanzahl nicht schaffst – das passiert. Da diese Gewohnheit ein lebenslanger Begleiter sein soll, ist ein Tag vernachlässigbar.

Orientiere dich also an den 10.000 Schritten für maximale Benefits. Die genaue Zahl ist zweitrangig, solange du die Schritte in deinen Alltag integrierst und sie messbar machst.

Mit jeden zusätzlichen 1.000 Schritten verbrennst du ca. 50 kcal. 5.000 Schritte mehr pro Tag entsprechen 250 kcal täglich, also 1.750 kcal pro Woche und 7.000 kcal im Monat – was einem Kilogramm reiner Fettmasse entspricht. Einfacher geht es kaum, Fett zu verbrennen. Trotzdem ist es nur ein Tool von vielen, die du in diesem Buch noch kennenlernen wirst.

ZUSAMMENFASSUNG

- 10.000 Schritte pro Tag ist keine in Stein gemeißelte Anzahl, die du unbedingt erfüllen musst, jedoch ein guter Richtwert.
- Am wichtigsten ist, dass du deine Aktivität messbar machst. Anschließend baust du sie über die Zeit aus, ganz ohne Stress.
- Ein Mittags- & Abendspaziergang hat unzählige Benefits, die du dir nicht entgehen lassen solltest.
- Mit 5.000 Schritten mehr pro Tag verbrennst du innerhalb eines Monats ca. 1 kg reines Körperfett (*Kaloriendefizit vorausgesetzt*).

FORMEL 21

KRAFTTRAINING, DIE WAHRE SUPERPOWER

IN DIESEM KAPITEL LERNST DU VON TOBIAS,

wieso Ausdauersport/Cardiotraining eher suboptimal für deinen nachhaltigen Fettverlust ist und wieso du Krafttraining in deinen Alltag integrieren solltest. Lerne Krafttraining als wahre Superpower kennen.

Wenn wir uns über das Thema Bewegung und Sport zum effektiven Fettverlust, zur Steigerung deiner Leistungsfähigkeit oder des gesunden Altwerdens unterhalten, sollten wir die Fragen klären, ob Sport überhaupt notwendig ist, um fett zu verlieren, und wenn die Antwort positiv ausfällt, welche Sportart dann am effektivsten wirkt. Wenn wir uns dazu an das Modell des Kaloriendefizits aus Formel 9 zurückerinnern, das ja für den Fettverlust ausschlaggebend ist, dann wäre Sport nicht unbedingt notwendig, um dieses zu erzeugen.

Diesem Modell zufolge wäre es ausreichend, einfach kalorienreduzierter zu essen. Denn dadurch nimmst du weniger Kalorien auf, als du verbrennst. Genauso könntest du allerdings auch mehr Sport treiben und dein aktuelles Essverhalten beibehalten, da du dann so viele Kalorien verbrennst, dass du mit gleichbleibender Ernährung auch ein Kaloriendefizit erreichen würdest.

Da wir hier weder das eine Extrem noch das andere Extrem propagieren wollen, da beide für effektives Abnehmen nicht sinnvoll sind, verbinden wir beide Komponente – kalorienreduzierte Ernährung und Sport – und haben dadurch die doppelte Effektivität beim Fettverlust. Zudem bringt Sport ja noch viel mehr positive Effekte mit sich, als nur Kalorien zu verbrennen.

Welche Komponenten sollten jedoch erfüllt sein, damit Sport zur Routine wird? Unser Ziel ist es ja, dass du dein Leben lang beim Sport bleibst, und nicht nur in deiner dreimonatigen Diätphase zum Training gehst. Wenn du jetzt daran denkst, dauerhaft hochintensive, schweißtreibende und extrem komplizierte Workouts machen zu müssen – fünf- bis sechsmal die Woche à 90 Minuten – dann weit gefehlt. Training und Sport sollten:

- Spaß machen
- dich motivieren
- dir „schnelle" Erfolge aufzeigen
- einfach durchzuführen sein

Ausdauersport für mehr Fettverbrennung?

Den meisten Menschen, mit denen wir im letzten Jahrzehnt gesprochen haben, kommt beim Gedanken an mehr Sport, um effektiv Fett zu verlieren, Joggen in den Sinn. Laufen gehen, Fettverbrennung beschleunigen, Puls in die Fettverbrennungszone bringen und so effektiv abnehmen. Ich verstehe den Punkt absolut – einfach die Sportschuhe anziehen, Klamotten, die sich für einen kurzen Lauf eignen, hat auch jeder im Schrank und dann ab die Post. Wenig Aufwand und man kann kaum etwas falsch machen. Joggen und Gewicht verlieren, kann je nach Kontext auch in einem Zusammenhang stehen.

Eine Art Ausdauertraining für dein Herz-Kreislauf-System zu integrieren, ist langfristig auf jeden Fall nicht dumm.

Ausdauersport wird dir zudem helfen, mehr Energie/ Kalorien zu verbrennen, um so leichter in ein Kaloriendefizit zu kommen und Gewicht zu verlieren. Jedoch sollte es dir nicht nur darum gehen, Gewicht zu verlieren, sondern nachhaltig Körperfett zu verbrennen und das nahezu automatisiert. Das stellt einen großen Unterschied dar. Viel wichtiger wird in dem Zusammenhang auch der Punkt wichtige Muskulatur aufzubauen und zu erhalten, um dadurch besser auszusehen.

Welche Illusion ich dir aber unbedingt nehmen möchte, ist die, dass Ausdauersport **das Tool** ist, um nachhaltig Körperfett zu verbrennen. Wie eben erwähnt, sollte eine gewisse Art des Ausdauertrainings unbedingt einen Platz in deinem Alltag finden, allerdings vor allem aus gesundheitlichen Gründen.

Lass es mich anhand einer einfachen Rechnung erklären. Dafür ziehen wir die Lebensmittel aus dem Alltag heran, mit denen man massig Kalorien zu sich nimmt, ohne es wirklich zu merken, und setzen diese in Relation zum Kalorienverbrauch durch Ausdauertraining. Rasch wirst du merken, dass diese Rechnung nicht aufgeht, denn der Aufwand wird zu groß, wenn du das als dein alleiniges Heilmittel zugrunde legst.

Lebensmittel mit einer Energiemenge von ca. 500 kcal:

- Eine kleine Packung Studentenfutter (75g)
- Ein Cheeseburger mit einer kleinen Portion Pommes
- Zwei kleine Snickers
- Eine Packung Erdnüsse (75 g)
- Eine ¾ Tafel Vollmilchschokolade (80g)
- Eine Packung Chips (75 g)

Um diese Kalorien, die wir – seien wir ehrlich – oft im Vorbeigehen „inhalieren“, wieder zu verbrennen, ist ein enormer

Aufwand erforderlich. Dieser steht in keinem Verhältnis zur kurzen Zeit, die wir für den Verzehr dieser Lebensmittel benötigen.

Hier habe ich dir einige Beispiele mitgebracht, um ca. 500 Kcal am Stück zu verbrennen (je nach Gewicht/ Größe/ Trainingserfahrung können diese Werte natürlich schwanken):

- Zehn Kilometer Spazieren (ca. 100 min)
- Acht Kilometer joggen (ca. 50 min)
- Radfahren bei höherer Intensität (60 min)
- High Intensive Intervall Training (30 min)

Du merkst, dieser Tausch ergibt wenig Sinn, wenn du dich nicht tagein, tagaus mit intensivem Ausdauersport beschäftigen möchtest. Natürlich, und darauf möchte ich noch einmal ganz stark hinweisen, solltest du nicht in das Gedankenmuster fallen, alle Kalorien, die du zu dir nimmst, sofort in Sporteinheiten umzurechnen, die du machen müsstest, um die Kalorien wieder loszuwerden. Das treibt dich schlimmstenfalls in eine Essstörung, aber mindestens wirst du nie wieder entspannt essen und genießen können.

Du solltest also nicht auf reines Ausdauertraining setzen, um überschüssige Kilos loszuwerden. Laufen, radeln oder schwimmen Stunde um Stunde – ja, du verbrennst dabei Kalorien. Doch was viele nicht wissen: Der Körper ist ein wahres Anpassungswunder. Er optimiert seine Prozesse und sorgt langfristig dafür, dass er mit weniger Energie auskommt. Das bedeutet: Dieselbe Joggingrunde, die anfangs noch viele Kalorien verbrannt hat, wird nach einigen Wochen immer ineffektiver. Dein Körper wird effizienter – und das ist nicht immer ein Vorteil, vor allem wenn es um Fettverlust geht.

Noch problematischer ist, dass reines Ausdauertraining langfristig Muskulatur abbaut. Für reine Ausdauereinheiten ist viel Muskulatur sogar schädlich. Sie ist schwer, benötigt viel Sauerstoff und ein hohes Maß an Energieerzeugung, um in Gang zu kommen. Schau dir hier nur mal Spitzensportler im Ausdauerbereich an.

Ohne gezieltes Krafttraining wird dein Körper die für ihn „unnötige“ Muskelmasse nach und nach reduzieren. Warum ist das problematisch? Weil deine Muskeln wahre Kalorienöfen sind. Sie verbrennen selbst in Ruhe Energie – und zwar rund um die Uhr. Je weniger Muskulatur du hast, desto niedriger ist dein Grundumsatz. Das bedeutet, dass du auch im Schlaf weniger Kalorien verbrennst und dein Körperfettanteil schwerer zu reduzieren ist.

Ein weiterer Punkt: Der **Nachbrenneffekt** – also die zusätzliche Kalorienverbrennung nach dem Training – ist beim reinen Ausdauertraining minimal. Der Großteil der Kalorien wird nur während der Aktivität verbrannt. Sobald du aufhörst zu laufen oder Rad zu fahren, sinkt dein Kalorienverbrauch sofort wieder auf ein normales Niveau. Im Gegensatz dazu sorgt intensives Krafttraining für einen deutlich höheren Nachbrenneffekt. Dein Körper arbeitet noch Stunden, manchmal sogar Tage nach dem Training daran, die Muskulatur zu regenerieren – und verbraucht dabei zusätzliche Energie.

Das bedeutet nicht, dass Ausdauertraining schlecht ist – aber ohne Krafttraining bleibt dein Kalorienverbrauch begrenzt. Wer nachhaltig Fett verlieren will, sollte also nicht nur laufen, sondern auch gezielt Muskulatur aufbauen. So bleibt dein Stoffwechsel aktiv, dein Körperfettanteil sinkt – und du erreichst deine Ziele langfristig und gesund.

Wir haben uns nun also damit beschäftigt, wieso du dich weniger auf das Ausdauer-/Cardiotraining fokussieren solltest, wenn es um nachhaltigen Fettverlust geht. Im nächsten Schritt schauen wir uns an, wieso du unbedingt Krafttraining in deinen Trainingsplan inkludieren solltest, um den bestmöglichen Effekt zu erzielen.

Krafttraining als Superpower

Räumen wir zu Beginn mit den gängigsten Mythen rund um Krafttraining auf. Denn genauso wie deine Gedanken zu dem Thema aktuell noch sein mögen, höre ich von Menschen, die mit Krafttraining bislang relativ wenig Berührungspunkte hatten, immer wieder das Gleiche:

- „Tobi, ich möchte aber nicht aussehen wie Arnold Schwarzenegger!"
- „Das sinnlose Pumpen und Posen vor dem Spiegel ist nicht mein Ding!"
- „Als Frau möchte ich aber keine breiten Schultern und Oberarme bekommen!"
- „Das Fitnessstudio ist kein Ort für mich."
- „Ich habe keine Zeit, zwei bis drei Stunden für das Fitnessstudio aufzubringen."

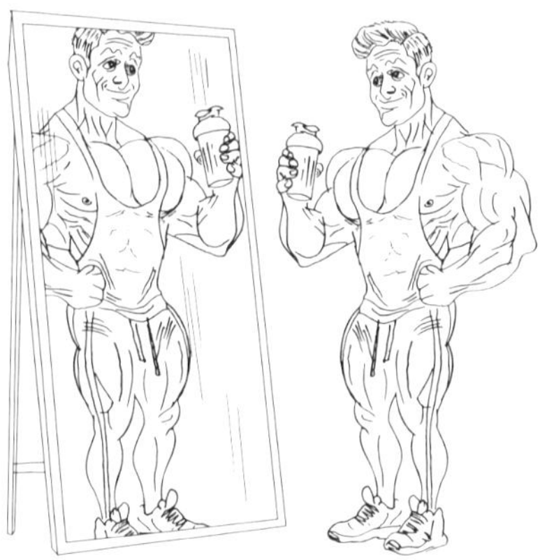

Denn eins will dein Körper auf jeden Fall. Er schreit förmlich danach, belastet zu werden. Er möchte mit rundem Rücken Dinge vom Boden aufheben (was übrigens eine der Kernfähigkeiten einer Wirbelsäule darstellt!), er möchte adaptieren und seine Prozesse verbessern – nicht aufgrund von Unterforderung einschlafen. Denn die Gefahr besteht darin, dass das Ganze auch in die entgegengesetzte Richtung laufen kann und wird, wie du eventuell schon selbst schmerzlich erfahren hast! Unterforderst du deinen Körper, sitzt den ganzen Tag, forderst deine Muskulatur und dein Herz-Kreislauf-System nicht regelmäßig heraus, um sich zu optimieren, dann wird dein Körper feststellen, dass diese ganzen Muskeln nur Energieverschwender sind und sie ja gar nicht vonnöten sind. Dein Körper ist clever – wie schon gesagt. Er wird sich immer ökonomisch optimieren, um sein Überleben zu sichern, und wenn du ihm jahrelang aufzeigst, dass ein starker Rücken einfach nicht notwendig ist, weil du ja ohnehin nur den ganzen Tag sitzt, dann wird er diese Muskulatur aufgrund von Unterforderung auch abbauen. Und so verhält es sich logischerweise nicht nur mit deiner so wichtigen Stützmuskulatur für den Rücken, damit du keine Rückenschmerzen bekommst, sondern auch mit der Muskulatur deines gesamten Körpers.

Wer Krafttraining bzw. eine gewisse Art des Widerstandtrainings also nicht in sein Leben integriert, hat eine kürzere Lebenserwartung bzw. eine mindere Lebensqualität ab dem 30. Lebensjahr zu akzeptieren. So drastisch kann man es tatsächlich ausdrücken. Das Ganze nennt sich **Sarkopenie** – der altersbedingte Abbau von Muskelmasse, der dir im wahrsten Sinne Jahr für Jahr mehr Lebensqualität kostet.

Die schleichende Gefahr des Alterns

Im Folgenden siehst du ein Schaubild, um dir diesen Effekt von Sarkopenie aufzuzeigen und zu verdeutlichen, was das im Alter wirklich für dich bedeutet, wenn du Krafttraining **nicht** nachhaltig in dein Leben integrierst!

Links siehst du einen muskulösen Oberschenkel mit sehr geringem Fettanteil, rechts einen Oberschenkel mit hohem Fettanteil und geringem Muskelanteil.

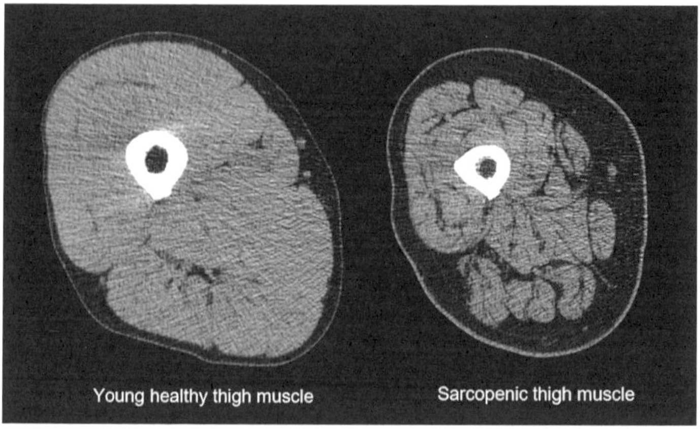

Abb. 21.1: Quelle: https://healthtimes.com.au/hub/diseases/24/news/nc1/the-musclewasting-condition-sarcopenia-is-now-a-recognised-disease/4284/

Du musst dich nur in deiner Familie oder im nahen Umfeld umschauen, um wirklich zu verstehen, was die Ausmaße sind. Bewegungseinschränkungen, Inaktivität, Schmerzen usw. und was es für ältere Menschen bedeutet, nicht mehr aktiv sein zu können, kommt dem Verlust von Freiheit gleich.

Gefangen im eigenen Körper!

Von der Sturzprophylaxe im hohen Alter ganz zu schweigen. Wie oft erleben wir es, dass ältere Menschen stürzen, sich wichtige Knochen brechen oder starke Verletzungen zuziehen und danach nie wieder dieselben sind? Weil sie dadurch noch inaktiver und unsicherer werden. Mit einer starken und ausgeprägten Muskulatur wird das nicht passieren.

Ich möchte hier anhand dieses Beispiels nur diesen wichtigen Fakt mal beleuchten, wieso Krafttraining so essenziell ist. Ich würde meine Großeltern heute noch mit ins Fitnessstudio schleppen, wenn es notwendig wäre. Meine Großeltern haben in dieser Hinsicht jedoch das „Glück“, dass sie ihren eigenen Hof zu bewirtschaften haben. Sie sind beide über 80 – aber noch fit. Ich habe sie noch nie darüber klagen hören, dass sie Rückenschmerzen oder Ähnliches hätten. Natürlich nagt der Zahn der Zeit auch an ihnen. Wenn ich sie aber mit anderen gleichaltrigen Menschen vergleiche, sind sie körperliche Jungspunde! Und das verdanken sie ihrem eigenen Hof und der damit verbundenen körperlichen Arbeit. Sie fordern ihren Körper Tag für Tag, um den Hof am Laufen zu halten, und genau das hält sie fit, stark und schlank.

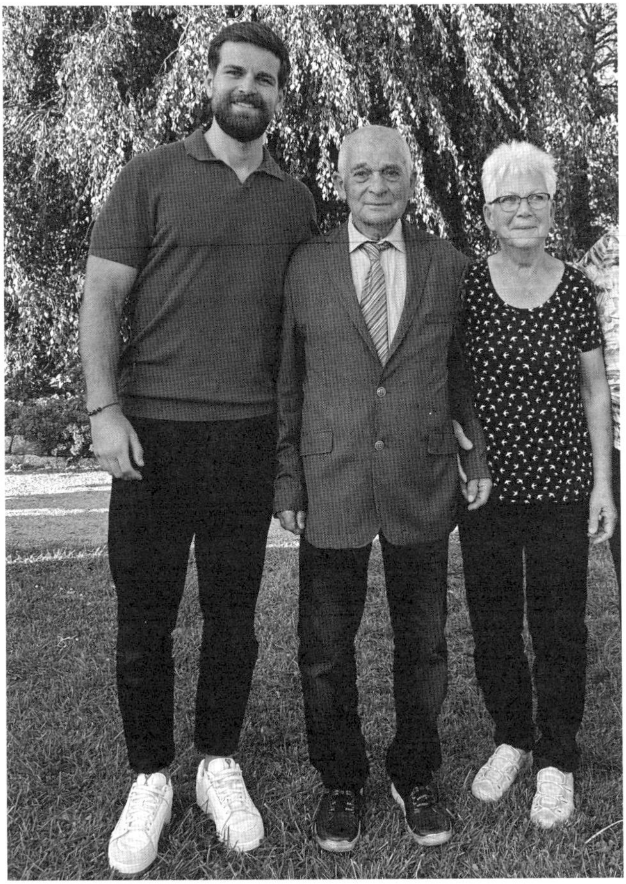

Ob das auch an ihrer Ernährung liegt? Mit Sicherheit. Denn ihre Ernährung besteht zu 75 Prozent aus eigens angebautem Gemüse und Obst. Der weitere Zufall will es, dass ihr Sohn (mein Onkel) Jäger ist und regelmäßig mageres, hochwertiges Wildfleisch mit nach Hause bringt, welches neben ihren Hühnern, Kaninchen usw. verarbeitet wird, bis auf den letzten Zentimeter.

Das zeigt deutlich, welche wichtigen Parameter meine Großeltern glücklicherweise Tag für Tag einhalten, um in ihrem hohen Alter noch so fit, gesund und agil zu sein. Schauen wir uns nun mal an, was Krafttraining genau bedeutet.

Was ist Krafttraining eigentlich?

Definieren wir, worum es sich eigentlich bei Kraft- bzw. Widerstandstraining handelt. Wenn du dir nämlich die Definition vor Augen führst, werden ein bis zwei Glaubenssätze direkt ad acta gelegt:

> **Krafttraining** oder **Widerstandstraining** bezeichnet jede Form von körperlichem Training, bei dem die Muskulatur durch den Einsatz von Widerständen gezielt gefordert wird, um Kraft, Muskelmasse, Ausdauer oder Explosivität zu steigern. Dabei können die Widerstände durch das eigene Körpergewicht, Gewichte (z. B. Hanteln oder Kettlebells), Widerstandsbänder, Maschinen oder andere externe Lasten erzeugt werden.

Beim Krafttraining geht es also im Kern darum, Widerstände zu überwinden, die deinen Körper – deine Muskulatur – gezielt fordern, um diese zu trainieren. Dein Körper bzw. deine Muskulatur wird somit auf zukünftige Ereignisse vorbereitet und ist dafür gewappnet, Lasten im Alltag besser zu widerstehen. Durch die gezielte (Über-)Forderung deiner Muskulatur wird sie gewissermaßen dazu gezwungen, sich anzupassen, denn dein Körper ist clever. Hat er gemerkt, dass seine aktuellen Fähigkeiten nicht ausreichen, um dem Widerstand zukünftig passend zu widerstehen, will er es das nächste Mal besser machen. Deswegen wird dir das nächste Mal Liegestützen schon etwas leichter fallen, und auch die Wasserkiste, die dir letzte Woche noch Schweiß ins Gesicht getrieben hat, wird dies mit der Zeit nicht mehr schaffen.

Krafttraining ist also eine perfekte Übung dafür, dass du deinen Alltag besser meistern kannst. Dein Körper schreit förmlich danach, belastet zu werden. Er möchte mit rundem Rücken Dinge vom Boden aufheben (was übrigens eine der Kernfähigkeiten einer Wirbelsäule darstellt!), er möchte adaptieren und seine Prozesse verbessern – nicht aufgrund von Unterforderung einschlafen. Denn die Gefahr besteht darin, dass das Ganze auch in die entgegengesetzte Richtung laufen kann und wird, wie du eventuell schon selbst schmerzlich erfahren hast!

Unterforderst du deinen Körper, sitzt den ganzen Tag, forderst deine Muskulatur und dein Herz-Kreislauf-System nicht regelmäßig heraus, um sich zu optimieren, dann wird dein Körper feststellen, dass diese ganzen Muskeln nur Energieverschwender sind und sie ja gar nicht vonnöten sind. Dein Körper ist clever – wie schon gesagt. Er wird sich immer ökonomisch optimieren, um sein Überleben zu sichern, und wenn du ihm jahrelang aufzeigst, dass ein starker Rücken einfach nicht notwendig ist, weil du ja ohnehin nur den ganzen Tag sitzt, dann wird er diese Muskulatur aufgrund von Unterforderung auch abbauen.

Und so verhält es sich logischerweise nicht nur mit deiner so wichtigen Stützmuskulatur für den Rücken, damit du keine Rückenschmerzen bekommst, sondern auch mit der Muskulatur deines gesamten Körpers. Die Folgen sind vielfältig, nicht zu unterschätzen und ein massives Problem unserer heutigen bequemen Gesellschaft!

Unterforderung & Bequemlichkeit als Volkskrankheit

Wie ich schon einige Male in dem Buch schrieb, ist unser Körper unfassbar clever, ein richtiger Überlebenskünstler und adaptiert ökonomisch über die Zeit der Evolution. Seit tausenden von Jahren ist er darauf optimiert, lange Distanzen zu überwinden (deshalb die langen Beine), schwere Lasten zu bewegen oder einfach kräftig zu sein, um unser Überleben zu sichern. Das hat sich jedoch seit einigen Jahrhunderten immer weiter gewandelt:

Seit der industriellen Revolution wird körperliche Arbeit im Alltag seltener, weil sie weniger benötigt wird, um unser Überleben zu sichern. Wir lassen uns die Einkäufe nach Hause liefern, fahren jede noch so kleine Strecke mit dem Auto, sitzen in klimatisierten Räumen, während wir Home-Office machen, nutzen E-Bikes und E-Scooter, weil das Fahren mit dem normalen Fahrrad zu anstrengend wird, und setzen uns keinen Ereignissen mehr aus, durch die wir unsere Komfortzone verlassen müssten.

Die Herausforderung besteht also darin, Bequemlichkeit oder besser gesagt, die Erleichterungen in unserem Alltag so zu nutzen, dass sie unser Leben bereichern, ohne dass wir dadurch unsere Gesundheit aus dem Blick verlieren.

Unser Gehirn spielt uns dabei einen ziemlichen Streich, denn es priorisiert Bequemlichkeit, um so Energie zu sparen, um damit am Ende das Überleben zu sichern. Ziemlich paradox, oder? Aber allein, dass du dir im Klaren darüber bist, wie paradox wir uns aus Gründen der Bequemlichkeit verhalten, wird dir in Zukunft vieles erleichtern.

Die Resultate dieser jahrelangen Bequemlichkeit äußern sich schleichend, sind deswegen aber nicht weniger schmerzvoll, wenn sie eintreten und uns vor Herausforderungen stellen, die uns die Augen endlich öffnen.

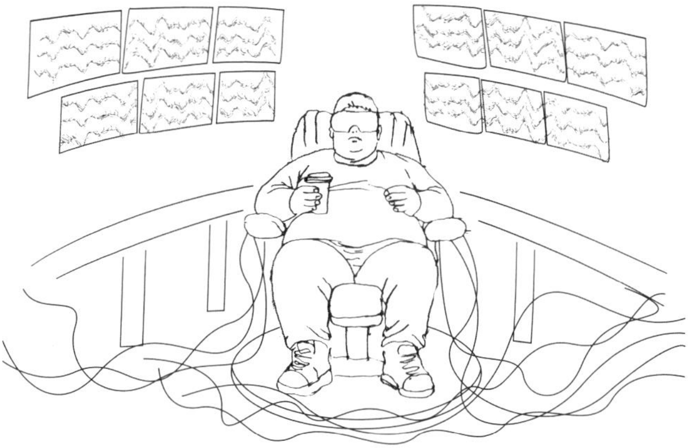

Eventuell kennst du dieses Bild vom Frosch, der in einem Kochtopf sitzt. Würdest du diesen Frosch direkt in überhitztes Wasser setzen, würde er direkt wieder herausspringen – oder es zumindest versuchen. Setzt du diesen Frosch jedoch in kaltes Wasser, erhitzt es langsam, sodass der fortschreitende Tod bequem und weniger schmerzhaft ist, wird er mit sehr hoher Wahrscheinlichkeit nicht versuchen aus dem Kochtopf zu springen, um sein Überleben zu sichern – er merkt es schlicht und ergreifend zu spät, um sich noch zu retten.

Genau so ergeht es uns gerade in der heutigen Gesellschaft. Und so drastisch es klingen mag, so wahr ist es am Ende leider auch. Denn wir Menschen sind ungünstiger Weise – oder auch aus einem psychologisch richtigen Grund – so gepolt, dass wir uns um negative zukünftige Ereignisse weniger Sorgen machen, wenn sie schleichend passieren.

Wenn du von heute auf morgen zehn bis 15 kg mehr auf der Hüfte hättest, oder auf einmal mit zerberstenden Rückenschmerzen aufwachst, dann würdest du sicherlich, sofort nach einer geeigneten Lösung Ausschau halten und sie schleunigst umsetzen. Das passiert jedoch in den seltensten Fällen.

Aber vielleicht kennst du das: Du hast zwei bis drei Kilo zu viel auf der Hüfte, es nervt dich seit Monaten, aber so richtig in die Handlung, um dieses Fett zu verlieren, kommst du nicht. Irgendwie ist der Schmerz nicht groß genug. Diese zwei bis drei Kilo sind zu verkraften, nicht so schlimm, es könnte ja schlimmer sein … oder? Das Ganze hat einen triftigen Grund. Es nennt sich das „Region-Beta-Paradoxon“ und stellt sich wie folgt dar:

- Gestrichelte Linie (Unbehagen): Die Intensität des Problems steigt von Region A (mild) zu Region B (stark).
- Durchgezogene Linie (Zeit bis zur Lösung): Die Zeit zur Problemlösung sinkt, da in Region B (starkes Unbehagen) schneller gehandelt wird.

Die Linien verdeutlichen den Zusammenhang: Je stärker das Unbehagen, desto schneller die Reaktion und die Nutzung einer Lösung.

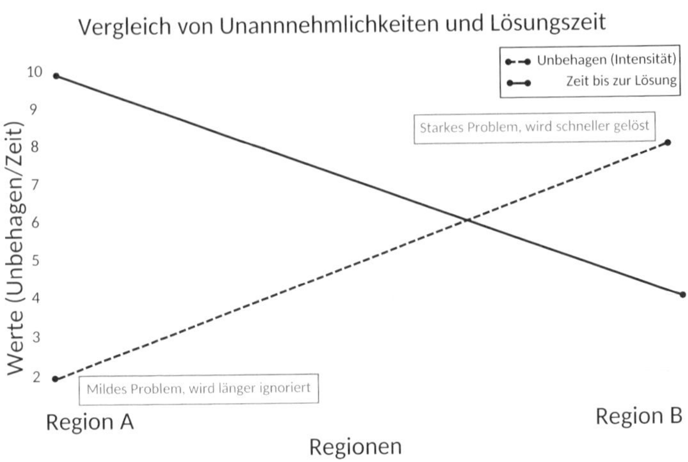

Das Region-Beta-Paradoxon beschreibt ein scheinbar paradoxes Verhalten: Menschen reagieren oft schneller und entschlossener auf größere Probleme (starke Unannehmlichkeiten) als auf kleinere Probleme (milde Unannehmlichkeiten). Dadurch kann es passieren, dass eine Situation mit stärkerem Leid schneller gelöst wird als eine weniger belastende Situation. Beispiel:

- **Problem A:** Bei leichteren Schmerzen/ Unannehmlichkeiten könnte man sich entscheiden, sie zu ignorieren und nichts zu unternehmen. Das Problem bleibt bestehen oder wird mit der Zeit immer größer, bis es zu Problem B wird.
- **Problem B:** Bei starken Schmerzen sucht man aktiv nach einer Lösung (z. B. Arztbesuch), wodurch die Situation schneller behoben wird.

Kleines Problem	Großes Ausmaß
Leichtes Schnaufen beim Treppensteigen	Völlig außer Puste und durchgeschwitzt beim Einkauf hochtragen
Leichtes Zwicken im Rücken	Bandscheibenvorfall/ Hexenschuss
Kleiner Rettungsring an der Hüfte	Bierbauch und Fettleber

Wenn du also heute schon diese kleinen Dinge beginnst zu ignorieren und als gegeben hinzunehmen, wirst du irgendwann mit der Erkenntnis aufwachen, dass du zu lang gewartet hast und ich wünsche dir, wenn es so weit gekommen ist, dass die Konsequenzen noch reversibel sind. **Du akzeptierst, was du tolerierst.**

ZUSAMMENFASSUNG

- **Ausdauertraining als Benefit sehen:** Der Körper passt sich an und verbrennt langfristig weniger Kalorien. Außerdem ist der Nachbrenneffekt gering.
- **Ausdauer- und Krafttraining:** Ausdauertraining ohne gezieltes Krafttraining verbrennt nachhaltig wichtige Muskulatur, die es dir ermöglicht, im Schlaf Kalorien und Körperfett zu verbrennen.
- **Krafttraining bildet wichtige Muskulatur:** Mehr Muskelmasse erhöht den Grundumsatz und fördert Fettverbrennung, auch in Ruhe.
- **Muskelschwund im Alter verhindern:** Ohne Krafttraining nimmt Muskelmasse ab, die Lebensqualität sinkt.
- **Bewegungsmangel ist gefährlich:** Unser Körper braucht Belastung – Inaktivität führt zu langfristigen Problemen.
- **Der langfristige Output:** Der Körper wird langfristig ökonomischer und verbrennt immer weniger Kalorien bei gleichbleibender Belastung.

FORMEL 22
DEIN WEG AUS DER KOMFORTFALLE

IN DIESEM KAPITEL LERNST DU VON TOBIAS,

warum Krafttraining weit mehr ist als Muskelaufbau – es ist der Schlüssel zu mehr Energie, mentaler Stärke und nachhaltigem Fettverlust. Du erfährst, wie Muskeln deinen Alltag erleichtern, Verletzungen vorbeugen und deinen Kalorienverbrauch steigern.

Krafttraining ist mehr, als nur Gewichte stemmen. Es ist eine Art, dein Leben grundlegend zu verändern. Es ist der Schlüssel, um dich aus der Komfortfalle zu befreien, die dir langfristig mehr schadet, als nützt. Denn Krafttraining macht dich nicht nur stärker, sondern auch widerstandsfähiger – körperlich und mental. Warum ist Krafttraining eine Superpower?

1. Du baust eine Schutzrüstung auf

Muskeln sind nicht nur dekoratives Beiwerk und zeigen, was für ein toller Hengst du bist. Dicker Bizeps, große Brustmuskulatur oder für die weibliche Fraktion unter uns, ein trainierter Po (wenn das deine optischen Ziele sind oder du diese Vorurteile in dir trägst). Muskeln schützen deine Knochen, Gelenke und inneren Organe. Sie stabilisieren deinen Körper und beugen Verletzungen vor. Ein kräftiger Rücken beispielsweise hilft dir, schmerzfrei zu bleiben, auch wenn du deinen Alltag größtenteils im Sitzen verbringst. Ein inaktiver Rücken kann die Sollbruchstelle unserer heutigen Gesellschaft sein.

Ohne eine ausreichend trainierte Muskulatur fehlt deinem Körper der nötige Schutz vor äußeren Belastungen. Besonders beanspruchte Gelenke wie Hüfte, Knie und Schultern sind dann ungeschützt – vergleichbar mit einem Auto ohne funktionierende Stoßdämpfer. Ohne diese Stabilisierung kommt es zu übermäßiger Abnutzung, was das Risiko für Arthrose erheblich erhöht.

Plötzlich fällt dir auf, dass du seltener krank wirst, während deine Kollegen schon wieder mit der nächsten Erkältung kämpfen oder wegen anhaltender Rückenschmerzen zur Physiotherapie müssen. Stattdessen denkst du nur darüber nach, wann du heute ins Fitnessstudio gehst – weil du die positiven Effekte des Krafttrainings direkt spürst.

2. Du gewinnst Energie zurück

Es mag paradox klingen, aber je stärker du bist, desto weniger Energie kostet dich der Alltag. Jede Treppe, jeder Einkauf, jede Tätigkeit wird leichter. Du wirst dich energiegeladen fühlen, anstatt nach einem Arbeitstag erschöpft auf die Couch zu fallen. Um das zu ändern, brauchst du Krafttraining. Du musst also erst einmal Energie investieren, um noch mehr davon zu erhalten. Und genau das verstehen die meisten Leute nicht.

Sie stellen sich vor, dass sie zunächst auf wundersame Weise zu mehr Energie kommen müssten, um überhaupt mit dem Training beginnen zu können. Genau das ist der große Fehler. Nichts im Leben gibt es geschenkt. Du musst erst einmal etwas investieren – Zeit, Energie, Geld – um am Ende auch etwas daraus zu erhalten. Möglich, dass du dich nach dem Training erst einmal erschöpft und müde fühlst, ist ja völlig logisch, wenn du

Energie verbrauchst. Mit jedem Training sorgst du aber dafür, dass du für die nächste Belastung besser gewappnet bist.

Dein Körper adaptiert – er baut sich auf und hat durch das letzte anstrengende Training gemerkt, dass er darauf noch nicht bestens vorbereitet ist. Durch guten Schlaf und eine nährstoffreiche Ernährung gibst du ihm dann die Bausteine in die Hand, um sich für das nächste Training zu wappnen. Was er jedoch nicht weiß: Wir nutzen ihn mit diesem System aus und werden nahezu jedes Training so gestalten, dass dein Körper in dem Glauben bleibt, er sei noch nicht „gut genug".

So stellen wir nachhaltigen Muskelaufbau und steigende körperliche Fitness sicher. Dadurch wird das Treppensteigen nicht mehr zur Tortur. Den Einkauf ins Haus tragen, wird deinem Rücken nichts mehr anhaben. Das Hochheben oder Tragen deines Kindes wird zum Kinderspiel.

Durch Krafttraining wird dein Körper effizienter in der Nutzung seiner Ressourcen. Deine Muskeln werden nicht nur stärker, sondern auch ausdauernder. Sie lernen, Energie effizienter zu nutzen, was bedeutet, dass Alltagsaufgaben weniger anstrengend werden. Mit jedem Training programmiert dein Körper sich darauf, diese Aufgaben mit weniger Energieaufwand zu bewältigen – du fühlst dich leichter und kraftvoller. Er ist eben durch und durch ökonomisch veranlagt.

3. Du wirst zur besten Version deiner selbst

Krafttraining verändert nicht nur deinen Körper, sondern auch deine Einstellung. Du lernst, Herausforderungen zu meistern, Disziplin zu entwickeln und deine Komfortzone bewusst zu verlassen. Mit jedem geschafften Training wächst nicht nur deine Muskulatur, sondern auch dein Selbstvertrauen. Und das ist eine entscheidende Sache, die wir nahezu bei jedem Kunden beobachten können, der vorher relativ wenig mit Krafttraining am Hut hatte. Das mag jetzt philosophisch klingen, aber jedes Training ist eine mentale Herausforderung. Eine Möglichkeit, seiner Komfortzone den Mittelfinger zu zeigen und zu wachsen.

Wenn du unter der Prämisse ins Training gehst, jedes Mal ein Stück besser zu werden, sei es durch eine Wiederholung mehr, durch eine Erhöhung vom Gewicht bei einer Übung, durch das Bewältigen des Trainings in weniger Zeit oder durch eine bessere Ausführung (Qualität des Trainings), dann wirst du nahezu täglich mit deinen körperlichen und mentalen Grenzen konfrontiert sein, sodass es in dir womöglich etwas Unbehagen auslöst. Dieses Unbehagen ist der Schritt des Wachstums auf mentaler Ebene. Der Schritt aus der Komfortzone. Krafttraining ist das beste Tool, wenn es um Persönlichkeitsentwicklung geht. Punkt. Ich beobachte es bei mir selbst und bei Kunden immer wieder.

Denn, wenn es um die Komfortzone geht, wirst du sehr schnell merken, dass steigende Gewichte dich dazu herausfordern, diese immer und immer wieder zu verlassen.

Es wird ein neues Gewicht auf die Stange aufgeladen. Das löst Unbehagen aus, weil so ein schweres Gewicht vorher noch nie bewältigt wurde. Eigentlich sind es gerade mal 2,5 kg mehr, also zwei Wasserflaschen, aber der Kopf spielt uns trotzdem einen Streich. Du denkst auf ein mal, dass du das nicht schaffen könntest. Unsicherheit macht sich breit. Hier gewinnst du diesen Kampf zwischen den Ohren und nicht wirklich mit deinem Körper. Denn, dass du dazu in der Lage bist, zeigt sich nur wenige Sekunden später und es war am Ende doch einfacher als gedacht.

Der Stolz, der nach der Bewältigung eintritt, löst in dir ein hormonelles Feuerwerk aus. Auch du wirst mit Sicherheit schon einmal das Gefühl eines Erfolgserlebnisses beim Sport erlebt haben – wenn auch nur in Teilen oder vor sehr langer Zeit – aber du wirst dich vage daran erinnern können. Was das mit dir machen kann, ist unbeschreiblich (eine wahre Liebeserklärung an diesen Sport). Ich frage mich ernsthaft, wieso es noch so viele Menschen da draußen gibt, die sich diesen Boost – mehrmals pro Woche – ohne Nebenwirkungen – nicht abholen.

Die Verbindung zwischen körperlicher Aktivität und mentaler Energie ist unfassbar stark, wie du siehst. Wenn du trainierst, gewinnst du nicht nur körperliche, sondern auch psychische Stärke. Das Training gibt dir ein Gefühl der Kontrolle und Selbstwirksamkeit: Du siehst, dass du Herausforderungen bewältigen kannst, und dieses Gefühl überträgt sich auch auf andere Lebensbereiche. Dein Fokus verbessert sich, du bist produktiver und gehst motivierter durch den Tag.

Du aktivierst dadurch eine innerliche Energiequelle der Selbstwirksamkeit, die du bisher vielleicht unterschätzt hast. Es ist ein Prozess, der mit jeder Einheit stärker wird: Dein Körper passt sich an, optimiert sich und gibt dir immer mehr von der Energie zurück, die du investierst.

Die Entscheidung, mit Krafttraining zu beginnen, ist ein Akt der Selbstermächtigung. Du zeigst deinem Körper und deinem Geist, dass du bereit bist, Verantwortung für dein Leben zu übernehmen. Dass du aktiv an deiner Gesundheit, deiner Fitness und deiner Lebensqualität arbeiten möchtest. Ein großer Punkt, der bei Kunden immer wieder aufkommt, ist das Selbstbewusstsein bzw. das eigene Selbstbild und der Selbstwert.

Was halte ich von mir selbst? Wie spreche ich mit mir selbst? Wie selbstbewusst bin ich eigentlich, wenn ich mir selbst nichts abkaufe – weil ich mir jedes Jahr aufs Neue vornehme, etwas für meinen Körper und mich zu tun und es am Ende doch nicht tue? Sich selbst es wert zu sein, Zeit und Energie zu investieren, um seinen Körper zu pflegen, das einzige Vehikel, das uns ermöglicht, auf dieser Erde und in dieser tollen Zeit zu leben – erwiesenermaßen ging es uns nie besser als heute!

4. Muskulatur verbrennt automatisch dein Bauchfett

Automatisch Bauchfett verbrennen, klingt zu schön, um wahr zu sein? Da liegst du falsch. Zwar gibt es keine Pille, die das ohne Nebenwirkungen hinbekommt, aber es gibt Krafttraining. Wenn du Muskulatur aufbaust, gewinnst du aktive Masse – also Gewebe, das arbeitet, dich bei Kälte wärmt und kontinuierlich Energie verbraucht, selbst im Ruhezustand.

Im Gegensatz dazu ist Körperfett nur unnötiger Ballast, den du mit dir herumträgst. Es leistet keinerlei aktive Arbeit und hängt einfach als „tote Masse" an dir. Mehr Muskulatur bedeutet also automatisch, dass dein Körper mehr Energie benötigt – und dabei überschüssiges Fett ganz von selbst verbrennt.

Ein Kilogramm Muskelmasse verbrennt ca. 15 Kalorien täglich. Das klingt zunächst wenig, aber lass mich dir das in einem praxisnahen Beispiel veranschaulichen: Angenommen, du baust durch gezieltes Krafttraining **5 kg Muskelmasse** auf:

- **5 kg Muskelmasse = ca. 70 kcal** zusätzlicher Kalorienverbrauch pro Tag
- **Auf ein Jahr gerechnet = ca. 25.500 kcal** extra verbrannt
- Das entspricht **ca. 3 kg reinem Körperfett**, das du „automatisch" verlierst – ohne eine einzige zusätzliche Trainingseinheit!

Natürlich, fünf Kilogramm Muskelmasse baust du nicht ohne Anstrengung auf, aber als Anfänger ist das innerhalb von sechs bis zehn Monaten möglich. Warum ist das so wichtig? Deine Muskeln verbrennen selbst im Schlaf Kalorien, dafür ist keine einzige Trainingseinheit notwendig (um sie aufzubauen natürlich schon).

Mit mehr Muskelmasse wird dein Grundumsatz generell erhöht. Dein Körper verbrennt also im Ruhezustand mehr Energie, je mehr Muskelmasse du besitzt. Zudem wird dein Körper durch Training und Muskulatur auch um einiges effizienter mit Energie umgehen. Das heißt, er wird ökonomischer mit seiner Energie umgehen, diese besser verarbeiten und umsetzen können und somit wird Fettabbau nachhaltig leichter und schneller funktionieren!

ZUSAMMENFASSUNG

- **Mehr als Muskelaufbau:** Krafttraining stärkt nicht nur deine Muskeln, sondern auch deine mentale Widerstandskraft. Es hilft dir, Herausforderungen zu meistern und deine Komfortzone zu verlassen.
- **Gesundheit und Schutz für den Körper:** – Muskeln stabilisieren Gelenke, beugen Verletzungen vor und schützen vor Arthrose und Muskelabbau im Alter (Sarkopenie). Ohne Training verlierst du jährlich an Muskelmasse und damit an Lebensqualität.
- **Mehr Energie und Leistungsfähigkeit:** – Stärkere Muskeln erleichtern den Alltag: Treppensteigen, Einkäufe tragen oder dein Kind hochheben wird mühelos. Zudem verbrennen Muskeln auch in Ruhe Kalorien.
- **Mentale Stärke und Selbstbewusstsein:** – Krafttraining fördert Disziplin und Durchhaltevermögen. Jeder Fortschritt steigert dein Selbstvertrauen und gibt dir Kontrolle über deinen Körper.

FORMEL 23
DEIN EINFACHER WEG INS KRAFTTRAINING

IN DIESEM KAPITEL LERNST DU VON TOBIAS,

wie du den Einstieg ins Krafttraining meisterst.

Bisher hast du wenig bis keine Erfahrung, möchtest diese Superpower aber künftig für ein gesünderes Leben nutzen? Dann ist es super, dass du dieses Buch in den Händen hältst! Aber selbst, wenn du schon erste Erfahrungen gesammelt hast oder dich als fortgeschritten bezeichnen würdest, lohnt es sich, dieses Kapitel zu lesen. Entweder bestätigen sich deine bisherigen Informationen oder du lernst sogar noch etwas Neues.

Der größte Mythos, den es zu widerlegen gilt, ist die Vorstellung, dass du für Krafttraining unendlich viel Zeit oder einen teuren Fitnessstudio-Vertrag benötigst. Das stimmt einfach nicht. Der Einstieg ist so simpel, dass du heute damit anfangen kannst – in deinem Wohnzimmer, mit deinem eigenen Körpergewicht.

Wir beginnen bei Kunden, die seit sehr langer Zeit dem Krafttraining ferngeblieben sind, nicht selten mit einem Home-Workout, entweder mit eigenem Körpergewicht oder mit Widerstandsbändern, die du für nur wenig Geld bei beispielsweise Amazon bestellen kannst. Liegestütze, Kniebeugen, Planks – das sind nur einige Beispiele für effektive Übungen, die keine Geräte erfordern. Home-Workouts sind dadurch extrem einfach umzusetzen, da die Hürden, um zu beginnen, maximal niedrig sind. Das Einzige, was dir jetzt noch im Weg stehen könnte, sind dein Schweinehund und dein Zeitmanagement, aber dafür hast du in diesem Buch ja bereits Lösungen gefunden.

Um dir den Einstieg noch weiter zu erleichtern, erläutere ich dir im Folgenden, aus welchen Bewegungen dein Training immer bestehen sollte (sofern du keine körperlichen Beschwerden hast). Das lässt sich sehr einfach als Übersicht darstellen:

- Drückbewegung nach oben (Schulterdrücken/Überkopfdrücken)
- Zugbewegung von oben nach unten (Klimmzug)
- Drückbewegung nach vorn (Liegestütz)
- Zugbewegung von vorn nach hinten (Rudern)
- Kniebeugung (Kniebeuge)
- Hüftbeugung (Kreuzheben/Hüftheben am Boden)

Wenn du in deinem Trainingsplan – egal wo du ihn ausführst – diese Bewegungen abgedeckt hast, machst du in der Regel sehr viel richtig! Sinnvollerweise könnte ein Trainingsplan für dich Zuhause genau in dieser Reihenfolge ablaufen. Kannst du einige Übungen davon noch nicht, gibt es für alles Ersatz.

Wenn du körperlich noch nicht so fit bist, dann beginne mit zwei bis drei Übungen, die du bereits ganz gut kannst, und baue sie regelmäßig in deinen Alltag ein. Das könnte bedeuten, dass du jeden zweiten Morgen Kniebeugen, Hüftheben und ein bis zwei Oberkörperübungen machst, die für dich gut funktionieren.

Das Wichtigste ist hier, dass du einfach mal anfängst. Nichts ist schlimmer, als auf den Zeitpunkt zu warten, der es erleichtert. Er wird nicht kommen. Nur du hast es in der Hand, damit es wirklich einfach wird. Du musst also anfangs nicht viel Zeit und Energie investieren, Hauptsache du fängst mal an. Du wirst ohnehin nach einer gewissen Zeit und den ersten kleinen Erfolgserlebnissen Blut lecken und mehr davon haben wollen. Das zeigt die Erfahrung des letzten Jahrzehnts eindeutig.

Dein erster einfacher Trainingsplan für zu Hause

Nun, da du weißt, welche Grundbewegungen dein Körper benötigt, ist es Zeit, einen ersten simplen, aber effektiven Trainingsplan für dich aufzustellen. Dieser Plan ist bewusst einfach gehalten, damit du direkt loslegen kannst – ohne komplizierte Technik oder teure Ausrüstung. Er eignet sich perfekt für dein Wohnzimmer oder jeden anderen Ort mit etwas Platz.

Dein Einsteiger-Workout (3-mal pro Woche)

Mache jede Übung in deinem Tempo und mit sauberer Technik, und steigere dich Woche für Woche. Falls eine Übung noch zu schwer ist, gibt es für alles leichtere Varianten, mit denen du starten kannst.

1. **Kniebeugen:** Drei Sätze à zehn bis 15 Wiederholungen. Falls zu schwer: Halte dich an einem Tisch oder Stuhl fest. Falls zu leicht: Nutze Zusatzgewicht, z. B. einen Rucksack mit Büchern.
2. **Liegestütze (oder Wandliegestütze):** Drei Sätze à acht bis zwölf Wiederholungen. Falls normale Liegestütze noch schwer sind, starte mit Wandliegestützen oder Knie-Liegestützen.
3. **Rudern mit Widerstandsbändern oder Tischrudern:** Drei Sätze à acht bis zwölf Wiederholungen. Falls du keine

Widerstandsbänder hast, kannst du dich unter einen stabilen Tisch legen und dich daran hochziehen.

4. **Hüftheben (Hip Thrusts):** Drei Sätze à zehn bis 15 Wiederholungen. Falls zu leicht, lege eine Gewichtsscheibe oder einen schweren Gegenstand auf deine Hüften.
5. **Plank (Unterarmstütz):** Drei Sätze à 20 bis 40 Sekunden. Falls zu schwer, beginne auf den Knien. Falls zu leicht, probiere dynamische Varianten wie das Anheben eines Beins.

Tipp: Starte mit zwei Durchgängen (also zwei Runden aller Übungen) und steigere dich nach ein paar Wochen auf drei Durchgänge. Wichtig ist nicht Perfektion, sondern Kontinuität!

Du hast die ersten Wochen oder Monate mit deinem Einsteigertrainingsplan hinter dir, spürst Fortschritte und willst nun den nächsten Schritt gehen? Super! Jetzt geht es darum, dein Training sinnvoll weiterzuentwickeln, damit du weiterhin stärker, fitter und gesünder wirst. Hierzu findest du unter Formel 25 noch weitere Details, wie das zukünftig für dich aussehen kann.

Mehr Wiederholungen und Sätze (Progressive Overload)

Falls du mit deinem aktuellen Plan gut zurechtkommst, kannst du einfach die Wiederholungen oder Sätze steigern. Das nennt sich Progressive Overload – also eine stetige, schrittweise Steigerung. So kannst du dein Training anpassen:

- Erhöhe die Wiederholungen pro Übung (z. B. von 10 auf 15)
- Füge einen zusätzlichen Satz hinzu (z. B. drei statt zwei Durchgänge)
- Reduziere die Pausenzeiten, um die Intensität zu steigern

Falls du also aktuell drei Sätze mit zehn Wiederholungen machst, könntest du als nächstes Ziel drei Sätze mit zwölf – 15 Wiederholungen setzen, bevor du die Schwierigkeit weiter erhöhst. Die weiteren Schritte könnten dann sein, dass du die Übungen veränderst/erschwerst, Widerstandsbänder, Hanteln oder Kettlebells nutzt oder eben den Gang ins Fitnessstudio wagst, wenn die Möglichkeiten bei dir Zuhause eingeschränkt sind.

Denke dran: Mehr geht immer, aber führt zu Beginn in der Regel nicht zu mehr Erfolg. Beginne also mit einem Level, bei dem du dir langfristig zutraust, dass es für dich in deinem Alltag durchführbar ist, das dir Spaß macht und auch direkt Erfolge aufzeigt. Nichts ist schlimmer, als zu Beginn mit Vollgas gegen die Wand zu fahren, weil gängige Fehler gemacht werden. Und da sind wir auch schon beim Thema.

In den folgenden Kapiteln werden wir jetzt noch tiefer in die Trainingslehre einsteigen und dir näherbringen, wie du auch wirklich Fortschritt im Training machen wirst.

ZUSAMMENFASSUNG

- Einstieg ins Krafttraining ist ohne teures Studio oder viel Zeitaufwand, direkt von zu Hause aus möglich.
- Effektive Grundbewegungen: Drücken, Ziehen, Kniebeugen, Hüftbeugen.
- Einsteiger-Trainingsplan (3x pro Woche) mit Kniebeugen, Liegestützen, Rudern, Hüftheben und Planks.
- Wichtiger als Perfektion ist Konstanz – starte einfach und steigere dich langsam.
- Progressive Overload durch mehr Wiederholungen, Sätze oder Zusatzgewicht für langfristigen Fortschritt.

In unserem Video zum Beschleunigen des Muskelaufbaus erklären wir dir, warum Muskelmasse so entscheidend ist und wie du effizient trainierst, um echtes Muskelwachstum zu erzielen!

Zum Video:

FORMEL 24

MENTALE SÄULEN DEINES TRAININGS

IN DIESEM KAPITEL LERNST DU VON TIMO,

warum die richtige Trainingsmentalität entscheidend für deinen Fitnesserfolg ist. Ohne die richtige Einstellung zu deiner Sporteinheit wirst du immer wieder auf der Stelle treten und vermutlich schnell wieder aufgeben. Ich gebe dir in diesem Kapitel fünf Grundregeln mit, die entscheidend sind, um die richtige Trainingsmentalität zu entwickeln. So verschwendest du keine Zeit mehr und machst wirklich nachhaltige Fortschritte.

Vielleicht hast du gerade eine anstrengende Woche hinter dir. Deadlines auf der Arbeit oder im Business, ein Kindergeburtstag oder die Familienfeier am Wochenende, und obendrauf noch ein kaputter Geschirrspüler. Dein Kalender platzt aus allen Nähten, und du fühlst dich, als wärest du vollkommen aufgebraucht. An Sport zu denken, fühlt sich in solchen Momenten fast wie ein zusätzlicher Berg an, den es zu erklimmen gilt. „Ich habe keine Zeit“ oder „Ich bin zu müde“ sind Sätze, die in solchen Situationen schnell über die Lippen kommen.

Wenn man es dann doch mal ins Training schafft, fehlen häufig Fokus und Engagement, um bis ans Limit zu gehen. Somit bleiben auch die Fortschritte aus, was noch mehr frustriert.

„Bei mir klappt das einfach nicht." Doch genau hier entscheidet sich, wie erfolgreich du langfristig sein wirst – nicht nur im Training, sondern in deiner gesamten Lebensgestaltung. Wie du mit deinem Training und deiner Zeit umgehst, wirkt sich unmittelbar auch auf alle anderen Lebensbereiche aus.

Wir hören es immer wieder von Klienten, die die Disziplin für ihren Körper verbessern können. Sie gehen nicht nur automatisch viel regelmäßiger zum Sport, sondern arbeiten auch in ihren Unternehmen viel effizienter und disziplinierter.

Regel 1: Die Intensität ist entscheidend

Die Intensität in deinem Training ist einer der wichtigsten Punkte für deinen Fortschritt. Ich sehe es immer wieder, dass viele Leute, egal, ob im Fitnessstudio oder auch zu Hause, einfach nicht intensiv genug trainieren. Es wird die jeweilige Übung abgebrochen, obwohl mit Sicherheit noch sechs bis sieben weitere Wiederholungen gegangen wären und das kostet dich deinen Fortschritt. Nutze die Zeit, die du für deine Sporteinheiten aufbringst, effektiv.

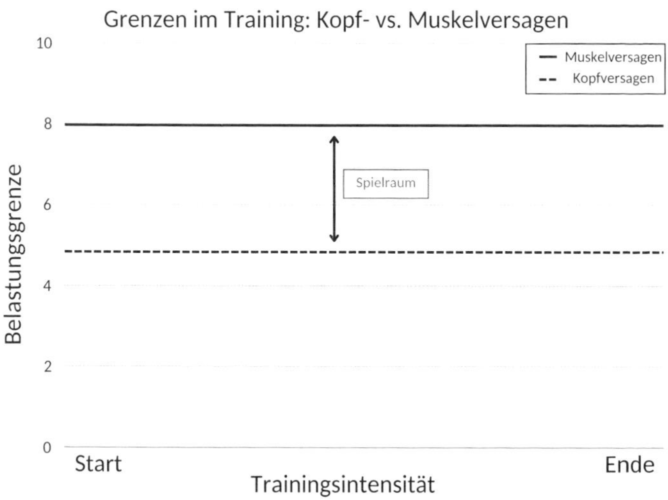

Du musst dir vorstellen, dass der Körper sich immer in einer Homöostase, also einem Gleichgewicht, befindet. Es finden in gleichem Maße aufbauende und abbauende Prozesse statt. Wenn Anpassungsvorgänge, also Wachstum (auch Muskelwachstum), stattfinden sollen, dann müssen wir den Körper aus dieser Homöostase locken und Reize setzen, die leicht über unserer Komfortzone liegen. Dann bringt es eben auch nichts, oder nicht so viel, immer nur in deiner Komfortzone zu trainieren. Viel wichtiger ist es, die Zeit, die du hast, effizienter zu nutzen. So ist es auch in allen anderen Bereichen. Es geht nicht darum, wer die meisten Stunden am Tag abreißt, sondern darum, wer seine Zeit am effizientesten nutzt.

Speziell im Trainingskontext gibt es letztendlich zwei Parameter, die dir deine Grenzen aufzeigen. Einmal dein Kopf, der dir sagt: „Ich kann nicht mehr", oder besser gesagt: „Ich will nicht mehr", und dann dein Muskel, der die Leistung faktisch nicht mehr aufbringen kann und du infolgedessen, beispielsweise beim Bankdrücken, das Gewicht nicht mehr bewegen kannst. Hier sprechen wir von Muskelversagen.

Vor allem bei Trainingsanfängern liegen diese beiden Schwellen sehr weit auseinander und wir haben einen großen Spielraum. Du denkst, dass du nicht mehr kannst, dabei würde muskulär noch einiges mehr gehen. Was den Fortschritt im Training bringt, ist allerdings das Muskelversagen bzw. die Nähe zum Muskelversagen. Das heißt, du musst den eingezeichneten Spielraum zwischen wirklichem Muskelversagen und dem Empfinden im Kopf, so gering wie möglich bekommen.

Ein entscheidender Faktor, wieso Trainierende keine körperlichen Fortschritte machen, liegt der fehlenden Intensität zugrunde. Auch ich selbst musste durch jahrelanges probieren, evaluieren und mit Hilfe von Coaches die Trainingsleistung bzw. die Intensität steigern und den eben genannten Spielraum, zwischen Kopf und Körper, verringern. Das lässt sich jedoch schnell lernen.

Dennoch hat die korrekte Übungsausführung oberste Priorität. Bevor du muskulär an deine Grenzen gehst, sollte die Ausführung und Technik der jeweiligen Übungen korrekt sein, um die Verletzungsgefahr zu minimieren. Das bezieht sich nicht nur auf Übungen im Krafttraining, sondern auch auf Cardio-Einheiten. Denn auch Joggen, Rudererergometer und Fahrradfahren bedürfen einer richtigen Ausführung, auch wenn es nicht ganz so entscheidend ist, wie im Krafttraining.

Aber wie findest du die richtige Intensität? Es geht nicht darum, im Krafttraining jeden einzelnen Satz bis zum absoluten Muskelversagen auszuführen, sondern Stück für Stück mehr an dein physisches Limit zu gehen. Suche dir dafür Unterstützung oder einen Trainingspartner, um deine Grenzen zu finden. Je intensiver du trainierst, desto weniger Zeit wirst du auch im Fitnessstudio oder generell bei deinen Sporteinheiten verbringen müssen, um dennoch bessere Ergebnisse zu erzielen.

Hier gibt es einen subjektiven Parameter, mit dem du deine Trainingsintensität bestimmen kannst: „Reps in Reserve (RIR)“. Das bedeutet, wie viele Wiederholungen du theoretisch noch absolvieren könntest, bevor Muskelversagen eintritt. Hier ist es wichtig, eben nicht bei sechs bis sieben RIR zu bleiben, sondern dich eher bei ein bis zwei RIR einzupendeln. Und zwar bei jedem Satz, den du absolvierst. Noch einmal: Wir sprechen an dieser Stelle von Muskelversagen und nicht vom Kopfversagen!

Das war auch ein Fehler, den ich selbst früher oft gemacht habe. Während meiner Zeit der Polizeiausbildung habe ich teilweise zwei Sporteinheiten pro Tag gemacht und das an fünf bis sechs Tagen die Woche. Diese waren dann aber nicht so intensiv, weil ich von der Menge der Trainingseinheiten total ausgelaugt war. Zum einen waren die Einheiten durch das Ausbildungsprogramm vorgegeben, zum anderen habe ich am Nachmittag selbst noch welche ergänzt. Mein Tag bestand teilweise lediglich aus Schule, Lernen und Sport.

Irgendwann fehlte mir natürlich die Zeit, so viele Einheiten absolvieren zu können. Nach der Polizeiausbildung standen andere Verpflichtungen im Raum, und ich konnte nicht mehr so viel Zeit für Sport investieren. Während dieser Zeit habe ich gelernt, dass ich gar nicht so viel trainieren muss, sondern einfach effektiver und intensiver. Als ich das für mich umgesetzt habe, hatte ich sogar noch bessere Erfolge trotz weniger Zeit. Wie ich oben schon kurz angerissen habe, geht es einfach darum, die Prioritäten richtig zu setzen und die Zeit, die ich zur Verfügung habe, richtig zu nutzen. Entscheidend für den Erfolg ist also: **Fokus**.

Regel 2: Fokus, Fokus, Fokus

An dieser Stelle möchte ich dir als Beispiel von einem unserer Kunden berichten: Thomas. Thomas arbeitet als Abteilungsleiter in einem mittelständischen Unternehmen, trägt dort viel Verantwortung und arbeitet überwiegend aus dem Homeoffice. Er jongliert täglich mit zahlreichen Gedanken, die von strategischen Entscheidungen bis hin zu zwischenmenschlichen Herausforderungen reichen.

Thomas hatte zwar schon immer wieder Sport in seinen Alltag integriert und zu Hause Trainingseinheiten absolviert, doch konnte er dabei nie vollkommen abschalten. Die Gedanken kreisten immer rund um die laufenden Projekte. Im Umkehrschluss trainierte er nicht intensiv genug und mit viel zu langen Pausen. Manche Übungen musste er sogar regelmäßig ausfallen lassen.

Als er zu uns ins Coaching gekommen ist, sind wir ziemlich schnell mit ihm ins Fitnessstudio gegangen. Auch hier hat ihm anfangs der Fokus gefehlt. Für seinen Erfolg war es essenziell, dass er lernte, im Moment zu leben. So konnte er die Zeit im Fitnessstudio immer mehr dem Training widmen, was dann wiederum zu nachhaltigem Erfolg und Fortschritt führte.

Vor allem beim Training gilt also: Lege den Fokus auf das Hier und Jetzt! Wenn du beim Training bist und währenddessen über komplexe Themen deiner Arbeit nachdenkst, dann wirst du weder vernünftig trainieren noch deine Aufgaben im Unternehmen vernünftig abarbeiten können. Die Konsequenz ist, dass du alles ein bisschen machst, aber nichts davon richtig. So verzögert sich der gesamte Fortschritt. Anders wird es erst, wenn du dich auf den jeweiligen Moment fokussierst.

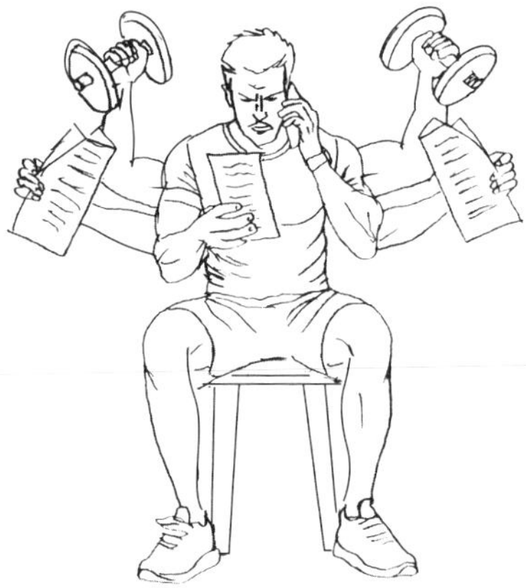

Praktische Tipps für mehr Fokus im Training

1. **Visualisiere die Übung vor der Durchführung:** Stell dir vor, wie dein Körper die Bewegung ausführt. Diese mentale Vorbereitung optimiert die neuronalen Verbindungen und verbessert die Präzision der Übung.
2. **Fokus auf die „Mind-Muscle Connection“:** Ein bewusster Fokus während der Ausführung hilft dabei, die Zielmuskulatur besser zu aktivieren. Wenn du beispielsweise eine Kniebeuge ausführst, stelle dir vor, wie deine Beine die Bewegung kontrollieren und der Fokus auf den Quadrizeps, die Oberschenkelrückseite und die Gesäßmuskula-

tur gerichtet ist. Diese mentale Technik verbessert nicht nur die Aktivierung der Muskeln, sondern kann auch das subjektive Empfinden von Fortschritt steigern. Der Effekt der Muscle-Mind-Connection wurde auch schon in Studien belegt.[42]

3. **Setze klare Absichten:** Gehe in jede Trainingseinheit mit einer klaren Vorstellung, was du erreichen möchtest. Ein klares Ziel fördert die Konzentration und verhindert Ablenkungen.
4. **Achte auf deine Atmung:** Eine bewusste Atmung kann dir helfen, im Moment zu bleiben und die Übungen kontrolliert auszuführen. Atme beim anstrengenden Teil der Übung aus und beim entlastenden Teil ein.
5. **Vermeide Multitasking:** Lasse dein Handy oder andere Ablenkungen in der Tasche. Musik kann förderlich sein, aber vermeide ständige Unterbrechungen durch Nachrichten oder Anrufe.
6. **Trainiere in Abschnitten:** Die Pomodoro-Technik, bei der du dich für eine begrenzte Zeit voll konzentrierst und dann eine kurze Pause einlegst, kann auch im Training helfen. Zum Beispiel: 25 Minuten konzentriert trainieren, fünf Minuten Pause.

Regel 3: Selbstverantwortung

Dein Erfolg im Training liegt in deiner eigenen Verantwortung. Es ist entscheidend, dass du die Kontrolle über deine Handlungen und Entscheidungen übernimmst, anstatt äußeren Umständen die Schuld für Misserfolge zu geben.

Selbstverantwortung bedeutet, ehrlich mit dir selbst und bereit zu sein, aus deinen Fehlern zu lernen. Wenn du die Verantwortung für deinen Fortschritt übernimmst, entwickelst du eine proaktive Haltung, die dich langfristig zu deinen Zielen führen wird.

Genau so ist es auch, wenn es um deine eigene Gesundheit geht. Natürlich gibt es gewisse Gegebenheiten, Veranlagungen oder Erbgut, was alles dafür sorgt, dass die Gefahr höher ist, adipös zu werden oder eine Herz-Kreislauf-Erkrankung zu erleiden, aber genau dann geht es darum, etwas dagegen zu tun.

Sei ehrlich zu dir selbst

Hast du dir schon einmal die Frage gestellt, ob du wirklich alles tust, um deinem Körper die nötige Wertschätzung zu geben? Ehrlichkeit ist der erste Schritt zur Selbstverantwortung. Warst du wirklich konsequent bei deiner Ernährung? Hast du deine Trainingseinheiten so absolviert, wie du es geplant hattest? Wenn du ehrlich zu dir selbst bist, kannst du erkennen, was dich zurückhält und gezielt daran arbeiten.

Lass äußere Umstände nicht gewinnen

Es gibt immer etwas, das dir dein Training erschweren kann: Stress auf der Arbeit, ein enger Zeitplan oder unvorhergesehene Verpflichtungen. Aber sind diese Dinge wirklich unüberwindbar? Statt zu sagen: „Ich hatte keine Zeit“, frag dich: „Wie hätte ich mir Zeit schaffen können?“ Selbstverantwortung bedeutet, äußere Umstände als Herausforderung zu sehen und Wege zu finden, sie zu meistern, anstatt sie als Ausrede zu nutzen.

Räume deiner Sporteinheit, der Zeit für DICH, Priorität ein. Ich persönlich habe für mich klar definiert, an welcher Stelle meine Gesundheit und dementsprechend meine Trainingseinheiten für mich stehen. So ist es einfach für mich zu unterscheiden, welche Dinge wirklich so wichtig sind, dass ich für sie eine Trainingseinheit ausfallen lassen würde. Wenn es meiner Frau oder meiner Familie nicht gut geht, hat das natürlich oberste Priorität. Alle anderen Dinge, die nicht sofort erledigt werden müssen, fallen dahinter.

Fehler als Chance sehen

Jeder macht Fehler. Vielleicht hast du ein Training ausfallen lassen oder deine Ernährungsziele für ein paar Tage aus den Augen verloren. Das passiert. Aber wichtig ist, wie du damit umgehst. Schiebst du die Schuld auf andere, oder siehst du es als Möglichkeit, aus diesem Rückschlag zu lernen? Selbstverantwortung heißt, nicht in Selbstvorwürfen zu versinken, sondern aktiv nach vorn zu schauen: Was kannst du nächstes Mal besser machen? Wie vermeidest du denselben Fehler? Es ist absolut keine Schande, Fehler zu machen. Es sollte dir nur der gleiche Fehler nicht immer und immer wieder passieren.

Selbstverantwortung ist nicht immer leicht, aber sie ist der Schlüssel zu deinem Erfolg. Niemand wird an deiner Stelle deinen Weg gehen – und das ist auch gut so. Denn genau diese Verantwortung gibt dir die Kontrolle und die Freiheit, dein volles Potenzial auszuschöpfen.

Regel 4: Habe die richtige Einstellung zum Schmerz

Hier muss ich immer an die Worte eines unserer Kunden, Pascal, denken, der mir von einem Gespräch mit einem Bekannten berichtete. Pascal hatte ihm davon erzählt, dass er, seitdem er bei uns im Coaching ist, ins Fitnessstudio gehe und regelmäßig trainiere und seitdem seine Rückenprobleme vom langen Sitzen wesentlich weniger wurden. Darauf antwortete sein Bekannter: „Da habe ich lieber Rückenschmerzen, bevor ich jeden Tag Schmerzen vom Muskelkater habe."

Ich konnte es kaum glauben. Was ist das denn für eine Einstellung? Besser Rückenschmerzen als Muskelkater? Aber da ist ihm dann wohl, mit so einer Einstellung, auch nicht mehr zu helfen. Wie ich zuvor schon beschrieben habe: Jeder ist für seinen Erfolg und seine Gesundheit selbst verantwortlich. Und wir bemerken es auch immer wieder, Menschen wollen entweder wirklich aktiv eine Veränderung erwirken, oder nicht. Es ist ähnlich wie bei einem Raucher, der nicht aufhören möchte zu rauchen. Jedes an ihn gerichtete Wort, bezogen auf die gesundheitlichen Nachteile usw. prallen an ihm ab. Es muss aus dem inneren kommen, sonst hat es keinen Erfolg.

Viele Leute trauen sich auch nicht ins Fitnessstudio oder generell ans Krafttraining, da sie Angst davor haben, sich zu verletzen. Wenn du nicht weißt oder gelernt hast, wie Übungen korrekt ausgeführt werden, ist deine Angst auch begründet. Daher ist mein Rat an dieser Stelle auch: Hole dir entweder Hilfe oder informiere dich ausgiebig. Wenn du die Übungen richtig ausführst, ist es die am wenigsten verletzungsanfällige Sportart, die es gibt. Sogar im Gegenteil: Du stärkst deinen kompletten Bewegungsapparat und bist so wesentlich robuster für alltägliche Aktivitäten oder auch andere Sportarten.

Genau mit dieser Einstellung und Mentalität solltest du dich ans Training machen. Training bedeutet oft, die Komfortzone zu verlassen und sich körperlichen Herausforderungen zu stellen. Es ist wichtig, zwischen dem positiven Schmerz, der mit dem Muskelaufbau verbunden ist, und dem negativen Schmerz, der auf mögliche Verletzungen hinweist, zu unterscheiden. Studien haben gezeigt, dass intensive Trainingsmethoden, bei denen die Muskulatur gezielt ermüdet wird, effektiv zur Steigerung der Muskelkraft beitragen können.[43] Ein bewusster Umgang mit diesen Empfindungen hilft, das Training effektiv zu gestalten und Verletzungen zu vermeiden.

Regel 5: Übe dich bei jeder Einheit in Geduld

Lege den Fokus auf die langfristige Perspektive. Nachhaltiger Trainingserfolg erfordert Zeit und kontinuierlichen Einsatz. Es ist wichtig, realistische Erwartungen zu haben und sich auf langfristige Ziele zu konzentrieren. Schnelle Erfolge sind selten von Dauer, während beständiges Training über einen längeren Zeitraum zu signifikanten Verbesserungen führt. Natürlich ist es wichtig, dass du durch einen effizienten Trainingsplan und eine passende Ernährung immer wieder für Erfolgsmomente sorgst, um auch weiter am Ball zu bleiben. Aber oft musst du auch mal herauszoomen und deine Erfolge nicht nur von Tag zu Tag betrachten, sondern auch mal von Woche zu Woche, Monat zu Monat oder Jahr zu Jahr. Das vergessen viele und meinen dann, es würde sich nichts verändern oder verbessern und geben direkt wieder auf, an ihrer Gesundheit und ihrem Körper zu arbeiten.

Wenn du diese fünf Regeln verinnerlichst, wirst du nicht nur fitter und gesünder, sondern auch mental stärker. Die Intensität entscheidet, ob dein Training Ergebnisse liefert oder nur Zeit kostet – nutze sie klug. Fokus lässt dich auf das Wesentliche konzentrieren, sowohl im Training als auch im Leben. Selbstverantwortung gibt dir die Macht, deine Fortschritte selbst zu steuern, anstatt auf äußere Umstände zu warten. Die richtige Einstellung zum Schmerz hilft dir zu wachsen, denn echte Veränderung entsteht selten in der Komfortzone. Und schließlich: Geduld ist der Schlüssel, um langfristig erfolgreich zu sein. Fortschritt braucht Zeit, doch jeder Schritt – sei er noch so klein – bringt dich deinem Ziel näher. Diese Prinzipien gelten nicht nur für dein Training, sondern für jede Herausforderung in deinem Leben. Lebe sie, und du wirst mehr erreichen, als du je für möglich gehalten hast.

ZUSAMMENFASSUNG

Beachte diese fünf Grundregeln, und deine Trainingsmentalität kommt auf ein ganz neues Level:

Regel 1: Die Intensität ist entscheidend

Regel 2: Fokus, Fokus, Fokus

Regel 3: Selbstverantwortung

Regel 4: Habe die richtige Einstellung zum Schmerz

Regel 5: Übe dich bei jeder Einheit in Geduld

FORMEL 25

ESSENZIELLE PRINZIPIEN FÜR NACHHALTIGES UND GESUNDES KRAFTTRAINING

IN DIESEM KAPITEL LERNST DU VON TIMO,

welche Faktoren entscheidend für deinen Trainingserfolg sind. Mir ist es wichtig, dass du gewisse Grundprinzipien verstehst, um Kraft- bzw. Widerstandstraining als wahren Gesundheits-Booster einsetzen zu können. Diese Grundprinzipien möchte ich dir in diesem Kapitel näher bringen.

Wie du an anderer Stelle schon erfahren hast, solltest du Krafttraining nicht als lästiges Alltags-To-do, sondern als wahre Superpower und Grundlage für deinen Alltag empfinden. Du bildest mit zielgerichtetem Kraft- bzw. Widerstandstraining die Basis. Egal, ob für andere Sportarten, als Schutzpanzer für deinen Körper oder auch um dich optisch noch ansprechender zu fühlen und deinen Körper zu formen.

Ich erinnere mich noch gut an meine ersten Schritte in Richtung Krafttraining. Es fühlte sich an, als würde ich in einen Dschungel aus Informationen eintauchen: überall verschiedene Meinungen, zahllose Trainingspläne, YouTube-Videos und Blogs, die alle etwas anderes empfehlen. Soll ich nun mit freien

Gewichten oder Maschinen trainieren? Wie oft in der Woche ist Krafttraining sinnvoll? Und was bedeutet überhaupt „richtiges“ Training? Die schiere Menge an Informationen war überwältigend – und genau das hat mich lange davon abgehalten, wirklich anzufangen.

Ich selbst habe mit ca. 17 Jahren mit Krafttraining im Fitnessstudio angefangen. Zuvor war ich schon viele Jahre Leistungsschwimmer, habe aber nie zusätzliches Krafttraining betrieben. Ich bin mir sicher, ich hätte aus meiner Karriere als Schwimmer wesentlich mehr herausholen können, wenn ich bereits früher regelmäßiges Widerstandstraining integriert hätte. Aber die Zeiten sind vorbei. Als ich jedoch mit dem Krafttraining begann, ging es mir anfangs natürlich rein um die Optik und der langfristige Gesundheitsgedanke hat mir noch vollkommen gefehlt. Was für damals aber auch in Ordnung war.

Ich habe mir anfangs wirklich schwergetan, den passenden Weg für mich zu finden und anfangs viel zu viel trainiert, weil ich übermotiviert war. Das hat dann schnell für unnötige Ermüdung gesorgt, dadurch konnte ich weniger intensiv trainieren und habe dadurch weniger Fortschritte erzielt. Ich habe anfangs auch nicht wirklich smart trainiert.

Damit dir das jetzt nicht auch so geht, möchte ich dir einige Grundprinzipien des gesundheitsorientierten Krafttrainings mit auf den Weg geben. Diese Grundprinzipien sind genau das Richtige für dich, wenn es dir darum geht, eine wichtige muskuläre Grundbasis aufzubauen, um dir den Alltag leichter zu gestalten, aber auch um deine eventuellen anderen Lieblingssportarten zu unterstützen. Wenn du im Leistungssport unterwegs bist, machen diese Grundprinzipien natürlich auch Sinn, hier ist aber auch eine spezifischere Trainingsplangestaltung notwendig. Dafür kannst du dich gerne persönlich an uns wenden.

Gerade wenn du einen stressigen Alltag hast, bleibt oft wenig Energie, um dich auch noch durch die Informationsflut zu kämpfen, was jetzt denn wirklich die beste Methode ist. Was bleibt, ist Unsicherheit: Mache ich das richtig? Bringt das überhaupt etwas? Oder schade ich mir am Ende vielleicht sogar?

Diese Unsicherheit kann dazu führen, dass man gar nicht erst anfängt – oder schnell wieder aufhört, weil die Ergebnisse ausbleiben. Dabei sind es oft nicht die Details, die den Unterschied machen, sondern die Grundprinzipien. Wenn du die grundlegenden Regeln des gesundheitsorientierten Krafttrainings kennst, wird alles plötzlich viel klarer: Du weißt, worauf es wirklich ankommt, und kannst mit Zuversicht trainieren, ohne dich in Kleinigkeiten zu verlieren.

Es geht nicht darum, dir die perfekte Übung oder den besten Trainingsplan zu präsentieren. Stattdessen zeige ich dir zunächst die theoretischen Grundlagen, die dir helfen, dein Training effektiv und gesundheitsfördernd zu gestalten – egal, ob du blutiger Anfänger bist oder nach langer Pause wieder einsteigen willst. Diese Prinzipien sind wie ein Kompass, der dir Orientierung gibt, damit du selbstbewusst loslegen kannst – und das Training endlich zur Gewohnheit machst, die langfristig in deinen Alltag passt.

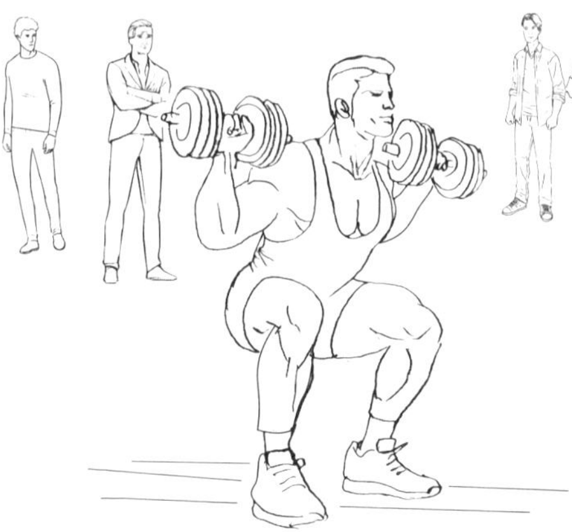

Am Ende dieses Kapitels findest du einige Beispieltrainingspläne, um dir die nachfolgenden Grundprinzipien auch noch praktisch zu veranschaulichen. Je nachdem, wie oft pro Woche du trainieren kannst, habe ich dir unterschiedliche Trainingspläne beigefügt. Die Trainingspläne stellen eine Grundlage dar und je nachdem, wo deine Schwachstellen speziell liegen, gilt es natürlich noch Anpassungen vorzunehmen.

Die richtige Übungsausführung steht **immer** an erster Stelle, um keine Verletzungen zu riskieren. Suche dir hierfür professionelle Unterstützung, denn ich kann dir hier im Buch leider nicht zeigen, wie du deine Kniebeuge richtig ausübst. Aber ich kann dir theoretische Trainingsgrundlagen des gesundheitsorientierten Kraftsports geben:

1. Trainingsaufbau und Sequenzierung

Ein Trainingsplan ist der erste Schritt zu effektiven Ergebnissen, denn er sorgt dafür, dass du das Training mit einer klaren Struktur durchführst. Gehe niemals ohne klaren Fahrplan bzw. Trainingsplan in eine Trainingseinheit! Ich kenne viele Leute, die einfach so ins Fitnessstudio gehen und wahllos Übungen aneinanderreihen. Wenn du dir nicht vorher über dein Training Gedanken machst, kann es schnell zu Dysbalancen kommen, weil du beispielsweise deine Brust lieber und dadurch mehr trainierst als deinen Rücken. So kann es langfristig passieren, dass es zu Fehlhaltungen kommt, und genau das wollen wir durch Krafttraining ja vermeiden.

Eine bewährte und einfache Methode ist die sogenannte „**Straight-Set-Methode**", bei der du eine Übung durchführst, gefolgt von einer kurzen Pause, bevor du den nächsten Satz startest. Diese Methode eignet sich besonders für Anfänger, da sie eine einfache Handhabung und ausreichend Erholungszeit bietet. Dadurch kannst du dich zwischen den Sätzen erholen und förderst auch die Konzentration für den nächsten Satz, um die Übung korrekt auszuführen.

Wenn du dich in der Übungsausführung sicher fühlst, kannst du auch vermehrt mit sogenannten **Supersätzen** arbeiten. Hierbei führst du zwei Übungen für unterschiedliche Muskelgruppen ohne Pause hintereinander aus. Du führst also erst Übung eins aus, dann Übung zwei direkt danach und machst dann erst eine kurze Pause. Das wiederholst du dann zwei bis drei Runden. Dies erhöht die Trainingsintensität, spart Zeit und steigert den Kalorienverbrauch, da das Training intensiver wird. Hier ist es aber ganz wichtig, dass du die Übungen in ihrer Ausführung gut beherrschst und konzentriert ausführen kannst, um das Verletzungsrisiko zu minimieren.

Die „**Straight-Set-Methode**" und die „**Supersatz-Methode**" sind zwei effektive Methoden, wie du dein Krafttraining sequenzieren kannst. Es gibt auch hier natürlich noch weitere Intensitätstechniken, diese beiden sind allerdings wissenschaftlich fundiert und sind, wenn es dir um deine Gesundheit geht und nicht darum, Höchstleistungssportler zu werden, super geeignet.

2. Progression: Der Schlüssel zu Fortschritten

Ein entscheidender Faktor, um Fortschritte im Training zu erzielen, ist, dass die Belastung kontinuierlich gesteigert werden muss. Dieses Prinzip gilt nicht nur für dein Training, sondern lässt sich auch auf den Rest deines Alltags übertragen. Der Körper befindet sich immer in einer Homöostase, also in einem Gleichgewicht. In diesem Gleichgewicht fühlt er sich wohl und würde auch gerne dort bleiben.

Um aus diesem Gleichgewicht auszubrechen und einen Wachstumsreiz zu setzen, ist es notwendig stetig das Gewicht, also den Trainingsreiz zu erhöhen. Dauerhaft beim Bankdrücken drei Mal zwölf Wiederholungen mit demselben Gewicht zu machen, wird eventuell ganz am Anfang noch funktionieren, aber langfristig auf keinen Fall für Erfolge sorgen.

Also sorge für Progression! Damit du das auch immer für dich reflektieren kannst, empfehle ich dir an dieser Stelle auch, dass du ein Trainingstagebuch führst. Im Endeffekt gibt es drei Formen der Progression:

1. Höhere Gewichte
2. Mehr Wiederholungen oder Sätze
3. Bessere Technik/Übungsausführung

Eine einfache Methode ist die „**Two-for-Two-Regel**": Wenn du in zwei aufeinanderfolgenden Trainingseinheiten mehr als zwei Wiederholungen über dein Ziel hinaus schaffst, ist es Zeit, das Gewicht zu erhöhen. Das bedeutet, dass du nicht jede Woche wie verrückt Gewicht steigern musst oder sollst. Bestätige deine neuen Rekorde gerne in einer weiteren Session und erhöhe dann das Gewicht.

Damit du deine Progression im Training leichter messbar und planbar machen kannst, empfehle ich dir außerdem, mit Wiederholungsbereichen zu arbeiten. Zum Beispiel beim klassischen Bankdrücken: Das Ziel ist es, drei Sätze mit jeweils acht bis zwölf Wiederholungen zu absolvieren. Wenn du mit 50 kg zwölf, zehn und neun Wiederholungen geschafft hast, bist du in dem vorgegebenen Bereich von acht bis zwölf Wiederholungen und kannst dann beim nächsten Mal das Gewicht steigern. Solltest du nur zehn, acht, sieben Wiederholungen schaffen, behältst du das Gewicht in der nächsten Einheit noch einmal bei und arbeitest dich mit den Wiederholungen nach oben.

Das sind zwei einfache Methoden, um dich nach und nach zu steigern. Auch wenn du anfangs weit von deinem körperlichen Maximum entfernt bist, kannst du dich so Stück für Stück nach oben arbeiten und dein Training und die Progression regulieren sich von selbst.

Progression bedeutet nicht nur, mehr Gewicht zu verwenden. Auch eine langsamere und kontrolliertere Ausführung der

Übungen kann eine wirksame Strategie sein. Wenn du beispielsweise bei einer Kniebeuge ein Stück tiefer kommst, als noch die Woche zuvor, dann ist das auch ein Fortschritt.

Zudem kannst du auch die Pausenzeiten Stück für Stück reduzieren, um so einen besseren Trainingsreiz zu setzen. Wenn du mit einer kürzeren Pause in den nächsten Satz gehst, ist deine Muskulatur ermüdet und du brauchst weniger Wiederholungen, um den gleichen Reiz zu erzeugen.

Nach der korrekten Übungsausführung, ist das anstreben von höheren Gewichten, mehr Wiederholungen oder besserer Trainingsqualität im Training (also dein Trainingsgewicht regelmäßig zu steigern) und die richtige Trainingsauslastung die wichtigsten Parameter für das Muskelwachstum. Ein optimal gestalteter und auf deine Bedürfnisse abgestimmter Trainingsplan wird dir keine nachhaltigen Erfolge einbringen, wenn du A) keine Fortschritte erzielst und B) immer wieder weit von deinen Belastungsgrenzen entfernt trainierst. Und damit kommen wir zum nächsten Grundprinzip: dem richtigen Tempo.

3. Das richtige Tempo

Das Tempo der Übungen hat einen großen Einfluss auf die Effektivität deines Trainings. Vor allem, wenn man generell einen vollgepackten Alltag hat und oft in deinem Berufs- und Privatleben hektisch von einer Aufgabe zur nächsten springt, nimmt man diese Hektik gerne auch mit ins Training. Nach dem letzten Kunden-Call und vor dem Geschäftsessen wird noch schnell ein Training gequetscht. Es bleiben gerade noch 60 Minuten, aber du willst deinen Trainingsplan noch komplett durchbekommen.

Also werden die Übungen einfach schneller mit weniger Pause ausgeführt, um so alle Übungen zu absolvieren. Hier liegt aber der Fehler: Erstens erhöhst du so das Verletzungsrisiko enorm, wenn du mit dem Kopf nicht dabei bist und die Übungen viel zu schnell und unkonzentriert absolvierst. Und zweitens ist auch der Trainingseffekt wesentlich geringer, wenn du bei den Übungen zu hektisch agierst, weil dadurch das Muskelwachstum nicht richtig angekurbelt wird. Also nimm dir die Zeit, werde nicht zu hektisch und fokussiere dich auf dein Training und das richtige Tempo. Egal, welche Übung wir als Beispiel nehmen, es gibt drei Phasen der Bewegung.

1. Die **konzentrische Phase**, wenn du gegen das Gewicht arbeitest (Bankdrücken: Du drückst das Gewicht von dir weg).
2. Die **exzentrische Phase**, wenn du dem Gewicht wieder nachgibst (Du lässt die Hantel wieder nach unten).
3. Und die **isometrische Phase**, wenn du das Gewicht kurz an der unteren Stelle pausierst.

Die Frage ist, was das richtige Tempo ist. Wie oben schon erwähnt befinden wir uns jetzt im gesundheitsorientierten Kraftsport, sprich, wir wollen die Übungen so sauber wie möglich ausführen und gleichzeitig größtmögliche Muskelreize setzen, um so das Wachstum anzuregen. Darin besteht effizientes Training. Führe die Übungen deswegen in einem kontrollierten Tempo aus:

- **Konzentrische Phase:** So schnell wie möglich, aber kontrolliert, um maximale Kraft zu entfalten, aber dennoch einen sauberen Bewegungsablauf zu gewährleisten. Wenn du eine Übung zum ersten Mal machst, oder neu in deinen Trainingsplan aufgenommen hast, fang lieber erst einmal langsamer an. Wenn du die Übung gut beherrschst, kannst du die konzentrische Phase wirklich explosiv ausführen.
- **Exzentrische Phase:** IMMER langsam und kontrolliert (ca. zwei bis drei Sekunden), um die Muskulatur maximal zu belasten. In der exzentrischen Phase, sprich, wenn wir dem Gewicht nachgeben, sind wir immer stärker bzw. können mehr

Kraft aufbringen, als in der konzentrischen Phase, wenn wir gegen das Gewicht arbeiten. Da wir jetzt aber auch aus der Abwärtsbewegung das Maximum herausholen, reduzieren wir hier die Geschwindigkeit und verlängern die Zeit, in der sich der Muskel unter Spannung befindet.

- **Isometrische Phase:** Ein bis zwei Sekunden in einer statischen Position, um die Stabilität und Muskelkontrolle zu verbessern. Gleichzeitig kannst du so wieder die konzentrische Phase einleiten.

Kurz gesagt: Explosiv gegen das Gewicht, zwei bis drei Sekunden dem Gewicht nachgeben, ein bis zwei Sekunden halten und wieder von vorn.

Wissenschaftliche Erklärung

Eine Studie der Edith Cowan University aus dem Jahr 2022[44] hat untersucht, welche Trainingsmethode am effektivsten für Muskelaufbau und Kraftzuwachs ist: reines Heben (konzentrisches Training), reines Absenken (exzentrisches Training) oder eine Kombination aus beiden. Dafür trainierten 42 Teilnehmer über fünf Wochen hinweg ihre Oberarmmuskulatur zweimal wöchentlich.

Die Ergebnisse sind beeindruckend. Teilnehmer, die sich auf die exzentrische Phase konzentrierten, verzeichneten eine ähnliche Zunahme an Muskelmasse wie jene, die die kombinierte Methode nutzten – und deutlich mehr als diejenigen, die nur das Heben trainierten. Auch bei der Muskelkraft zeigten sich klare Vorteile: Besonders die Fähigkeit, ein Gewicht zu halten oder langsam abzusenken, verbesserte sich erheblich. Diese Trainingsmethode zeigte somit, dass die Abwärtsbewegung nicht nur effektiv ist, sondern oft unterschätzt wird.

Ein weiterer Pluspunkt: Exzentrisches Training erforderte weniger Aufwand und führte dennoch zu den gleichen oder sogar besseren Ergebnissen als die kombinierte Methode. Das bedeutet, dass man durch gezielte Reduzierung der Bewegungsvarianten effizienter trainieren kann – ein echter Vorteil, gerade für Einsteiger oder Menschen mit wenig Zeit.

Aber warum ist exzentrisches Training so wirkungsvoll? Wenn der Muskel unter Spannung verlängert wird, wie beim langsamen Absenken eines Gewichts, entstehen mikrofeine Schäden in den Muskelfasern. Dies mag sich zunächst kontraproduktiv anhören, ist jedoch der Auslöser für den sogenannten Reparaturprozess des Körpers: Der Muskel wird nicht nur repariert, sondern stärker und widerstandsfähiger wieder aufgebaut.

Für Anfänger bietet exzentrisches Training entscheidende Vorteile: Zum einen ermöglicht es einen effektiveren Muskelaufbau mit weniger Übungen. Dies ist besonders für Personen ideal, die nicht stundenlang im Fitnessstudio verbringen können. Zum anderen reduziert die kontrollierte Bewegung das Verletzungsrisiko, da die Muskeln gezielt gestärkt und stabilisiert werden. Gerade bei sensiblen Bereichen wie den Gelenken wirkt sich die langsame, exzentrische Bewegung positiv aus.

Wenn du dein Training optimieren möchtest, probiere, deine Gewichte bewusst langsamer abzusenken. Drei bis fünf Sekunden Abwärtsbewegung können den Unterschied machen. Du wirst nicht nur deine Muskeln spüren, sondern auch das Training als intensiver und lohnender erleben. Durch die bewusste Kontrolle steigerst du deine Erfolge und legst eine solide Basis für langfristige Fortschritte und Verletzungsfreiheit.

4. Die Technik macht den Unterschied

Bereits in der Einleitung zu diesem Kapitel habe ich darauf hingewiesen, dass die Technik bzw. die Ausführung einer Übung entscheidend ist und das Verletzungsrisiko enorm minimiert. Wenn du eine Kraftübung ordentlich ausführst, ist Krafttraining die risikoärmste Sportart, die es gibt. Auch möglichst effektiv und effizient zu trainieren, ist die richtige Technik von entscheidender Bedeutung. Wenn du Bewegungen im Krafttraining immer nur zur Hälfte deines möglichen Bewegungsradius ausführst, ergeben sich zwei entscheidende Probleme:

Erstens ist der Muskelreiz viel geringer, was bedeutet, dass du weniger Muskelwachstum erzielst. Und zweitens wirst du bei dauerhaft falscher Ausführung Probleme mit deiner Mobilität bekommen. Kraftsport ist generell eine hervorragende Methode, um beweglicher zu werden und zu bleiben, allerdings nur, wenn du die Übungen in vollem Bewegungsumfang ausführst. Achte also darauf, jede Übung mit der vollen Bewegungsamplitude (Range of Motion, ROM) auszuführen. Dies bedeutet, dass du deine Gelenke über den gesamten Bewegungsradius belastest.

Die ROM ist natürlich super individuell und von Person zu Person unterschiedlich. Person A kann viel tiefer in eine Kniebeuge kommen, als Person B, da die Mobilität von Grund auf besser ist. Wenn du also merkst, dass du eine gewisse Übung nicht in vollem Bewegungsumfang ausführen kannst, dann arbeite hier an deiner Mobilität. Bei einer Kniebeuge beispielsweise ist oft der limitierende Faktor, noch tiefer zu kommen, die Beweglichkeit im Sprunggelenk. Wenn das auch bei dir der Fall ist, dann arbeite an deiner Fußgelenkmobilität zusätzlich zur Ausführung der Kniebeuge.

Hierzu kann es natürlich hilfreich sein, dir professionelle Hilfe zu holen, oder dich selbst bei der Ausführung der Übung zu filmen. So fallen dir Fehler in deiner Technik leichter auf. Ich selbst filme mich auch regelmäßig beim Training, um kleine Fehler, die sich eingeschlichen haben, zu erkennen. Wenn man die Übung selbst ausführt und kein Feedback bekommt, können sich immer wieder Technikfehler einschleichen.

Also denke daran: Die Technik und die richtige Ausführung stehen über allem!

5. Richtige Auswahl der Übungen

Vor allem, wenn du eine allgemein gute Fitness und eine athletische Figur erreichen möchtest, ohne der nächste Bodybuilder oder Extremsportler zu werden, ist die richtige Übungsauswahl sehr wichtig. Es geht jetzt nicht speziell darum, welche Übung genau du in deinem Trainingsplan haben musst, sondern vielmehr um die Unterteilung in die Grund- bzw. Mehrgelenkübungen und die Isolationsübungen.

Mehrgelenkübungen, wie Kniebeugen, Kreuzheben oder Bankdrücken, sind nicht nur effektiv für den Muskelaufbau, sondern auch für die Entwicklung funktioneller Kraft. Einfach gesagt, handelt es sich hier um Übungen, die mehr Gelenke gleichzeitig ansprechen. Diese Übungen simulieren Bewegungsmuster aus dem Alltag, was sie besonders wertvoll macht, wenn du Kraft und Stabilität verbessern möchtest. Mehrgelenkübungen aktivieren größere Muskelgruppen, was zu einem höheren Kalorienverbrauch führt und damit ideal für den Fettverlust und langfristige Gesundheit ist.

Ein Beispiel: Kniebeugen trainieren nicht nur die Beine, sondern beanspruchen auch die Körpermitte und den unteren Rücken, da hier die Bewegung stabilisiert wird. Dies führt zu einem ganzheitlichen Kraftaufbau und verbessert die Haltung. Wenn du keine Kniebeuge ausführen kannst, wäre aber auch zum Beispiel eine Beinpresse ein adäquater Ersatz. Hier kommt es auf deine individuellen Bedürfnisse an.

Isolationsübungen wie Bizepscurls oder Trizepsstrecken sind perfekt, um Schwächen gezielt anzugehen. Diese Übungen bieten sich besonders an, wenn du optische Akzente setzen möchtest oder bestimmte Muskelgruppen gezielt stärken willst, z. B. bei einer muskulären Dysbalance. Zudem sind sie in der Regel leichter zu erlernen und belasten das zentrale Nervensystem weniger, was sie zu einer guten Ergänzung nach intensiven Mehrgelenkübungen macht. Beispiel: Trizepsstrecken kann dabei helfen, die Rückseite deiner Arme zu definieren, also ein ästhetisches Ziel. Wenn du aber öfter Schulterprobleme hast und diese gezielt stärken möchtest, kann es Sinn ergeben, bestimmte Schulterisolationsübungen zu ergänzen.

Beachte auch, dass die Reihenfolge der Übungen eine entscheidende Rolle für die Qualität und Effektivität deines Trainings spielt. Generell gilt: Beginne mit komplexen, kraftintensiven Übungen, bevor du zu isolierten Bewegungen übergehst. Dein Körper benötigt nämlich bei den anspruchsvollen Mehrgelenkübungen frische Energie und maximale Konzentration. Eine mögliche Trainingsabfolge wäre:

- **Aufwärmen:** Fünf bis zehn Minuten lockeres Cardio und dynamisches Stretching.
- **Mehrgelenkübungen:** Kniebeugen, Kreuzheben, Bankdrücken.
- **Isolationsübungen:** Bizepscurls, Trizepsstrecken, Seitheben. Planks oder Russian Twists für die Stabilität.
- **Cool-Down:** Leichtes Stretching zur Verbesserung der Flexibilität und Regeneration.

Und schon hast du einen guten Trainingsplan auf die Beine gestellt.

6. Trainingsintensität, Volumen und Frequenz

Kommen wir zu den letzten drei Punkten eines effizienten Krafttrainings: die richtige Kombination aus **Trainingsintensität**

und Volumen, einer gut abgestimmten **Trainingsfrequenz und passenden Pausen** sowie einem bewussten Umgang mit dem **Training bis zur Erschöpfung**.

Diese Elemente wirken zusammen, um Fortschritte zu erzielen, Verletzungen zu vermeiden und die Regeneration zu unterstützen. Der dritte Punkt, das Training bis zur Erschöpfung, ist ein großer Fehler, den wir immer wieder feststellen. An anderer Stelle haben wir schon beleuchtet, wie wichtig es ist, im Training auch an seine Grenzen zu gehen, damit der Körper auch Anpassungsvorgänge in Form von Wachstum vornimmt.

Trainingsintensität und Volumen

Die Trainingsintensität bestimmt, wie viel Gewicht du in Relation zu deinem maximal möglichen Gewicht (1-Wiederholungsmaximum, 1RM) verwendest. Das Volumen ergibt sich aus der Gesamtzahl der Wiederholungen und Sätze, die du pro Trainingseinheit ausführst. Beide Faktoren beeinflussen deine Ziele maßgeblich.

Wenn du deine Kraft und allgemeine Gesundheit verbessern möchtest, empfiehlt es sich, mit Gewichten zu arbeiten, die 60 bis 80 Prozent deines 1RM entsprechen. In diesem Bereich solltest du sechs bis zwölf Wiederholungen pro Satz anstreben. Diese Intensität sorgt dafür, dass du deine Muskeln stärkst und deine Knochendichte verbesserst, was vor allem langfristig wichtig für die körperliche Stabilität ist.

Für den gezielten Muskelaufbau, auch Hypertrophie genannt, liegt der Fokus auf einem anderen Ansatz. Hier ist das verwendete Gewicht geringer, etwa 30 bis 50 Prozent deines 1RM, während das Volumen höher ist. Das bedeutet, dass du mehr Wiederholungen ausführst und die Sätze bis kurz vor der muskulären Erschöpfung bringst. Dieser Trainingsstil regt die Muskeln stärker zum Wachsen an, da er die sogenannte metabolische Ermüdung verstärkt – ein entscheidender Reiz für das Muskelwachstum.

Zusammengefasst lässt sich also sagen, dass wir generell in einem Wiederholungsbereich von sechs bis 20 Wiederholungen trainieren müssen, um maximale Muskelhypertrophie zu erzeugen. Dabei sollten die Grundübungen eher im unteren und die Isolationsübungen eher im höheren Wiederholungsbereich absolviert werden.

Trainingsfrequenz und Pausen

Wie häufig du trainierst, spielt eine Rolle für deinen Erfolg. Jede große Muskelgruppe sollte idealerweise zwei- bis dreimal pro Woche trainiert werden. Diese Frequenz ermöglicht es, dass die Muskeln regelmäßig belastet werden, ohne dass die Regeneration zu kurz kommt. Es ist wichtig, dem Körper genügend Zeit zur Erholung zu geben, da Muskeln nicht während des Trainings, sondern in den Ruhephasen wachsen.

Wie du dein Training genau gestaltest, hängt also davon ab, wie oft du trainieren kannst. Solltest du nur ein bis zwei Einheiten pro Woche unterbekommen, empfiehlt sich ein Ganzkörperplan. Wenn du eher zwei bis vier Mal pro Woche trainieren kannst, kannst du deinen Plan aufteilen, damit du die Frequenz einhalten kannst, die ich dir eben genannt habe.

Auch die Pausenzeiten zwischen den Sätzen sind ein zentraler Faktor. Für kleinere Muskelgruppen wie Bizeps oder Trizeps genügen oft ein bis zwei Minuten Pause. Diese Zeit reicht aus, um die Muskeln für den nächsten Satz ausreichend zu erholen. Bei komplexen, mehrgelenkigen Übungen wie Kniebeugen, Kreuzheben oder Bankdrücken, die den gesamten Körper fordern, sind längere Pausen von zwei bis drei Minuten sinnvoll. Dadurch kann sich nicht nur die Muskulatur, sondern auch dein Nervensystem erholen, was dir hilft, im nächsten Satz wieder maximale Leistung zu bringen.

Training bis zur Erschöpfung (TTF)

Das Training bis zur totalen Erschöpfung, auch bekannt als „Training to Failure" (TTF), ist ein kontrovers diskutiertes Thema im Krafttraining. Bei dieser Methode führst du jede Übung so lange aus, bis du keine saubere Wiederholung mehr schaffst.

Für Anfänger ist TTF nicht zu empfehlen, da es das Verletzungsrisiko erheblich steigert und die Regeneration deutlich erschweren kann. Wenn du gerade erst mit dem Training beginnst, solltest du den Fokus darauf legen, eine korrekte Technik zu erlernen und deinen Körper schrittweise an die Belastung zu gewöhnen. Das bedeutet, dass du nicht bei jeder Übung und bei jedem Satz ans absolute Limit gehen musst und gar keine Wiederholung mehr schaffst, aber dennoch mit dem nötigen Ehrgeiz an die Übung herangehst.

Du merkst, wie wichtig es ist, gewisse Grundparameter einzuhalten, um auch wirklich gesundheitliche Erfolge durch Krafttraining zu erreichen. Krafttraining sollte aber gleichzeitig immer die Grundlage sein, wenn du deine Gesundheit optimieren möchtest. Natürlich spielt aber auch die Ernährung eine entscheidende Rolle für deinen Trainingserfolg.

Mit diesem Kapitel sind dir hoffentlich einige Dinge klarer geworden und du kannst dein Training ab sofort noch effektiver gestalten, denn es ist auf Dauer total frustrierend, wenn du trainierst und trainierst, aber keine Fortschritte machst. Auf den nachfolgenden Seiten findest du ein paar Beispiel-Trainingspläne und kurze Erläuterungen dazu.

Beispiel-Trainingspläne:

Die Pläne sind für das Fitnessstudio geeignet. Auch wenn du nur zu Hause trainierst, lässt sich bereits mit wenig Equipment oder dem eigenen Körpergewicht ein guter Trainingsplan erstellen. Da es natürlich davon abhängt, was du für Equipment besitzt, ist es schwierig, alle Eventualitäten abzudecken. Zusätzlich findest du in der nächsten Formel auch noch einen einfachen Trainingsplan für zu Hause. Wenn du Fragen hast, darfst du dich aber jederzeit gerne an uns wenden.

Mit den Plänen möchte ich dir einen praktischen Anhaltspunkt geben, um die Grundprinzipien noch besser zu verstehen. Es handelt sich um Trainingspläne, die wir speziell für unsere Kunden entworfen haben. Folge den jeweiligen QR-Codes und du gelangst direkt zu den Videos, in welchen wir dir die Pläne näher erläutern.

Ganzkörperplan
Wenn du nur ein- bis zweimal pro Woche trainieren kannst, eignet sich dieser Plan ausgezeichnet. Der gesamte Körper ist abgedeckt und du kannst alle Grundprinzipien erfüllen.

Zum Plan:

2er Split (Push und Pull)
Dieser Plan eignet sich perfekt, wenn du drei- bis viermal pro Woche trainieren kannst. Führe die beiden Pläne einfach alternierend, also direkt im Wechsel durch, auch wenn du beispielsweise drei Einheiten pro Woche machst.

Zum Plan:

Wenn du mehr als vier Einheiten pro Woche absolvieren kannst oder möchtest, kann das Training noch weiter aufgeteilt werden. Allerdings möchte ich dir mit auf den Weg geben, dass mehr als drei bis vier Einheiten pro Woche nicht notwendig sind und du dir immer die Frage stellen solltest, wie viele Einheiten du wirklich dauerhaft in deinen Alltag integrieren kannst.

ZUSAMMENFASSUNG

Das sind die wichtigsten Trainingsprinzipien, zusammenfassend:

1. Achte auf eine korrekte Übungsausführung.
2. Gehe an deine Grenze und wähle die richtige Intensität.
3. Überlege dir, wie viele Einheiten du pro Woche absolvieren kannst und teile deine Einheiten entsprechend auf.
4. Achte auf das richtige Trainingsvolumen, sprich wie viele Sätze und Wiederholungen du machst, um die maximalen Gesundheitsvorteile zu ergattern.

Wenn du diese Grundprinzipien (wenn auch nur zu 80 Prozent) in dein Training integrierst, wirst du deutliche Fortschritte machen, dich wohler fühlen und dir einen wahren Schutzpanzer aufbauen.

FORMEL 26

DEIN BESTES INVESTMENT IST DAS IN DICH SELBST

IN DIESEM KAPITEL LERNST DU VON TOBIAS,

warum Menschen mit Coaching erfolgreicher abnehmen, welche Rolle simple Psychologie dabei spielt und warum du mit der richtigen Unterstützung deutlich weniger Rückschläge erleidest.

Als ich mir Gedanken zu diesem Kapitel gemacht habe, fragte ich mich, welche Investitionen wir in unseren Unternehmen bisher getätigt haben und an welchen Stellen wir uns regelmäßig Hilfe holen:

Erstellung unserer neuen Website	6.000 € einmalig
Virtuelle Assistenz Julia	2-3.000 € pro Jahr
Videograf bzw. Social Media Manager	2.000 € pro Monat
Coaching für Unternehmer	2.000 € pro Monat

Auch privat habe ich natürlich einiges an laufenden Kosten:

Putzhilfe	20 € pro Stunde
Wartung meines Autos	300 € pro Jahr
Alle 3 Wochen Friseur	35 € pro Schnitt

Die Liste könnte ich ewig weiterführen. Worauf will ich damit hinaus? Diese ganzen Beispiele stehen sinnbildlich dafür, dass ich mir Expertenwissen/Geld oder Zeit einkaufe.

Wenn ich mir Expertenwissen einkaufe, spare ich nicht nur die Zeit, die ich aufwenden müsste, um mir diese Sachen selbst anzueignen, sondern ich kaufe mir auch Geld ein, weil eine optimierte Website neue Kunden bringt oder der Videograf so gute Reels schneidet, dass neue Kunden auf Social Media auf uns aufmerksam werden. Meine Investition, wenn ich die Dinge selbst erledigen wollen würde, ginge ins Unendliche, um die gleichen Skills zu erlernen, wie sie jemand bereits hat, der diesen Job seit Jahrzehnten ausführt.

Überlege doch einfach mal, wie lange du in deinem aktuellen Job arbeitest, wie viel Erfahrung du in deinem Hobby hast oder wie viel Expertenwissen du über ein bestimmtes Thema hast und wie lange du dafür gebraucht hast, um an diesen Punkt zu gelangen? Wahrscheinlich hast du dir die Nächte beim Lernen um die Ohren geschlagen und bist trotzdem immer mal wieder auf die Schnauze gefallen, weil du mit deinem Wissen zu dem Zeitpunkt nicht zum gewünschten Ergebnis gelangt bist.

Stell dir vor, du würdest versuchen, deine eigene Website zu programmieren. Du könntest wochenlang Tutorials schauen, an einem Code herumschrauben und dich durch Foren wühlen. Aber am Ende wäre das Ergebnis wahrscheinlich weder technisch noch optisch auf dem Niveau eines Profis. Ganz zu schweigen von der Zeit, die du dabei verloren hättest – Zeit, die du viel sinnvoller in dein Kerngeschäft, deine Familie oder deine Gesundheit hättest investieren können. Wenn ich das machen würde, säße ich vor einer Website, die 0,0 meinen Ansprüchen entspricht, ich habe aber so viel Zeit darin investiert, dass der **Return on Invest** nur massiv im Minus sein kann.

Return on Invest (ROI) bezeichnet das Verhältnis zwischen einer Investition und dem daraus resultierenden Nutzen. Im Bereich Gesundheit und Fitness bedeutet ein hoher ROI, dass du mit minimalem Aufwand (Zeit, Geld, Energie) maximalen Erfolg erzielst – sei es durch schnellere Fortschritte, mehr Lebensqualität oder langfristige Ergebnisse.

Das gleiche Prinzip gilt für Fitness, Ernährung und nachhaltige körperliche Veränderung. Theoretisch kannst du dir alles selbst beibringen. Es gibt unzählige Bücher, YouTube-Videos und Podcasts. Aber was passiert in der Praxis? Du probierst die nächste „super effektive Diät“ aus – scheiterst aber, weil sie nicht zu deinem Alltag passt. Du startest mit einem neuen Trainingsplan – verlierst aber nach zwei Wochen die Motivation, weil du keine direkten Fortschritte siehst. Du willst abnehmen, aber das Wissen und die Erfahrung, wie du Ernährung und Bewegung wirklich langfristig in dein Leben integrierst, fehlt dir.

Training & Ernährung sind simpel, aber nicht einfach

Hier liegt das große Problem. Sich gesünder zu ernähren oder gelegentlich ins Training zu gehen, ist auf den ersten Blick total simpel. Jeder weiß, dass der Salat besser ist, als der Burger von McDonald's.

Jeder weiß, dass jeden Abend auf der Couch zu liegen und eine Serie auf Netflix zu schauen, dir nicht beim Abnehmen hilft, ganz im Gegensatz zu einem ausgiebigen Spaziergang oder einer Sporteinheit. Diese Simplizität lässt dich glauben, nicht viel investieren zu müssen, um deine Ergebnisse zu erzielen. Iss einfach die Hälfte und dann ist's gut.

Simpel bedeutet: Die Prinzipien dahinter sind klar und logisch. Folgende Regeln sind nicht kompliziert, sondern simpel:

- Um Fett zu verlieren, brauchst du ein Kaloriendefizit.
- Um Muskeln aufzubauen, brauchst du progressive Überlastung.
- Wer sich gesund ernähren will, sollte überwiegend unverarbeitete Lebensmittel essen.

Nicht einfach, bedeutet: Die Umsetzung im Alltag ist oft herausfordernd.

- Ein Kaloriendefizit zu halten, wenn Versuchungen lauern, ist schwer.
- Regelmäßig zu trainieren, trotz Stress und Zeitmangel, erfordert Disziplin.
- Sich langfristig gesund zu ernähren, bedeutet, alte Gewohnheiten zu durchbrechen.

2024 hatten wir wieder eine Europameisterschaft in Deutschland und gefühlt jeder von uns war ein besserer Bundestrainer. Wie immer wissen wir alles besser, wenn wir vor dem Fernseher sitzen, nicht wahr? Die Erklärung, wie Abnehmen funktioniert, würde übersetzt ungefähr so lauten: Um ein Fußballspiel zu gewinnen, musst du einfach nur ein Tor mehr schießen als der Gegner. Ziel erreicht. Ich glaube, hiermit wird verständlicher, was ich damit sagen will, oder?

Die steile Lernkurve

Wir erleben es tagtäglich. Die Muster sind immer gleich und so ganz unbekannt ist es dir ja ebenfalls nicht, sonst würdest du dieses Buch sicherlich nicht lesen.

Du startest hoch motiviert mit einer neuen Diät oder einem neuen Trainingsplan, siehst schnelle erste Erfolge – und dann? Ein Rückfall, eine stressige Woche, ein Urlaub, und plötzlich sind die alten Gewohnheiten wieder da und du bist genau an dem gleichen Punkt, an dem du angefangen hast. Das Muster wiederholt sich: ein paar Kilo runter, ein paar Kilo rauf. Ein paar Wochen intensives Training, dann wieder eine wochenlange Pause. Dieses Auf und Ab ist frustrierend, kostet Energie und fühlt sich an, wie eine nie endende Achterbahnfahrt.

Dass in der Regel auch immer wieder die gleichen Fehler gemacht werden, haben wir in dem Buch schon mehrmals aufgegriffen. Es werden immer und immer wieder die gleichen Methoden angewandt, in der Hoffnung, dass es **dieses eine Mal** endlich besser werden würde. Pustekuchen. Doch warum passiert das?

Ohne Coach: Erfolg mit eingebauter Stagnation

Wenn du auf eigene Faust startest, fehlt oft ein klarer, langfristiger Plan. Anfangs scheint alles gut zu laufen, denn von ganz unten die ersten kleinen Erfolge einzufahren, ist nicht schwer. Vom völligen Verzicht auf Training hin zu ein bis drei Workouts pro Woche – bis zu dem Punkt, an dem du ständig unvorbereitet bist und spontan auf den Alltag reagieren musst. Und schließlich zum nächsten Schritt: Süßigkeiten weglassen und einmal für sieben Tage vorkochen.

Aber dann kommen nach wenigen Wochen die ersten Hindernisse:

- **Die ersten Fortschritte stocken:** Auf der Waage geht es seit einigen Tagen nicht weiter, ein bis zwei Trainings wurden übersprungen, weil es die Zeit nicht zulässt, oder es kam eine Krankheit dazwischen.
- **Die Motivation lässt nach**, weil es auch keinen aus deinem Umfeld interessiert, ob du zum Training gegangen bist oder

nicht. Du bist niemandem Rechenschaft schuldig und kein externer Anker hilft dir über die ersten Hürden.

- **Der Mensch ist von Grund auf bequem** und Gewohnheiten lassen sich nicht innerhalb von wenigen Wochen verändern. In der erstbesten stressigen Situation verfällst du in deine alten Gewohnheiten, was dich ärgert und zweifeln lässt. Niemand ist da, um dich in so einer Situation zu beruhigen und dir zu erklären, dass Fehler im Prozess absolut dazugehören.

Das Ergebnis? **Eine wellenförmige Entwicklung: kurzfristige Erfolge, aber auch immer wieder Rückschläge.** Dein Fortschritt ähnelt eher einer schaukelnden Welle als einer stetigen Aufwärtsbewegung.

Teste hier dein Fitnesslevel, hinterfrage deine Hürden und Herausforderungen und erhalte direkte kostenfreie Impulse für deinen Alltag, von unseren Experten.

Check-Up:

Mit Coach: Stetiger Fortschritt ohne Umwege

Nun stell dir vor, du hast jemanden an deiner Seite, der dich in den entscheidenden Momenten auffängt. Der dir dabei hilft, Hindernisse zu überwinden, bevor sie dich ausbremsen. Jemand, der genau weiß, mit welchen Problemen du auf deinem Weg zu kämpfen hast und dir schon im Vorfeld darüber hinweghelfen kann.

Verstehe mich nicht falsch, auch im Coaching können Fehler gemacht werden. Das ist auch überhaupt nicht schlimm, im Gegenteil, so ist der Lerneffekt am größten. Der Unterschied liegt aber darin, dass du mithilfe eines Coaches die richtigen Schlüsse ziehen kannst und nicht aufgibst, weil der Fehler dich nicht komplett aus der Bahn wirft. Fehler sind und davon bin ich überzeugt, ein wichtiger Anker in der Weiterentwicklung eines jeden Menschen. Deswegen sollten wir alle gemeinsam eine vernünftige Fehlerkultur prägen.

Die Erfahrung aus nahezu einem Jahrzehnt Arbeit mit Kunden und unterschiedlichsten Problemen macht es sehr leicht, die Hebel zu erkennen, die dir weiterhelfen, langfristig an deinen Gewohnheiten zu arbeiten. Wenn du vom ersten Tag an genau die Strategie anwenden kannst, die dir langfristigen und nachhaltigen Erfolg bringen kann, ist jede kurzfristige Umsetzung auf eigene Faust verlorene Liebesmüh.

Frag dich mal, wie wichtig dir deine Zeit ist. Als Jugendlicher, mit nahezu unendlicher Zeit, gehe deinen eigenen Weg, probiere Dinge aus, die zu dir passen, dir helfen und mach so viele Fehler wie möglich. Als erwachsener Mensch erwarte ich von dir jedoch eine andere Herangehensweise bezüglich der Bewältigung von Problemen. Deine Zeit ist so unendlich viel mehr wert, als sich mit YouTube-Videos, Büchern, fancy Diätversuchen und ineffizienten Trainingsplänen zu vergeuden. Zeit mit der Familie, Zeit für deine Erholung, für Erlebnisse, für deinen Job, für deine Hobbys, ist 1.000-mal besser investiert, als sich damit herumzuschlagen.

Wenn Training und Ernährung dein Hobby sind, dann go for it und lies dich in die Themen ein. Gerne kannst du uns auch nach Empfehlungen zu Quellen fragen. In gewisser Weise sollte es auch dein Hobby werden, denn sonst wirst du dich dabei immer quälen müssen. Aber glaube mir, du wirst ohnehin genug lernen, auf deinem Weg zum gesunden und fitten Körper.

Mach dir simple Psychologie zu Nutze

Hast du dich jemals dabei erwischt, dass du dich im Fitnessstudio mehr anstrengst, sobald jemand zuschaut? Oder dass du gesünder isst, wenn du weißt, dass du deine Mahlzeiten in einer App tracken musst? Dann kennst du bereits bestens den „Hawthorne-Effekt“.

Der Hawthorne-Effekt beschreibt das Phänomen, dass Menschen ihr Verhalten allein dadurch ändern, dass sie wissen, dass sie beobachtet oder bewertet werden. Diese Erkenntnis stammt aus einer berühmten Reihe von Studien aus den 1920er Jahren in den Hawthorne-Werken der Western Electric Company in Chicago.[45]

Forscher wollten untersuchen, wie sich verschiedene Arbeitsbedingungen – z. B. Beleuchtung oder Pausenzeiten – auf die Produktivität von Fabrikarbeitern auswirken. Doch das überraschende Ergebnis war: **Egal welche Änderungen vorgenommen wurden, die Produktivität stieg immer dann, wenn die Arbeiter wussten, dass sie Teil einer Studie waren.**

Coaching macht den Unterschied

Der Hawthorne-Effekt zeigt eines ganz deutlich: Allein die Tatsache, dass du beobachtet oder begleitet wirst, steigert deine Leistung erheblich. Und genau das ist der Grund, warum Coaching so wirkungsvoll ist.

Nicht selten kommen Kunden genau deswegen zu uns. Sie wissen bereits, dass sie das Commitment benötigen, um die ersten Hürden zu überwinden und einen gewissen Automatismus zu erreichen. Das ist auch keine Schande, sondern der Nutzen von simpler Psychologie.

Denk mal darüber nach: Wie oft hast du dir vorgenommen, eine neue Diät oder ein neues Trainingsprogramm durchzuziehen – nur um nach ein paar Wochen wieder in alte Muster zurückzufallen? Allein für dich selbst Verantwortung zu übernehmen, kann unglaublich schwer sein. Es gibt keine Konsequenzen, wenn du mal eine Trainingseinheit ausfallen lässt oder eine ungesunde Mahlzeit isst. Die einzige Person, die es merkt, bist du – und genau da liegt das Problem. Grundsätzlich sollte natürlich dein größter Antreiber sein, was du von dir selbst hältst und wie hoch dein eigener Selbstwert ist, aber wir Menschen sind nun mal von Grund auf eher bequem, machen es uns so leicht wie möglich oder tun uns schwer damit, Sachen ohne Emotionen zu reflektieren und das ist auch nicht schlimm. Nur, du solltest es wissen und deine richtigen Schlüsse daraus ziehen.

Mit einem Coach sieht das ganz anders aus. Plötzlich bist du nicht mehr allein verantwortlich, sondern jemand begleitet dich, fordert dich heraus und hält dich verantwortlich. Dein Coach überprüft nicht nur deinen Fortschritt, sondern sorgt auch dafür, dass du konsequent dranbleibst. Es geht nicht darum, jemanden zu haben, der dich bestraft, wenn du etwas „falsch" machst oder von seinem hohen Ross zu dir hinabschaut, um dir Vorwürfe zu machen, sondern um eine externe Instanz, die dir hilft, auf Kurs zu bleiben – genau wie in den Studien zum Hawthorne-Effekt.

Wenn du weißt, dass du regelmäßig mit deinem Coach über deine Erfolge und Herausforderungen sprichst, wirst du automatisch bewusster essen, dein Training durchziehen und insgesamt disziplinierter sein. Nicht weil du musst, sondern weil du gesehen wirst. Und das macht einen riesigen Unterschied.

Gleichzeitig sorgt ein Coach für etwas, das du dir allein oft nicht geben kannst: Kontinuität und Klarheit. Wenn du in einer Phase steckst, in der du keine Fortschritte siehst oder unsicher bist, wie du weitermachen sollst, kann es schnell passieren, dass du frustriert aufgibst. Diese Momente können früh erkannt werden und geben dir genau die Impulse, die du brauchst, um nicht in alte Muster zurückzufallen.

Die Benefits eines Coaches

- ✔ Ein Coach gibt dir eine Strategie, die nicht nur kurzfristig funktioniert, sondern langfristig Bestand hat.
- ✔ Er erkennt Muster, die dich immer wieder zurückwerfen, und hilft dir, sie zu durchbrechen.
- ✔ Er sorgt dafür, dass du auch in schwierigen Phasen weiterkommst – ohne ganz von vorn anzufangen.
- ✔ Fokus: Ein Coach sorgt dafür, dass du dich auf das Wesentliche konzentrierst, statt Zeit mit Versuch und Irrtum zu verschwenden.
- ✔ Individuelle Anpassung: Dein Plan wird an deinen Alltag, deine Vorlieben und deine Bedürfnisse angepasst – keine 08/15-Lösungen.
- ✔ Verantwortung und Motivation: Durch regelmäßige Kontrolle und Support bleibst du dran, auch wenn deine eigene Motivation nachlässt. Du gehst ein Commitment ein.
- ✔ Schnellere Fortschritte: Ein Coach zeigt dir die effektivsten Methoden und hilft dir, Fehler zu vermeiden, die deinen Erfolg ausbremsen.

Um Hilfe zu bitten, ist keine Schwäche – es ist eine Abkürzung zum Erfolg

Zu guter Letzt, noch ein kurzer Absatz zu einem Thema, das ich auch erst lernen musste. Denn, viel zu oft glauben wir, dass wir alles allein schaffen müssen. Doch die Realität ist: Jeder erfolgreiche Mensch hat Unterstützung. Sei es ein Coach, ein Mentor oder ein starkes Umfeld – niemand erreicht sein Ziel schneller, indem er sich allein durchkämpft. Sich Hilfe zu holen bedeutet nicht, dass du es nicht selbst kannst, sondern, dass du klug genug bist, Zeit und Energie zu sparen, um schneller und nachhaltiger voranzukommen.

Willst du direkt in die Umsetzung kommen? Dann scan den QR-Code und sichere dir ein kostenloses Erstgespräch mit uns. Wir helfen dir, deinen individuellen Plan zu erstellen, damit du effizient, nachhaltig und ohne Umwege an dein Ziel kommst.

Mehr Informationen:

ZUSAMMENFASSUNG

- **Expertenwissen spart Zeit und Nerven:** Ein Coach gibt dir eine klare Strategie, statt dass du dich mit Versuch und Irrtum abmühst.
- **Simpel $\neq$ Einfach:** Jeder weiß, wie gesunde Ernährung funktioniert – aber die Umsetzung im Alltag ist die echte Herausforderung.
- **Hawthorne-Effekt:** Allein die Tatsache, dass dich jemand begleitet und beobachtet, steigert deine Disziplin und Motivation.
- **Ohne Coach:** Anfangserfolge, dann Rückfälle und Stagnation, weil dir ein klarer Plan und externe Kontrolle fehlen.
- **Mit Coach:** Klare Struktur, regelmäßiges Feedback und individuelle Anpassung sorgen für stetigen Fortschritt und langfristige Erfolge.

Fazit: Coaching oder das Heranziehen eines Experten sind eine Investition mit hohem Return on Invest – du erreichst dein Ziel schneller, nachhaltiger und mit weniger Frust.

TEIL IV:

OUTRO

FORMEL 27

WÄHLE HEUTE DEIN MORGEN!

Du hast dieses Buch von Anfang bis Ende gelesen. Du hast erfahren, wie du Fettverlust, Fitness und ein gesundes Leben nicht nur als kurzfristiges Projekt, sondern als nachhaltige Veränderung in deinen Alltag integrierst. Du hast Strategien kennengelernt, die wissenschaftlich fundiert sind und sich in der Praxis bewährt haben. Doch all das Wissen nützt dir nichts, wenn du es nicht umsetzt.

Jetzt liegt es an dir.

Vielleicht spürst du gerade diese innere Spannung – dieses „Ja, ich will, aber…" Vielleicht tauchen jetzt schon die ersten Zweifel auf: „Schaffe ich das wirklich?" oder „Was, wenn ich es nicht durchhalte?" Vielleicht erinnerst du dich an die vielen Male, in denen du dir vorgenommen hast, endlich durchzustarten, nur um später wieder in alte Muster zurückzufallen. Aber weißt du was? Das ist völlig normal.

Unser Gehirn liebt das Bekannte. Es will, dass du in deiner Komfortzone bleibst, weil dort alles sicher erscheint. Und es wird alles tun, um dich davon abzuhalten, ins Ungewisse zu springen. Es wird dir einreden, dass du erst noch „besser vorbereitet" sein musst. Dass du erst noch „mehr Zeit" brauchst. Dass es „nächste Woche besser passt". Bullshit.

Das ist nichts weiter als ein Trick deines Verstandes, um dich in der Bequemlichkeit zu halten. Und genau dieser Trick hat dich immer wieder ausgebremst. Doch heute ist der Tag, an dem du aus diesem Muster ausbrichst.

Warum es jetzt an der Zeit ist, zu handeln

Stell dir vor, du stehst vor zwei Türen. Die eine Tür führt dich weiter auf dem gewohnten Weg. Alles bleibt, wie es ist. Vielleicht bist du nicht ganz zufrieden, aber es fühlt sich sicher an. Es ist bequem. Und doch weißt du tief im Inneren, dass es dich langfristig nicht glücklich machen wird.

Die andere Tür führt dich zu einem neuen Kapitel. Sie ist verbunden mit Unsicherheit, mit Veränderung – aber auch mit Wachstum. Dahinter liegt ein Leben, in dem du dich stark fühlst, voller Energie, stolz auf dich und deinen Körper. Ein Leben, in dem du nicht mehr ständig müde bist, nicht mehr das Gefühl hast, gegen deinen eigenen Körper zu kämpfen. Ein Leben, in dem du morgens in den Spiegel schaust und endlich denkst: „Verdammt, ich bin stolz auf mich." Diese Tür existiert, direkt vor dir, und sie ist nicht verschlossen. Alles, was du tun musst, ist einen Schritt hindurchzugehen. Doch dieser erste Schritt ist der schwierigste.

Jeder, der heute fit, erfolgreich und voller Energie ist, hat schon einmal Rückschläge erlebt. Jeder erlebt Phasen, in denen er zweifelt. Doch die Menschen, die ihre Ziele wirklich erreichen, sind nicht die, die nie stolpern – sondern die, die nach jedem Stolpern wieder aufstehen und weitermachen.

Wir könnten dir jetzt sagen, dass es einfach wird. Aber das wäre gelogen. Veränderung ist nicht bequem. Sie fordert dich heraus. Sie zwingt dich, alte Gewohnheiten zu hinterfragen. Aber sie bringt dich dorthin, wo du wirklich hin willst. Und glaub uns: Es gibt kein besseres Gefühl, als sich selbst zu beweisen, dass man es schaffen kann.

Also hör auf, auf den perfekten Moment zu warten. Der perfekte Moment kommt nicht. Der perfekte Moment ist genau jetzt. Der wichtigste Erfolgsfaktor bist du selbst.

Du hast jetzt alles, was du brauchst, um loszulegen:

- **Das Wissen:** Du weißt, worauf es wirklich ankommt. Keine Diäten, keine schnellen Lösungen – sondern nachhaltige Strategien, die funktionieren.
- **Die Strategie:** Du hast in diesem Buch konkrete, umsetzbare Pläne erhalten. Du weißt, wie du Ernährung, Training und Mindset in deinen Alltag integrierst.
- **Die Motivation:** Tief in dir spürst du den Wunsch nach Veränderung – sonst hättest du dieses Buch nicht bis hierhin gelesen.

Der letzte fehlende Baustein? Die Entscheidung, ins Handeln zu kommen. Und das kannst du tun, wenn du das Buch weglegst: Triff eine Entscheidung. Nicht morgen, nicht „bald“, sondern jetzt. Entscheide dich dafür, dass du deine Gesundheit, dein Wohlbefinden und deine Energie nicht mehr dem Zufall überlässt. Entscheide dich für dich selbst.

Trinke jetzt ein Glas Wasser. Plane deine nächste Mahlzeit bewusst. Mache eine zehnminütige Bewegungseinheit. Egal was – aber starte.

Mach dir deine Erfolge sichtbar. Notiere deine Fortschritte. Halte fest, wie du dich fühlst, wenn du dich bewegst und gesünder isst. Kleine Erfolge sind entscheidend, weil sie Momentum erzeugen. Erfolg entsteht aus vielen kleinen, unscheinbaren Gewohnheiten.

Sei geduldig mit dir selbst. Rückschläge sind normal. Niemand ist perfekt, und Perfektion ist nicht das Ziel – Fortschritt ist es.

Wenn du mal vom Weg abkommst, ist das kein Grund, aufzugeben. Lerne daraus, richte dich neu aus und mach weiter.

Hol dir Unterstützung, wenn du es schneller und leichter haben willst. Ja, du kannst es alleine schaffen – aber warum solltest du es dir schwerer machen als nötig? Unser Coaching ist für Menschen wie dich gemacht: Unternehmer, Führungskräfte und Karrieremenschen mit wenig Zeit, die ihre Gesundheit in den Griff bekommen wollen – ohne komplizierte Pläne, ohne endlose Stunden im Fitnessstudio, ohne extreme Einschränkungen.

Lege jetzt los und hole dir den passenden Videokurs zum Buch, mit noch mehr Umsetzungstipps: Mehr Energie und weniger Bauchfett - trotz stressigen Alltags!

Zum Kurs:

Wir freuen uns von dir zu hören – gerne auch mit Feedback zu diesem Buch!

Dein Timo, dein Tobias

Hinweis
Sämtliche Inhalte aus diesem Buch wurden sorgfältig recherchiert. Alle detaillierten Quellenangaben findest du unter dem folgenden QR-Code:

Quellen:

Notizen

Notizen

Notizen

Notizen

ForwardVerlag

SPIEGEL Bestseller

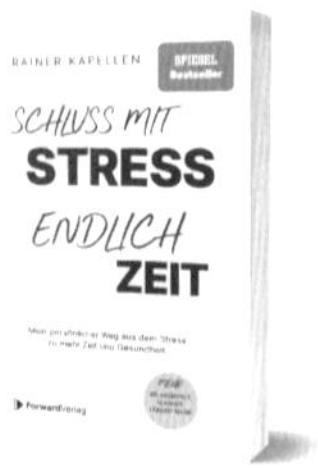

Titel:	Schluss mit Stress - endlich Zeit
Untertitel:	Mein persönlicher Weg aus dem Stress zu mehr Zeit und Gesundheit.
Autor:	Rainer Kapellen
ISBN:	978-3-98755-107-9

Du stehst morgens auf, die Gedanken beim ersten Meeting. Deine To-Do-Liste ist länger als die letzte Einkaufsliste vor Weihnachten. Du fühlst dich wie Sisyphos, nur dass der Felsbrocken, den du den Berg hinaufrollst, aus Terminen, Verpflichtungen und Erwartungen besteht. Du bist erfolgreich – aber um welchen Preis? „Schluss mit Stress – Endlich Zeit“ ist das Buch für alle, die sich fragen, wann sie zuletzt ohne Sorgen durchatmen konnten, die sich nicht erinnern können, wann sie das letzte Mal ein Buch gelesen oder einen Spaziergang ohne Eile gemacht haben, für die, die die im Erfolg verfangen sind und sich dennoch leer fühlen und sich nach Ruhe und echter Zufriedenheit sehnen. Lerne eine Geschichte des Aufstiegs, des Kampfes, des Fallens und des Wiederaufstehens kennen. Lass dich inspirieren, ermutigen und leiten zu einem Leben, das von dir gestaltet wird – einem Leben, das dich erblühen lässt. Ein Leben, in dem du endlich sagen kannst: Schluss mit Stress. Ich habe Zeit.

ForwardVerlag

SPIEGEL Bestseller

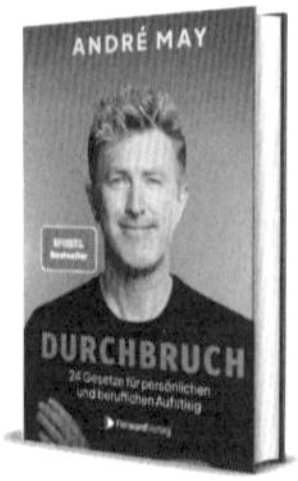

Titel:	Durchbruch
Untertitel:	24 Gesetze für persönlichen und beruflichen Aufstieg - praktische Strategien, Fokus auf Erfolg, inspirierende Geschichten
Autor:	André May
ISBN:	978-3-98755-087-4

Bist Du bereit für den Durchbruch? In diesem wegweisenden Buch präsentiert der renommierte Autor André May eine umfassende Anleitung für Deinen persönlichen und beruflichen Erfolg. Mit einem klaren Fokus auf praktische Strategien und bewährten Prinzipien führt Dich dieses Buch durch 24 Gesetze, die den Schlüssel zu einem erfüllten und erfolgreichen Leben darstellen. Das Buch ist ein umfassender Leitfaden für diejenigen, die nach einem echten Durchbruch streben. Die Kapitel zur Persönlichkeitsentwicklung bieten Dir Einblicke in authentisches Selbstmanagement, stärken Deine zwischenmenschlichen Beziehungen und zeigen, wie man sich selbst erfolgreich vermarktet. Für den beruflichen Erfolg liefert dieses Buch nicht nur Inspiration, sondern auch konkrete Strategien. Es erklärt die Prinzipien des Networkings, zeigt, wie man sich im Berufsleben erfolgreich positioniert und die Karriereleiter nach oben erklimmen kann.

ForwardVerlag